普通高等医学院校五年制临床医学专业第二轮教材

U0202897

口腔科学

（第2版）

（供临床医学及相关专业用）

主　编　王旭霞　杨　征

副主编　石　屹　赵作勤　徐文华　刘　超

编　者　（以姓氏笔画为序）

王　媛（浙江大学口腔医学院）

王旭霞（山东大学口腔医学院）

石　屹（牡丹江医学院口腔医学院）

朱震坤（山东大学口腔医学院）

刘　超（上海交通大学医学院附属第九人民医院）

杨　征（四川大学华西口腔医学院）

何　苇（遵义医科大学口腔医学院）

张　亮（四川大学华西口腔医学院）

陈岱韻（山东第一医科大学口腔医学院）

赵作勤（山东第一医科大学口腔医学院）

柳云霞（潍坊医学院口腔医学院）

徐文华（安徽医科大学口腔医学院）

徐建光（安徽医科大学口腔医学院）

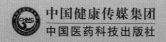
中国健康传媒集团

中国医药科技出版社

内 容 提 要

　　本教材是"普通高等医学院校五年制临床医学专业第二轮教材"之一。本教材在上一版的基础上，根据教学大纲的基本要求和课程特点，遵循"三基、五性、三特定"的教材编写原则，并结合口腔医学学科发展进行教材全新的整合编写。全书共十七章，涵盖了口腔专业的各个学科内容，充分体现教材的完整性。本教材为书网融合教材，即纸质教材有机融合数字化教学资源，包括PPT、微课、题库等，使教学资源更多样化、立体化，促进自主学习，提升学生能力。

　　本教材供普通高等医学院校临床医学专业及医学相关专业师生教学使用，也可作为口腔专科医生、口腔全科医生和临床社区医生学习的参考用书。

图书在版编目（CIP）数据

口腔科学/王旭霞，杨征主编．—2 版．—北京：中国医药科技出版社，2022.12
普通高等医学院校五年制临床医学专业第二轮教材
ISBN 978 - 7 - 5214 - 3678 - 5

Ⅰ．①口…　　Ⅱ．①王…②杨…　　Ⅲ．①口腔科学 - 医学院校 - 教材　　Ⅳ．①R78

中国版本图书馆 CIP 数据核字（2022）第 220984 号

美术编辑　陈君杞
版式设计　友全图文

出版　**中国健康传媒集团**｜中国医药科技出版社
地址　北京市海淀区文慧园北路甲 22 号
邮编　100082
电话　发行：010 - 62227427　　邮购：010 - 62236938
网址　www.cmstp.com
规格　889×1194mm $^1/_{16}$
印张　15 $^1/_4$
字数　482 千字
初版　2016 年 10 月第 1 版
版次　2022 年 12 月第 2 版
印次　2022 年 12 月第 1 次印刷
印刷　三河市万龙印装有限公司
经销　全国各地新华书店
书号　ISBN 978 - 7 - 5214 - 3678 - 5
定价　**75.00 元**

获取新书信息、投稿、为图书纠错，请扫码联系我们。

出版说明

为了贯彻《中共中央、国务院中国教育现代化2035》"加强创新型、应用型、技能型人才培养规模"的战略任务要求，落实《国务院办公厅关于加快医学教育创新发展的指导意见》，紧密对接新医科建设对医学教育改革的新要求，满足新时代医疗卫生事业对人才培养的新需求，中国医药科技出版社在教育部、国家药品监督管理局的领导下，通过走访主要院校对2016年出版的"全国普通高等医学院校五年制临床医学专业'十三五'规划教材"进行了广泛征求意见，有针对性的制定了第二版教材的出版方案，旨在赋予再版教材以下特点。

1.立德树人，融入课程思政

把立德树人贯穿、落实到教材建设全过程的各方面、各环节。课程思政建设应体现在知识技能传授中厚植爱国主义情怀，加强品德修养、增长知识见识、培养奋斗精神灌输，不断提高学生思想水平、政治觉悟、道德品质、文化素养等。医学教材着重体现加强救死扶伤的道术、心中有爱的仁术、知识扎实的学术、本领过硬的技术、方法科学的艺术的教育，培养医德高尚、医术精湛的人民健康守护者。

2.精准定位，培养应用人才

坚持体现《中共中央、国务院中国教育现代化2035》"加强创新型、应用型、技能型人才培养规模"的战略任务，落实《国务院办公厅关于加快医学教育创新发展的指导意见》中"立足基本国情，以服务需求为导向，以新医科建设为抓手，着力创新体制机制，分类培养研究型、复合型和应用型人才"的医学教育目标，结合医学教育发展"大国计、大民生、大学科、大专业"的新定位，注重人才培养应从疾病诊疗提升拓展为预防预防、诊疗和康养，以健康促进为中心，服务生命全周期、健康全过程的转变，精准定位教材内容和体系。教材编写应体现以医疗卫生事业需求为导向，以岗位胜任力为核心，以培养医工、医理、医文学科交叉融合的高素质、强能力、精专业、重实践的本科医学人才培养目标。

3.适应发展，优化教材内容

必须符合行业发展要求。构建教材内容结构，要体现医疗机构对医学人才在临床实践能力、沟通交流能力、服务意识和敬业精神等方面的要求；体现临床程序贯穿于教学的全过程，培养学生的整体临床意识；体现国家相关执业资格考试的有关新精神、新动向和新要求；注重吸收行业发展的新知识、新技术、新方法，体现学科发展前沿，并适当拓展知识面，为学生后续发展奠定必要的基础；满足以学生为中心而开展的各种教学方法的需要，充分发挥学生的主观能动性。

4.遵循规律，注重"三基""五性"

遵循教材规律。针对普通高等医学院校本科医学类专业教学需要，教材内容应注重"三基"（基本知识、基础理论、基本技能）、"五性"（思想性、科学性、先进性、启发性、适用性）；内容成熟、术语规范、文字精炼、逻辑清晰、图文并茂、易教易学；注意"适用性"，即以普通高等学校医学教育实际和学生接受能力为基准编写教材，满足多数院校的教学需要。

5.创新模式，提升学生能力

加强"三基"训练，着力提高学生分析问题和解决问题的能力。在不影响教材主体内容的基础上要保留"案例引导""学习目标""知识链接""目标检测"模块，去掉知识拓展模块。进一步优化各模块的内容，培养学生理论联系实践的实际操作能力、创新思维能力和综合分析能力；增强教材的可读性和实用性，培养学生学习的自觉性和主动性。

6.丰富资源，优化增值服务内容

搭建与教材配套的中国医药科技出版社在线学习平台"医药大学堂"（数字教材、教学课件、图片、视频、动画及练习题等），实现教学信息发布、师生答疑交流、学生在线测试、教学资源拓展等功能，促进学生自主学习。

本套教材凝聚了省属院校高等教育工作者的集体智慧，体现了凝心聚力、精益求精的工作作风，谨此向有关单位和个人致以衷心的感谢！

尽管所有参与者尽心竭力、字斟句酌，教材仍然有进一步提升的空间，敬请广大师生提出宝贵意见，以便不断修订完善！

普通高等医学院校五年制临床医学专业第二轮教材

建设指导委员会名单

李建华（青海大学医学院）　　李春辉（中南大学湘雅医学院）

杨　征（四川大学华西口腔医　　杨少华（桂林医学院）

　　　　学院）　　　　　　　　杨军平（江西中医学大学）

邱丽颖（江南大学无锡医学院）　何志巍（广东医科大学）

邹义洲（中南大学湘雅医学院）　张　闻（昆明医科大学）

张　敏（河北医科大学）　　　　张　燕（广西医科大学）

张秀花（江南大学无锡医学院）　张晓霞（长治医学院）

张喜红（长治医学院）　　　　　陈万金（福建医科大学附属第一医院）

陈云霞（长治医学院）　　　　　陈礼刚（西南医科大学）

武俊芳（新乡医学院）　　　　　林友文（福建医科大学）

林贤浩（福建医科大学）　　　　明海霞（甘肃中医药大学）

罗　兰（昆明医科大学）　　　　周新文（华中科技大学基础医学院）

郑　多（深圳大学医学院）　　　单伟超（承德医学院）

赵幸福（南京医科大学附属　　　郝少峰（长治医学院）

　　　　无锡精神卫生中心）　　郝岗平（山东第一医科大学）

胡　东（安徽理工大学医学院）　姚应水（皖南医学院）

夏　寅（首都医科大学附属北京　夏超明（苏州大学苏州医学院）

　　　　天坛医院）　　　　　　高凤敏（牡丹江医学院）

郭子健（江南大学无锡医学院）　郭崇政（长治医学院）

郭嘉泰（长治医学院）　　　　　黄利华（江南大学附属无锡五院）

曹玉萍（中南大学湘雅二医院）　曹颖平（福建医科大学）

彭鸿娟（南方医科大学）　　　　韩光亮（新乡医学院）

韩晶岩（北京大学医学部）　　　游言文（河南中医药大学）

数字化教材编委会

主　编　王旭霞　杨　征
副主编　石　屹　赵作勤　徐文华　刘　超
编　者　（以姓氏笔画为序）
　　　　王　媛（浙江大学口腔医学院）
　　　　王旭霞（山东大学口腔医学院）
　　　　石　屹（牡丹江医学院口腔医学院）
　　　　朱震坤（山东大学口腔医学院）
　　　　刘　超（上海交通大学医学院附属第九人民医院）
　　　　杨　征（四川大学华西口腔医学院）
　　　　何　苇（遵义医科大学口腔医学院）
　　　　张　亮（四川大学华西口腔医学院）
　　　　陈岱韵（山东第一医科大学口腔医学院）
　　　　赵作勤（山东第一医科大学口腔医学院）
　　　　柳云霞（潍坊医学院口腔医学院）
　　　　徐文华（安徽医科大学口腔医学院）
　　　　徐建光（安徽医科大学口腔医学院）

　　口腔科学是现代医学的重要组成部分，有其鲜明的独特性。它既有医学的属性，又与现代科技紧密相连，既是一门医学课，又是一门艺术课，也是一门理论结合技能的科学，既有科学的分析，又有精细化的操作。近年来，口腔医学教育、医疗和科研发展迅速，本教材的编写结合口腔科学特点搭建与教材配套的在线学习平台，以培养学生临床综合思维能力及解决实际问题的能力，提高医学生对口腔医学的认识，以及对口腔与全身疾病关系的认识。

　　本教材在上一版的基础上根据临床医学生学习的特点进行了全新的内容整合与编排，各个章节内容相对独立但又密切相关。第一章以口腔医学导论为开篇，首先将口腔医学概况包括发展史、专业设置、学习方法等整体呈现给临床医学生。第二章开始以口腔基础课程为铺垫，将口腔临床课程内容逐渐展开。先将与临床医学关系紧密的口腔颌面外科感染、外伤、肿瘤等内容放在课程前面，便于临床医学生学习理解。随后将口腔内科、口腔正畸、口腔修复等相关疾病内容按独立章节顺序排列。本版增加口腔科学最新发展技术和口腔预防医学等内容。力求使教材编写合理、系统、完整。更利于临床医学生对口腔科学的整体理解与认识。

　　《口腔科学》教材编写充分考虑其科学性、代表性、实用性。教材编写增加了一些国内知名部属院校和省属院校一线工作并有丰富教学经验和临床工作经验的教师参与编写，适合高等院校非口腔专业五年制及以上学制医学生，高职、专科院校口腔专业及相关专业医学生，口腔全科医生、社区医务工作者及相关医学专业工作者使用。教材与国家执业医师考试及住院医师规范化培训相对接，也方便适用人群使用、查阅及自学等。

　　《口腔科学》教材全体编写人员几易其稿，力争使教材展现出新的风貌，在此向所有编委表示衷心的感谢！但由于编写水平所限，书中疏漏在所难免。恳请专家和读者批评指正，不吝指教，以期更臻完善！

编 者

2022 年 10 月

目　录 CONTENTS

第一章　口腔医学导论

PPT

> 📖 **学习目标**
>
> 1. **掌握**　口腔医学的专业范畴与学习方法。
> 2. **熟悉**　口腔医学基础与临床专业的关系。
> 3. **了解**　口腔医学的起源与概况。
> 4. 学会口腔医学临床思维方法，具备初步鉴别口腔常见疾病的能力。

第一节　口腔医学发展概述

一、口腔医学的起源与发展

口腔医学的起源可以追溯到公元前7000—公元前5500年，印度河流域文明留下了技艺精湛的珠宝工匠使用弓钻治疗牙齿疾病的记载，这种治疗方法从现代口腔医学的角度来看仍是有效而可靠的。公元前5000年，苏美尔文明就有龋齿是由"牙齿蠕虫"造成的记载，一直到公元1300年的欧洲中世纪，这种说法仍然存在。公元前17世纪，古埃及医学中最重要的医药记录——"埃伯斯的莎草纸"，记录了多种牙齿疾病和牙痛的治疗措施。直到中世纪，虽有牙病治疗的方法和技术见于记载，但并未有突破性的发展。

文艺复兴时期，以解剖学和外科学为代表的医学发展也给口腔医学带来了启蒙。与哥白尼齐名的安德烈·维萨里（Andreas Vesalius，1514—1564年）在其名著《关于人体构造》一书中，就有关于牙体解剖的相关论述。17世纪70年代，荷兰的列文虎克（Anton van Leeuwenhoek，1628—1723）发明了显微镜，进一步扩宽了医学科学研究的领域。外科医生的技术和地位在该时期逐渐上升，一些牙外科的治疗技术发展显著，赝复学也有一些进步。然而，这时还没有真正的牙科医生，牙科甚至还是理发匠的工作范畴，没有成为真正的科学。

口腔医学的真正发展始于18世纪。1728年，法国外科医生皮埃尔·福歇尔（Pierre Fauchard）出版了 *The Surgeon – Dentist or Treatise on The Teeth* 一书，论及牙齿的解剖、生理、胚胎发育、口腔病理和临床病例，列举了103种牙病和口腔病，首次将牙科从外科中独立出来成为专业的科学，奠定了近代牙医学的基础。从此，口腔医师从外科医师中分离出来成为一种独立的职业——牙外科医师（surgeon dentist），皮埃尔被公认为"现代牙科之父"。

显微镜在口腔医学中的广泛应用使口腔疾病病因的研究从宏观到微观，从推测到实验有了较大的发展。1771年，约翰·亨特（John Hunter，1728—1793）著成 *The Natural History of Human Teeth* 一书，促使人们对生物本质有了深入的了解，继而对口腔疾病问题进行了全新的认知，推动了口腔科学缓慢而目标明确的变革。1789年，法国人尼古拉斯（Nicolas）获得首项瓷牙专利。1790年，约翰·格林伍德（John Greenwood）创造了第一个脚踏牙钻车，美国约西亚·弗莱格（Josiah Flagg）建造第一把牙椅。1794年，John Greenwood 制作出假牙压模金基托。

19 世纪，西方口腔医学完成了蜕变，近代口腔医学确立。美国口腔医师米勒（Willoughby D. Miller）关于龋齿的研究，打破了自巴比伦帝国以来深植于人心的"牙虫"之惑，首次提出口腔微生物代谢碳水化合物产生酸是引起龋齿的原因，从而建立了著名的化学细菌学说。法兰克·欧兰德（Frank J. Orland）找出了龋齿的元凶，并由此衍生了口腔预防医学和口腔公共卫生学。布雷克（G. V. Black）发明了迄今仍适用的窝洞制备（cavity preparation）方法和器械，并精心改进银汞合金（silver amalgam）的成分，使其稳定性大大提升，解决了长久以来龋齿填补的问题。

1839 年，世界第一本口腔医学杂志《美国牙科学期刊》（*American Journal of Dental Science*）创刊。1840 年，美国人海登（Haydan）和哈里斯（Harris）在马里兰州创办了世界第一个口腔医学院——巴尔的摩牙学院（Baltimore College of Dental Surgery）。1840 年，世界第一个正式的口腔学术机构——美国牙科医师协会（The American Society of Dental Surgeons）宣布成立。世界口腔医学发展史上具有里程碑意义的"三个第一"，使口腔医学成功地从医学专业中独立出来，形成了一门独立的专业。

进入 20 世纪以来，工业飞速发展、信息技术日新月异，推动口腔医疗产业不断进步，牙科综合治疗台、高速涡轮机、超声波洁牙机、全景 X 光机、锥形束 CT、口腔扫描仪、激光治疗仪、3D 打印机等口腔医疗设备以及牙科高分子材料、牙科陶瓷、口腔种植体等材料不断换代更新，促进了口腔医学的快速发展。

二、中国口腔医学的起源与发展 🅔微课

我国古代对口腔疾病的关注历史悠久，早在公元前 1300 年殷商时代就出现疾齿、疾口、疾舌、疾言等甲骨文字。汉初淳于意记载了我国最早的龋齿症例，汉末张仲景著有《口齿论》一卷。隋、唐时期太医署分五个专科学习，耳目口齿为一科。宋代太医局设九科，口齿兼咽喉为一科。元代分医学为十三科，沿用口齿科名称。清代太医院分十一科，仍名口齿科或口齿咽喉科。

汉墓出土的《五十二病方》中，曾记载了治疗口腔疾病的"齿脉"及其循行过程，并叙述了用榆皮、美桂、白口等药物充填牙齿的方法，这可以说是我国最早的牙齿充填术。张仲景（公元 150—229 年）在其著作《金匮要略方论》中记载了"以雄黄、葶苈二味，末之，取腊日猪脂溶，以槐枝绵裹头四五枚，点药烙之"，雄黄即硫化砷，这是世界上最早记载用砷剂治疗龋齿的方法，比美国的斯普纳（Spooner，1836 年）早 1500 多年。现在世界上许多国家还在使用砷剂治疗牙病。这是中国在口腔医学方面的重要贡献之一。

魏晋时期的稚康（223—262 年）在其著作《养生论》中有"齿居晋而黄"的描述，这种情况是因为山西饮水中含氟量较高，引起的慢性氟中毒在牙齿方面的表现，现称为氟牙症。中国对于此症的认识要比美国的伊格（Eager，1902 年）早 1600 多年。这是中国口腔医学史上的一个重要发现。

1300 年前，唐代苏敬著《新修本草》（659 年）记载了用汞合金充填牙齿的内容，"其法用白锡和银箔及水银合成之，凝硬如银，堪补牙齿脱落。"即用汞和白锡、银箔等做成的银膏（汞合金）来做填充剂，而英国人贝尔（Bell）最初使用汞合金是在 1862 年。这是中国在口腔医学方面的又一项世界性重要发明。

自唐以后，一直使用薰牙法治疗牙痛。《备急千金要方》有两种方法记载，清代太医院制造出银制薰牙器，以含药的蒸气薰之。这是一种极为巧妙的方法，是口腔医疗器械的发明创造。

北京故宫博物院保和殿的文物展品中有两把"骨刷柄"，是辽应历九年（959 年）穆宗时代的墓葬，证实是距今已 1000 多年的植毛牙刷，比国外最早的植毛牙刷早了 700 多年。植毛牙刷的发明是我国在口腔医学方面的一大贡献。

宋代口腔医学得到了更大的发展。《太平圣惠方》中的"治牙齿非时脱落，令牢定铜末散"是中国

最早记录的齿牙再植术。关于义齿修复的文献，也是以宋代最早。陆游（1127—1209年）在《岁晚幽兴》诗中有："……卜冢治棺输我快，染须种齿笑人痴。"诗后有注："近闻有医以补堕齿为业者。""补堕齿"就是镶义齿。楼钥《攻媿集》卷七九之《赠种牙陈安上》："陈生术妙天下，凡齿之有疾者，易之一新，才一举手，使人保编贝之美。""种牙"就是安装义齿，说明这时的义齿修复已经比较常见了。欧洲在18世纪才有了将人牙、河马牙、象牙、牛骨等用亚麻丝或绢丝结扎在天然牙上制成的齿牙修复体，比宋代晚了700多年。乾隆时期梁玉绳著《清白士集》卷二七谓："今市肆有补齿铺，悬牌云'镶牙如生'，盖宋以来有之。"并谓"《七修类稿》有种齿说，与今补齿不同。"已将齿牙修复与齿牙再植术相区别。

清代顾世澄在《疡医大全》（1686年）卷一四提出，修补唇裂时，要在涂麻药之后，再切皮开刀，并以绣花针穿线缝合，在肌生肉满之后拆线。1688年，琉球国的魏士哲在38岁时，西渡我国福州，向名医黄金发学习中国式的唇裂修复术，回国后给琉球国王之孙尚益及其他6名患者，在麻沸汤麻醉下，做了唇裂修补术。手术结果非常好，未遗留瘢痕而痊愈。可见当时的唇裂修复术已达到相当高的水平。

19世纪中叶，西医逐渐大规模传入中国，近代口腔医学理论和技术也逐渐传入我国。

1907年，来自加拿大的林则博士不远万里来到成都，在成都建立了仁济牙科诊所，1912年扩建为四圣祠牙症专科医院——中国第一个口腔专科医院，1917年创办华西协合大学牙科系，开始招收牙科学生，1919年正式扩建为牙学院，即今天四川大学华西口腔医学院的前身，牙学院与医学院并列，这是中国第一所高等口腔医学院。1921年中国第一位牙科学生黄天启毕业，其后华西口腔不断培养我国口腔医学精英，毛燮均博士成为北京大学口腔医学院的创始人，陈华博士成为空军军医大学口腔医学院的创始人，席应忠博士参与创建上海交通大学口腔医学院，夏良才博士成为武汉大学口腔医学院的创始人，严开仁博士成为香港大学牙学院的创建人之一，宋儒耀博士成为中国整形外科的开拓者。华西口腔被誉为中国现代口腔医学的摇篮。随后，以上海震旦大学牙医系（今上海交通大学口腔医学院）、国立南京中央大学牙医专科学校（今空军军医大学口腔医学院）、北平大学齿学系（今北京大学口腔医学院）为代表的一批口腔医学高等教育机构在国内相继出现，成为我国口腔医学事业的先驱。

第二节　口腔医学专业介绍

一、口腔医学专业

口腔医学是医学的一个分支，有其自身独特的特点，使其有独立于医学的属性，牙齿的生物学特点、疾病特点和治疗特点是决定这一属性的重要因素。

牙齿是身体里最硬的组织，是咀嚼食物的重要器官。牙齿还具有辅助发音功能，参与发音和语言。同时牙齿还是面部容貌的重要组成部分，中国自古就有明眸皓齿的描述，在世界各地，人们都以整齐洁白的牙齿为美。牙齿疾病比如龋病，因其无法自愈，也无法通过药物进行治疗，其治疗方法就只能使用机械方式（钻牙）或激光方式去除龋坏部分，可以理解为牙体手术，再使用人工材料填塞——充填。如果龋损较大，或者牙齿外伤折断，可以使用陶瓷材料制作嵌体、贴面或冠修复，追求形态、颜色、质感与天然牙相仿，以假乱真。牙齿如果脱落缺失，除了可以设计制作传统的可摘和固定义齿外，还可以采用人工种植牙的方式，将种植体植入牙槽骨。对于牙齿排列不齐，则应用口腔正畸技术，佩戴固定或活动矫治器，通过生物力学原理，逐渐移动牙齿到需要的位置。可以看出，牙齿的诊疗主要围绕着恢复和改善咀嚼功能、发音功能和美容功能，有其自身特点。

由于这些不同于医学的牙科特点，口腔医学一开始称为牙科学。随着发展，到 20 世纪中叶，口腔医学的研究和疾病治疗并不局限于牙齿，还包括口腔其他组织以及与全身疾病的关系，形成更大医学范畴，才称作口腔医学。

现代口腔医学包括口腔基础医学和口腔临床医学两大范畴，已经实现了高度的学科细分和专业性。

口腔基础医学包括口腔解剖生理学、口腔病理学、口腔材料学、口腔微生物学、口腔设备学等学科。口腔解剖生理学主要研究口腔颌面部软硬组织的结构、牙体形态、牙的生长发育特征、口颌系统功能及其与形态解剖的关系。口腔病理学是病理学发展过程中与口腔医学结合的一门分支学科，主要研究口腔疾病的病因、病理，以及疾病发生、发展的机制。口腔材料学是口腔医学与材料学、工程学交叉的一门学科，口腔治疗尤其是牙科治疗，离不开口腔材料，据不完全统计，口腔临床有关的各种材料和器械有四千多种，包括充填材料、预防材料、修复材料、正畸材料等。口腔微生物学是口腔医学与医学微生物交叉的一门学科，研究口腔微生物以及与口腔乃至全身组织之间相互作用机制，预防和治疗口腔感染性疾病。

口腔临床医学包括口腔颌面外科学、牙体牙髓病学、牙周病学、口腔黏膜病学、口腔预防医学、口腔修复学、口腔修复工艺学、口腔正畸学、儿童口腔医学、老年口腔医学、口腔种植学、口腔颌面影像学、口腔护理学等。口腔颌面外科学是口腔医学的重要组成部分之一，是研究和诊治口腔及头面颈部软硬组织感染、肿瘤、外伤和先天畸形等疾病的临床学科，与大医学联系最为紧密。依据疾病和治疗手段的不同，又可细分为牙槽外科学、颌面头颈肿瘤外科学、口腔颌面创伤外科学、唇腭裂外科学、颞下颌关节及正颌外科学、口腔颌面外科麻醉学等，近年来发展比较快的还有口腔美容医学。牙体牙髓病学是研究牙齿硬组织疾病以及牙髓、根尖周疾病的病因、病理、发病机制、诊断、治疗和预防的学科。牙体硬组织疾病最主要的是龋病，龋病是口腔疾病的常见病、多发病，是造成人类失牙的重要原因，现在已经分化出专门研究龋病的学科——龋病学。除了龋病外，牙体硬组织疾病还包括非龋性牙体硬组织疾病，如牙发育异常、牙外伤、牙慢性损伤等。牙髓、根尖周疾病包括牙髓炎和根尖周炎，是造成牙痛的主要原因。牙周病是指发生在牙齿支持组织（牙龈、牙周膜、牙槽骨和牙骨质）的各种疾病，也是口腔常见病、多发病，而且和全身其他系统有密切联系，比如糖尿病、心血管疾病、早产和低出生体重儿等。牙周病学就是专门研究牙周组织生理、病理、疾病诊断、治疗和预防的学科。口腔黏膜病学是研究口腔黏膜的基础和临床学科，也是与大医学非常接近的学科，与全身系统联系密切，英文将该学科称作"Oral Medicine"，就是强调其与机体的关系。口腔黏膜常见病包括溃疡、扁平苔藓、感染性疾病等，全身性疾病也可以在口腔黏膜表现甚至首先表现出来，比如白血病口腔表现、艾滋病口腔表现等。口腔修复学的研究对象是与牙体、牙列、口腔颌面部组织的缺损和缺失相关疾病的诊断、治疗、康复，以及相应口腔功能、美观的恢复，其主要治疗手段是利用各种材料通过加工制作形成修复体，用于修复牙体缺损、牙齿缺失、牙列缺失、颌骨缺损、颜面缺损等，修复体类型包括嵌体、贴面、部分冠、全冠、固定桥、可摘局部义齿、全口义齿、种植义齿、义眼、义耳、颌面赝复体等。口腔正畸学主要研究牙齿及颅颌面生长发育以及生长发育中出现牙列、咬合、颌骨、颜面等畸形的病因、发病机制、诊断、治疗和预防的学科。儿童口腔医学以儿童为对象，研究其口腔颌面生长发育以及口腔疾病的发病机制与特点，诊断、治疗、预防和保健的学科。同样，老年口腔医学则以老年人为对象，对其口腔疾病诊治、预防、保健进行研究。

二、口腔医学的学习方法

口腔医学是一门理论结合技能的科学，既有科学的分析，又有精细化的操作，既是一门医学课，又是一门艺术课，既要以解剖、生理、病理为基础，进行缜密的逻辑分析，又需要有较强的动手能力，还需要一定的审美性。

　　口腔医学的医学属性要求口腔医生具有扎实的医学基础知识，相应的解剖生理知识，严密的临床思维，以及与患者沟通交流并进行患者管理的能力，这与任一其他医学专科并无二致。同时颌面部作为决定人体审美的重要区域，对口腔医学工作者也提出了审美方面的特殊要求。从牙体牙列修复、错𬌗畸形矫正到面部整形，无一不要求口腔医生在拥有医学专业知识技能的同时还具有相当的美学素养，在此意义上，口腔医学也是一门艺术。

　　因此，一名合格的口腔医生将同时具有科学家的渊博知识、艺术家的审美能力和工程师的操作技能，这使得每位口腔医生都是一个发明家，每个病例都是一件艺术品，大到治疗方案的制定、各种治疗手段的综合运用，小到某一具体治疗的操作，无不体现着每位口腔医生的智慧。

目标检测

答案解析

1. 口腔医学真正的发展始于（　　）

    A. 公元前 7000 年　　　　　B. 唐代　　　　　　　　C. 文艺复兴时期

    D. 18 世纪　　　　　　　　E. 1840 年

2. 我国汉代张仲景就著有口腔相关的医书，书名是（　　）

    A.《口腔医学》　　　　　　B.《论牙科》　　　　　　C.《唇齿之道》

    D.《本草纲目》　　　　　　E.《口齿论》

3. 我国隋、唐、宋、元、清的太医院都有口腔相关的科目，描述错误的是（　　）

    A. 隋代太医署分五个专科学习，耳目口齿为一科

    B. 唐时太医署分专科学习，耳目口齿为一科

    C. 宋代太医局设九科，口齿兼咽喉为一科

    D. 元代分医学为十三科，沿用口齿科名称

    E. 清代太医院已经将口齿科改名为口腔科了

4. 魏晋时期的稚康（223—262 年）在其著作《养生论》中有"齿居晋而黄"的描述，这种情况是指（　　）

    A. 虫牙　　　　　　　　　　B. 龋齿　　　　　　　　　C. 氟牙症

    D. 牙周病　　　　　　　　　E. 牙外伤

5. 北京故宫博物院保和殿文物展品中有两把"骨刷柄"，是辽应历九年（959 年）穆宗时代的墓葬，经证实是（　　）

    A. 玉如意　　　　　　　　　B. 秤杆　　　　　　　　　C. 斧头手柄

    D. 古代女性的一种发簪　　　E. 植毛牙刷

6. 中国在口腔医学方面的重要贡献不包括（　　）

    A. 我国古代就有用砷剂治疗龋齿的方法，比美国的斯普纳（Spooner, 1836 年）早 1500 多年

    B. 中国对于氟牙症的发现，要比美国的伊格（Eager, 1902 年）早 1600 多年

    C. 1300 年前，唐代就有汞合金充填牙齿的记载，而英国人贝尔（Bell）最初使用汞合金是在 1862 年

    D. 植毛牙刷的发明，是我国在口腔医学方面的一大贡献

    E. 中国古代就有牙虫一说，后来被证实的确有蠕虫破坏牙齿

7. 关于中国现代口腔医学，描述错误的是（　　）

    A. 中国现代口腔医学开创于林则博士

    B. 1907 年，加拿大的林则博士不远万里来到成都，在成都建立了仁济牙科诊所

    C. 1912 年仁济牙科诊所扩建为四圣祠牙症专科医院，是中国第一个口腔专科医院

    D. 1917 年华西协合大学牙科系创建，开始招收牙科学生，1919 年正式扩建为牙学院，即今天四川大学华西口腔医学院的前身

    E. 华西协合大学牙学院不与医学院并列，也不是中国第一所高等口腔医学院

8. 关于现代口腔医学，错误的描述是（　　）

    A. 口腔医学是医学的一个分支，但也有其自身特点，使其有独立于医学的属性

    B. 由于不同于医学的牙科特点，口腔医学一开始是称牙科学

    C. 口腔医学其实就是看牙，其他都与口腔医学无关

    D. 口腔医学的研究和疾病治疗并不局限于牙齿，还包括口腔其他组织以及与全身疾病的关系

    E. 现代口腔医学包括口腔基础医学和口腔临床医学两大范畴，已经实现了高度的学科细分和专业性

9. 关于口腔医学，错误的描述是（　　）

    A. 现代口腔医学包括口腔基础医学和口腔临床医学两大范畴

    B. 牙齿的生物学特点、疾病特点和治疗特点决定口腔医学有其独特性

    C. 口腔疾病虽有自身特点，但与全身疾病有密切关系

    D. 口腔疾病通过药物治疗效果特别好

    E. 口腔医学的进步离不开材料学的进步

10. 对口腔医学学习的正确描述是（　　）

    A. 口腔医学对理论掌握要求非常高，而对实践要求并不高

    B. 口腔医学是一门实践性很强的学科，理论知识的意义其实并不大

    C. 口腔医学与艺术没有任何关系

    D. 医学生其实不用学习口腔医学，反正学了也用不上

    E. 口腔医生应该具有很强的综合能力，既有扎实的理论基础，又要有较强的动手能力，而且还应有一定的美学素养

（杨　征）

书网融合……

本章小结　　　　　　微课　　　　　　题库

第二章　口腔颌面部及牙体解剖生理

📖 学习目标

1. **掌握**　口腔颌面部的范围；上下颌骨的形态；咀嚼肌的组成；颞下颌关节的组成；颌面部的主要血管及神经；牙的结构和分类；牙列的分类；临床牙位记录法。

2. **熟悉**　颞下颌关节的运动方式，颌面部动脉血供及静脉回流；牙的萌出规律；牙列殆面的形态特征；殆发育的三个阶段及特征；三个基本颌位的概念、特点及相互关系。

3. **了解**　表情肌、唾液腺、淋巴组织的组成；牙的发育；三个基本颌位的生理意义。

4. 学会运用口腔颌面部及牙体局部解剖生理等知识，指导口腔颌面部疾病的诊疗活动。

第一节　口腔颌面部解剖生理

PPT

　　颌面部为人体最显露的部位，与容貌密切相关，是人体轮廓美及容貌美最重要的表达区域。口腔颌面部是口腔与颌面部的统称，其组织器官具有咀嚼、吞咽、表情及辅助语言和呼吸等重要功能。口腔颌面部组织器官的病变常涉及容貌和功能的损毁，所以在临床治疗中，必须秉承形态与功能并重的原则。

一、口腔及颌面部的区域划分

　　口腔颌面部（oral and maxillofacial region）位于颜面部的下 2/3，其区域为上起额部发际，下至颏下点或下颌骨下缘，两侧止于颞骨乳突或下颌支后缘之间的区域。经过眉间点及鼻下点的两条水平线将面部划分为上、中、下三等份。颜面部上 1/3 区域为颅面部，是以颅骨（额骨）为主要骨性支撑所在的表面区域；而颌面部是以颌骨为主要骨性支撑所在的区域。

　　颌面部的解剖区域可分为额区、眶区、眶下区、颧区、鼻区、口唇区、颏区、颊区、腮腺咬肌区、耳区、颞区、颌下区、下颌下区及颈上区（图 2 - 1）。

　　口腔是消化道的开口，位于颌面部区域内，其前界为上、下唇，上为腭部，下为口底，口底中央大部为舌体占据，后界借咽峡与口咽腔相通，两侧为面颊部。区域内包含牙列、牙槽骨、唇、颊、腭、舌、口底、唾液腺等组织器官。口腔又分为口腔前庭（oral vestibule）和固有口腔（oral cavity proper）。

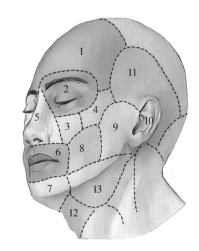

图 2 - 1　颌面部的解剖区域

1. 额区；2. 眶区；3. 眶下区；4. 颧区；5. 鼻区；
6. 口唇区；7. 颏区；8. 颊区；9. 腮腺咬肌区；
10. 耳区；11. 颞区；12. 颌下区；13. 下颌下区

（一）口腔前庭

　　口腔前庭为牙列的外围间隙，与牙列的形态一致，呈马蹄形，因唇、颊软组织与牙列通常处于贴合状态而呈一潜在腔隙，具有临床意义的体表解剖学标志有口腔前庭沟、唇系带、颊系带、腮腺导管口等。

1. 口腔前庭沟 又称唇颊龈沟，呈马蹄形，为唇、颊黏膜移行于牙槽黏膜的沟槽。前庭沟黏膜下组织松软，是口腔局部麻醉常用的穿刺及手术切口部位。

2. 上、下唇系带 为前庭沟正中线上的黏膜小皱襞。上唇系带一般较下唇系带明显。制作义齿时，基托边缘应避开该结构。儿童的上唇系带可能与切牙乳头直接相连，随着年龄的增长，唇系带会逐渐退缩。

3. 颊系带 为相当于上、下尖牙或前磨牙区的黏膜皱襞。一般上颊系带较明显，义齿基托边缘亦应注意避开该结构。

4. 腮腺导管口 腮腺导管呈乳头状突起，开口于平对上颌第二磨牙牙冠的颊黏膜上。经此口注入造影剂或药液，可行腮腺造影或腮腺导管内注射治疗。

5. 磨牙后区 由磨牙后三角及磨牙后垫组成。其中，磨牙后三角位于下颌第三磨牙的后方，磨牙后垫为覆盖于磨牙后三角表面的软组织，下颌第三磨牙冠周炎时，磨牙后垫常出现红肿。

6. 翼下颌皱襞 其深面为翼下颌韧带，为延伸于上颌结节后内方与磨牙后垫后方之间的黏膜皱襞。该皱襞是下牙槽神经阻滞麻醉的重要参考标志，也是翼下颌间隙及咽旁间隙口内切口的标志。

7. 颊脂垫尖 大张口时，平对上、下颌后牙𬌗面的颊黏膜上的三角形隆起的脂肪组织，称颊脂垫，其尖称颊脂垫尖，为下牙槽神经阻滞麻醉进针点的重要标志。

（二）固有口腔

固有口腔是口腔的主要部分，其范围上为硬腭和软腭，下为舌和口底，前界和两侧界为上、下牙弓，后界为咽门。其外表形态主要为牙冠、腭、舌及口底的外形。

1. 牙槽突（alveolar process） 为上下颌骨上牙齿生长的骨性突起的部分。牙根位于牙槽突的牙槽窝内，牙槽突骨质疏松，改建活跃，失牙后可出现骨质吸收，不利于义齿固位。

2. 龈沟（gingival sulcus） 是牙根颈部与牙龈的游离龈间的沟状空隙，正常的龈沟深度不超过2mm。

3. 龈乳头（gingival papilla） 位于两邻牙颈部之间的间隙内，呈乳头状突起的牙龈，有龈炎时该部位最容易出血。

4. 硬腭（hard palate）与软腭（soft palate） 硬腭位于口腔顶部，呈穹隆状，将口腔与鼻腔分隔。软腭为硬腭的向后延续部分。

5. 切牙乳头（incisive papilla） 位于腭正中缝前端，左右上颌尖牙连线上，为一黏膜隆起，其深面为切牙孔，鼻腭神经、血管经此孔穿出向两侧分布于硬腭前1/3。

6. 腭皱襞（palate rugae） 为腭正中缝两侧前部略呈波纹状的黏膜皱襞。

7. 腭大孔（greater palatine foramen） 位于上颌第三磨牙腭侧，硬腭后缘前方约0.5cm处，约相当于龈缘连线至腭中缝的中、外1/3交界处，其深面为腭大孔，腭前神经及腭大血管经此孔向前分布于硬腭后2/3。

8. 腭凹（fovea palatinae） 软腭前端中线两侧的黏膜，左右各有一对称的凹陷，称腭凹，又称腭小凹，可作为总义齿基托后缘的参考标志。

9. 腭舌弓（palatoglossal arch）、腭咽弓（palatopharyngeal arch） 软腭后部向两侧下外方形成前后两条弓形皱襞，前方者向下移行于舌，形成腭舌弓，深面为腭舌肌；后方者移行于咽侧壁，形成腭咽弓，深面为腭咽肌。两弓之间的三角形凹陷称扁桃体窝，容纳腭扁桃体（palatine tonsil）。软腭后缘、舌腭弓和舌根共同围成咽门（fauces）。

10. 舌系带（frenulum of tongue） 为舌腹部黏膜返折与舌下区的黏膜相延续在中线形成的带状结构。

11. 舌下阜（sublingual caruncle） 位于舌系带移行到口底黏膜两侧的一对丘形隆起。其顶部有下颌下腺导管和舌下腺大管的共同开口，可经此管行下颌下腺造影术。

（三）口腔的组织器官

1. 唇（lips） 分上唇和下唇，上、下唇之间称口裂，上、下唇联合处称口角，上唇上面与鼻底相连，两侧以鼻唇沟为界。唇部组织分皮肤、浅筋膜、肌层、黏膜下层和黏膜五层，在外伤或手术时应分层缝合，才不致影响其外貌和功能。唇周为皮肤，上唇中央有一浅凹称为人中凹，唇部皮肤向黏膜的移行部称为唇红缘，上唇的全部唇红缘呈弓背状称唇弓，上唇两侧的唇弓最高点称为唇峰（或唇弓峰）。唇黏膜显露于外面的部分称为唇红，唇红正中稍厚呈珠状略突向前下的部分称为唇珠。唇部皮肤有丰富的汗腺、皮脂腺和毛囊，为疖痈好发部位。

2. 颊（cheeks） 位于面部两侧，形成口腔前庭外侧壁，上界为颧骨颧弓下缘，下达下颌骨下缘，前达唇面沟，后以咬肌前缘为界。主要由皮肤、浅层表情肌、颊脂体、颊肌和黏膜所构成。颊黏膜有时可见黏膜下有颗粒状黄白色斑点，称为皮脂腺迷路，有时也可见于唇红部，无临床意义。

3. 舌（tongue） 是由横纹肌组成的肌性器官，能灵活进行多方向活动，有味觉功能，能协助相关的组织器官完成语言、咀嚼、吞咽等重要生理功能。舌前 2/3 为舌体部，其前端为舌尖，上面为舌背，下面为舌腹，两侧为舌缘；舌后 1/3 为舌根部。舌的感觉神经，在舌前 2/3 为舌神经分布；舌后 1/3 为舌咽神经及迷走神经分布。舌的运动神经由舌下神经支配。舌的味觉由面神经的鼓索支支配，鼓索支加入到舌神经内分布于舌黏膜。

⊕ **知识链接**

舌的黏膜结构

舌背黏膜有许多乳头状突起，称为舌乳头，当维生素 B 族缺乏或严重贫血时可见乳头萎缩，舌面光滑。舌乳头分为以下四种：①丝状乳头，为刺状细小突起，上皮有角化故呈白色，数量较多，遍布于整个舌背；②菌状乳头，呈蕈状，色红，大而圆，散布于丝状乳头间，数量比丝状乳头少，含有味觉神经末梢；③轮廓乳头，有 8~12 个，较大，呈轮状，沿人字沟排列，乳头周围有深沟环绕，含有味蕾以司味觉；④叶状乳头，位于舌根部两侧缘，为数条平行皱襞。正常时不明显，炎症时充血发红，突起而疼痛，有时易误诊为癌。皱襞间的沟内藏有味蕾，人类的叶状乳头已趋于退化。

舌根部黏膜有许多卵圆形淋巴滤泡突起，其间有浅沟分隔，整个淋巴滤泡称为舌扁桃体。

舌腹黏膜平滑而薄，返折与口底黏膜相连，在中线形成舌系带。

---

4. 腭（palate） 腭构成口腔的上界，且把口腔与鼻腔、鼻咽部分开。前部硬腭的骨质部分由腭骨水平板和两侧上颌骨的腭突组成，口腔面覆盖致密的黏骨膜组织；后部软腭为可以活动的肌性部分。两中切牙间后面腭部有黏膜突起，称为切牙乳头，其下方有一骨孔，称为切牙孔或腭前孔，鼻腭神经血管通过此孔，向两侧分布于硬腭前 1/3 的黏骨膜与腭侧牙龈，是切牙孔阻滞麻醉进针的标志之一。软腭呈垂幔状，前与硬腭相接，后为游离缘，其中部有一小舌状凸起，称为腭垂。软腭较厚，表面覆盖黏膜组织，黏膜下含有大量黏液性腭腺，伴有脂肪和淋巴组织。

5. 口底（floor of oral cavity） 又称舌下区（sublingual region），位于口底黏膜和舌体之下，下颌舌骨肌和舌骨舌肌之上，舌根与下颌骨体内侧面之间的部分。舌腹正中为舌系带，系带两旁呈乳头状突起的为舌下阜，其内有一小孔为下颌下腺导管的开口。口底黏膜自舌下阜向两侧外方延伸成一对皱褶，称舌下襞（sublingual fold），其上有舌下腺小管的开口，其深面有下颌下腺导管。因口底组织比较疏松，在口底创伤或感染时，可形成较大的血肿、脓肿，将舌推挤向后上，造成呼吸困难甚至窒息，应特别警惕。

二、颌面部骨、肌肉、颞下颌关节、唾液腺

(一) 颌面部骨

1. 上颌骨 (maxilla) 为面中部最大的骨，由左、右两侧形态结构对称但不规则的两块骨构成，在腭中缝处连接成一体。上颌骨由一体、四突构成，一体即上颌骨体，四突即额突、颧突、牙槽突和腭突。上颌骨与鼻骨、额骨、筛骨、泪骨、梨骨、下鼻甲、颧骨、腭骨、蝶骨等邻近骨相接，参与构成眶底、鼻底和口腔顶部 (图2-2)。

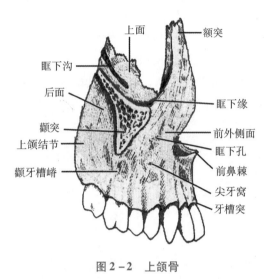

图2-2 上颌骨

(1) **上颌骨体** 分为四壁一腔，为前、后、上、内四壁和上颌窦腔构成的形态不规则骨体。

1) **前壁** 又称脸面，在眶下缘中点下方约0.5cm处有椭圆形的眶下孔，眶下神经血管从此孔通过。眶下孔向后上外方通入眶下管，眶下孔是眶下神经阻滞麻醉的有效注射部位。在眶下孔下方的骨面上有一深的窝称尖牙窝，提口角肌起始于此，此处骨质较薄，上颌窦开窗手术常经此处进入窦腔。

2) **后壁** 又称颞下面，朝向后外，常以颧牙槽嵴作为前壁与后壁的分界线，其后方骨质微凸呈结节状的结构即为上颌结节，在其上方有2~3个细小骨孔，称为牙槽孔，上牙槽后神经及血管经此分布至上颌磨牙区。上颌结节和颧牙槽嵴是上牙槽后神经阻滞麻醉的重要骨性标志。

3) **上壁** 又称眶面，呈三角形，构成眶下壁，其中部有由后方眶下裂向前行的眶下沟，并前行形成眶下管，开口于眶下孔。上牙槽前、中神经由眶下管中部和后部发出，经上颌窦前壁分布到上颌前牙和前磨牙。

4) **内壁** 又称鼻面，构成鼻腔外侧壁，在中鼻道后部半月板裂孔有上颌窦开口通向鼻腔。施行上颌窦根治术和上颌骨囊肿摘除时，可在鼻道开窗引流。

5) **上颌窦** 为底向内、尖向外伸入颧突的锥形空腔，上颌窦壁即上颌骨体的四壁，各壁骨质较薄，内面衬以上颌窦黏膜。上颌窦底与上颌磨牙及第二前磨牙的根尖紧密相连，有时仅隔以上颌窦黏膜，故当上述牙根尖感染时，易于穿破上颌窦黏膜，引起牙源性上颌窦炎；在拔除上颌前磨牙和磨牙断根时，应注意勿将根推入上颌窦内。

(2) **上颌骨四突** 包含额突、颧突、牙槽突和腭突。额突在上颌骨体的内上方，与额骨、鼻骨、泪骨相连。颧突在上颌骨体的外上方，与颧骨相连，向下至第一磨牙形成颧牙槽嵴。牙槽突在上颌骨体的下方，左右两侧在正中线相连形成牙槽骨弓。每侧牙槽突上有7~8个牙槽窝容纳牙根，尖牙的牙槽窝最深。由于上颌骨牙槽突骨质疏松而多孔，故上颌牙拔除时可采用浸润麻醉。腭突为牙槽突内侧伸出的水平骨板，后部连接腭骨的水平板，两侧在正中线相连组成硬腭，相连处成缝隙状称腭正中缝，硬腭将鼻腔与口腔隔开。

(3) **上颌骨的解剖特点及其临床意义** 上颌骨周围与其他骨相连，其骨体中央为一空腔，因而围绕上颌窦形成三组支柱式结构，分别为尖牙支柱、颧突支柱和翼突支柱。当遭受外力打击时，力量可通过相关支柱和邻骨传导分散，不致发生骨折；若打击力量过重，则上颌骨和邻骨结合部最易发生骨折，

如果传导至相邻的头颅骨骼时，常常合并颅底骨折并导致颅脑损伤。上颌骨骨质疏松，血供丰富，骨折后愈合较快，一旦骨折应及早复位，以免发生错位愈合。发生化脓感染时，脓液可穿破疏松的骨质而自动引流，因此，上颌骨较少发生颌骨骨髓炎。

上颌骨存在骨质疏密、厚薄不一，连接骨缝多，牙槽窝的深浅、大小不一致等因素，从而构成解剖结构上的一些薄弱部位，这些薄弱部位是骨折常发生的部位。上颌骨的主要薄弱环节表现为以下三条薄弱线。

1）第一薄弱线 从梨状孔下部平行牙槽突底经上颌结节至蝶骨翼突，当骨折沿此薄弱线发生时，称上颌骨 Le Fort Ⅰ型骨折。

2）第二薄弱线 通过鼻骨、泪骨向外经眶底，向外下经颧颌缝从颧骨下方至蝶骨翼突，当骨折沿此薄弱线发生时，称上颌骨 Le Fort Ⅱ型骨折。

3）第三薄弱线 通过鼻骨、泪骨向外经眶底，向外上经颧额缝从颧骨上方至蝶骨翼突，当骨折沿此薄弱线发生时，称上颌骨 Le Fort Ⅲ型骨折；此型骨折会出现“颅面分离”的现象。

2. 下颌骨（mandible） 为一体两支，是颌面部唯一可以活动的骨骼。

（1）下颌体 呈弓形，分为上、下缘和内、外面，下颌体上缘为牙槽骨，有容纳牙根的牙槽窝，下颌体下缘骨质致密而厚。下颌体外面（图2-3）正中联合两侧，近下颌体下缘处，左右各有一隆起，称颏结节（mental tubercle）。在下颌第二前磨牙或第一、第二前磨牙之间的下方，下颌体上、下缘之间略偏上方处有颏孔（mental foramen），颏神经、血管在下颌骨内经此孔穿出。从颏结节经颏孔之下向后上延至下颌支前缘的线形骨嵴称外斜线（external oblique line），有颈阔肌及降口角肌等肌肉的附着。在下颌体内面（图2-4）的近中线处，有上下两对骨性突起，分别称为上、下颏棘（genial tubercles），上有颏舌肌下有颏舌骨肌附着。颏棘下方有二腹肌窝，为二腹肌前腹附着处。从颏棘斜向后上方，有线形突起称内斜线（internal oblique line）或下颌舌骨线（mylohyoid line），为下颌舌骨肌的起点，在下颌舌骨线前上份有舌下腺窝，为舌下腺所在处；后下份有下颌下腺窝，为下颌下腺所在处。

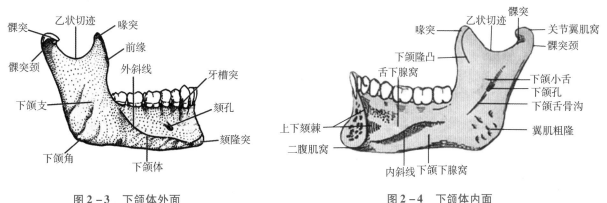

图2-3 下颌体外面　　　　　　　　　　　图2-4 下颌体内面

（2）下颌支 为下颌骨左右垂直的部分，上方有2个骨突，前者称喙突，呈三角形，扁平，有咬肌及颞肌附着；后者称髁突，与颞骨关节窝构成颞下颌关节。髁突下方缩窄处称髁突颈。两骨突之间的凹陷切迹，称下颌切迹或下颌乙状切迹，为经颞下途径行圆孔和卵圆孔麻醉的重要标志。下颌支外侧面中下份较粗糙，有咬肌附着；内侧面中央有一呈漏斗状的骨孔，称下颌孔，为下牙槽神经血管进入下颌管的入口；孔前内侧有一小的尖形骨突，称下颌小舌，为蝶下颌韧带附着处；下颌小舌前上方，乙状切迹下方的骨性突起称下颌隆凸，为下牙槽神经阻滞麻醉的骨性标志。内侧面下部近下颌角区骨面粗糙，有翼内肌附着。下颌角是下颌支后缘与下缘相交的部分，有茎突下颌韧带附着。

（3）下颌骨的解剖薄弱部位 下颌骨的正中联合、颏孔区、下颌角、髁突颈部等为下颌骨的骨质薄弱部位，当遭遇外力时，这些部位易发生骨折。由于下颌骨的血供较差且骨皮质致密，下颌骨骨折愈合较上颌骨骨折愈合慢，而且下颌骨的周围有强大致密的肌肉和筋膜包绕，当炎症化脓时不易得到引流，所以比上颌骨更易发生骨髓炎。下颌骨有强大的咀嚼肌群，下颌骨骨折时，由于咀嚼肌收缩牵拉骨折段不稳定，易发生骨折错位。

（二）肌肉

因功能的不同，口腔颌面部的肌肉分为表情肌群和咀嚼肌群。

1. 表情肌群　表情肌（mimetic muscle）多薄而短小，收缩力弱，起自骨面或筋膜浅面，止于皮肤。肌纤维纤细，多围绕面部孔裂，如眼、鼻和口腔，排列成环形或放射状。根据组成表情肌各肌群的位置，可划分为颅顶、眼周、耳周、鼻部及唇颊部肌五组肌群。面部表情肌均由面神经支配其运动，若面神经受到损伤，则引起表情肌瘫痪，造成面部畸形。

本节主要介绍唇颊部肌群（图2-5），该组肌群可分为唇部肌和颊部肌，唇部肌较庞大，根据分布部位可进一步分为上组、下组和环形组；颊部肌仅指颊肌。

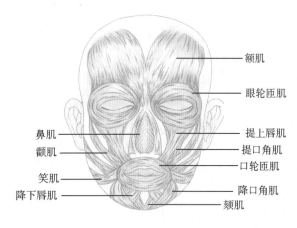

图2-5　唇颊部肌

（标注：额肌、眼轮匝肌、提上唇肌、提口角肌、口轮匝肌、降口角肌、颏肌、鼻肌、颧肌、笑肌、降下唇肌）

（1）唇部肌上组　主要有笑肌、颧大肌、颧小肌、提上唇肌、提上唇鼻翼肌和提口角肌。

（2）唇部肌下组　包括降口角肌、降下唇肌和颏肌。

（3）口轮匝肌组（orbiculars oris）　口轮匝肌呈扁环形，有围绕口裂数层不同方向的肌纤维组成。部分纤维从唇的一侧至对侧构成口轮匝肌浅层，是口轮匝肌的固有纤维；部分纤维来自颊肌唇部，构成口轮匝肌深层；其中层有颧大肌、颧小肌、提上唇肌、提上唇鼻翼肌、提口角肌、降口角肌和降下唇肌的纤维参与构成。口轮匝肌主要作用为闭口，协助发音、咀嚼等。

（4）颊肌（buccinator）　位于颊部，为四边形扁肌，构成颊部的基础，内表面衬以黏膜。起自上、下颌骨第三磨牙牙槽突的外面和翼突下颌缝。颊肌的主要作用是牵引口角向后，为口轮匝肌的拮抗肌，并使颊部更贴近上下牙列，以参与咀嚼和吮吸。此外，当颊部由于口腔充满气体时，颊肌收缩时可排气。

2. 咀嚼肌群　咀嚼肌（masticatory muscle）主要附着于下颌骨上，包括咬肌、颞肌、翼内肌、翼外肌（图2-6）。其神经支配均来自三叉神经的下颌神经，主管下颌骨的运动。广义的咀嚼肌还包括舌骨上肌群。

（1）咬肌（masseter）　分为三层，浅层最大，起自颧骨上颌突和颧弓下缘的前2/3，向下后方走行，止于下颌角咬肌粗隆和下颌支外侧面的下后部；中层起于颧弓前2/3的内侧面和后1/3的下缘，止于下颌支中部；深层起自颧弓深面，垂直向下，止于下颌支上部和喙突。中层和深层肌束间无明显界限，合称咬肌深部。浅深两层肌束形成交叉。咬肌受下颌神经的咬肌神经支配，主要作用是上提下颌骨，并使下颌骨微向前伸，并参与下颌侧方运动。

（2）颞肌（temporalis）　呈扇形，起自颞窝及颞深筋膜深面，肌纤维向下，逐渐聚拢通过颧弓深面并形成肌腱，止于喙突及下颌支前缘直至第三磨牙远中。颞肌受下颌神经的颞深神经支配，主要作用是上提下颌骨，并参与下颌侧方和后退运动。

（3）翼内肌（medial pterygoid）　位于颞下窝和下颌支的内侧面，位置较深，呈四边形，有浅、深两头。浅头起自腭骨锥突和上颌结节；深头起自翼外板的内面和腭骨锥突。纤维斜向后外与咬肌纤维走

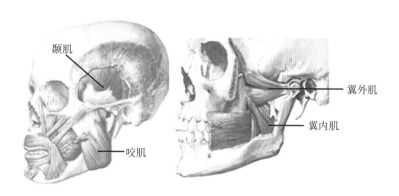

图 2 - 6　咬肌、颞肌、翼内肌、翼外肌

行方向相似，止于下颌角内侧和翼肌粗隆。翼内肌受下颌神经的翼内肌神经支配，主要作用是上提下颌骨，并参与下颌侧方运动。

（4）翼外肌（lateral pterygoid）　位于颞下窝。有上、下两头，上头较小，起自蝶骨大翼的颞下面和颞下嵴；下头较大，起自翼突外侧板的外侧面。肌束向后外走行，小部分止于颞下颌关节的关节囊和关节盘；大部分止于髁突颈部的关节翼肌窝。翼外肌受下颌神经的翼外肌神经支配，主要功能是牵拉髁突和关节盘向前，使下颌前伸并下降；一侧收缩可使下颌向对侧运动。

（5）舌骨上肌群　位于舌骨与下颌骨、颅底之间，包括二腹肌、下颌舌骨肌、颏舌骨肌和茎突舌骨肌，其总的牵引方向是使下颌骨向下后方。

（三）颞下颌关节

颞下颌关节（temporomandibular joint，TMJ）由颞骨关节窝、下颌骨髁突、居于两者之间的关节盘、外侧包绕的关节囊和关节韧带五部分组成（图 2 - 7）。颞下颌关节是全身唯一的联动关节，头面部唯一的活动关节，具有转动和滑动两种功能，其活动与咀嚼、语言及表情等功能密切相关。

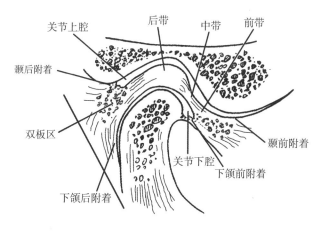

图 2 - 7　颞下颌关节

（四）唾液腺

口腔颌面部的唾液腺（salivary gland）由左右对称的腮腺、下颌下腺和舌下腺三对大唾液腺，以及遍布于唇、颊、腭、舌等处黏膜下的小黏液腺构成，各有导管开口于口腔。

1. 腮腺（parotid gland）　位于两侧耳垂前下方和下颌后窝内，是最大的一对唾液腺，其分泌液主要为浆液。腮腺实质内有面神经分支穿过，腮腺被致密的腮腺咬肌筋膜包裹，腮腺导管在颧弓下一横指处，从腮腺浅叶前缘穿出，此导管粗大，在面部投影标志为耳垂到鼻翼和口角中点连线的中 1/3 段上，在面颊部手术时，注意不要损伤导管。

2. 下颌下腺（submandibular gland） 位于下颌下三角内，是以浆液性腺体为主的混合性腺体，下颌下腺导管起自深面，开口于舌系带两旁的舌下阜。导管长且平缓，常有唾液腺结石堵塞而致下颌下腺炎症。

3. 舌下腺（sublingual gland） 位于口底舌下，为最小的一对大唾液腺。分泌液主要为黏液，含有少量浆液。其小导管甚多，有的与下颌下腺导管相通，有的直接开口于口底。分泌液黏稠，易堵塞，形成无上皮衬里的"潴留性囊肿"，常需要摘除舌下腺。

三、颌面部血管、淋巴管及神经

（一）血管

1. 动脉 颌面部血液供应特别丰富，主要来自颈外动脉的分支，有舌动脉、面动脉、上颌动脉和颞浅动脉等。各分支间和两侧动脉间均通过末梢血管网而彼此吻合，故伤后出血多（图2-8）。

（1）舌动脉（lingual artery） 在平舌骨大角水平处分自颈外动脉，向内上走行，分布于舌、口底和牙龈。

（2）面动脉（facial artery） 又称颌外动脉，为分布于面部软组织的主要动脉。在舌动脉稍上方，自颈外动脉分出，向内上方走行，绕下颌下腺体及下颌下缘，由咬肌前缘向内前方走行，主要分支有颏下动脉、下唇动脉、上唇动脉，终末支为内眦动脉，分布于颏、唇、颊和内眦等部。

（3）上颌动脉（maxillary artery） 又称颌内动脉，自颈外动脉分出，向前内方走行，经下颌颈部内侧至颞下窝，分布于咀嚼肌和上、下颌骨。

（4）颞浅动脉（superficial temporal artery） 为颈外动脉的终末支，在腮腺组织内分出面横动脉，分布于耳前部、颊部和颧部。颞浅动脉分布于额、颞部头皮。

2. 静脉 口腔颌面部的静脉分为浅静脉和深静脉两类，其行径、分布大多与动脉一致，但分支多而细，变异较多，吻合更丰富，常呈现网状。浅静脉收集口腔颌面部浅层组织的血液，然后汇入深静脉，再通过颈内、外静脉最终回流至心脏（图2-9）。

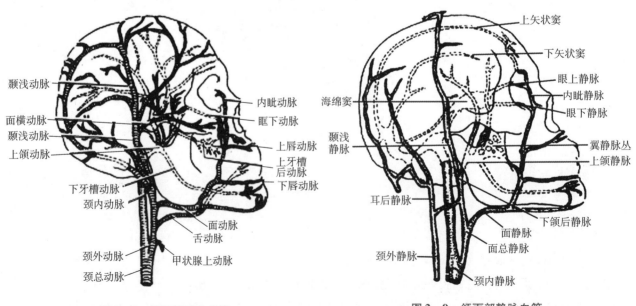

图2-8 颌面部动脉血管　　　　　　　　　图2-9 颌面部静脉血管

（1）口腔颌面部浅静脉

1）面静脉（facial vein） 又称面前静脉，起始于内眦静脉，沿面动脉分布反向走行，行程中接纳内眦、鼻背、眶下区、上下唇及颏下区域的静脉血，另外，还可通过面深静脉引流由翼丛而来的面深部的静脉血，最终在下颌角后下方与下颌后静脉的前支汇合成面总静脉，于舌骨大角附近注入颈内静脉。

⊕ 知识链接

面部危险三角区

面部静脉的特点是静脉瓣相对较少或发育不全导致瓣膜功能不良，当表情肌收缩或挤压时可导致血液逆流。在面部发生化脓性感染时，尤其是上唇和鼻根部的炎症，易在面静脉内形成菌血栓，若挤压或处理不当，菌血栓可经内眦静脉、眼上静脉而逆流至颅内海绵窦，或经面深静脉至翼丛再到海绵窦，导致颅内严重的海绵窦化脓性血栓性静脉炎。故临床上常将鼻根部和两侧口角连成的三角形区域称面部危险三角区。

2）颞浅静脉（superficial temporal vein） 起始于头皮内的静脉网，由额支和顶支在颧弓上方汇合形成，沿途接纳腮腺、颞下颌关节和耳郭的静脉血，最后于下颌骨髁突颈后方与上颌静脉汇合成下颌后静脉。

（2）口腔颌面部深静脉

1）翼静脉丛（pterygoid venous plexus） 又称翼丛，位于颞下窝，大部分在翼外肌的浅面，少部分在颞肌和翼内、外肌之间。临床上，行上牙槽后神经阻滞麻醉时，应正确掌握注射针的方向、角度和深度，避免刺破翼丛而发生血肿。翼丛与颅内、外静脉有广泛的交通，其血液可以向后外经上颌静脉汇入下颌后静脉；向前经面深静脉汇入面静脉；向上经卵圆孔网和破裂孔导血管等与海绵窦交通。

2）上颌静脉（maxillary vein） 又称颌内静脉，短而粗，起始于翼丛的后端，与上颌动脉伴行，最终在下颌支后缘附近汇入下颌后静脉。

3）下颌后静脉（retromandibular vein） 又称面后静脉，由颞浅静脉和上颌静脉在腮腺内于下颌骨髁突颈后方汇合形成，继而下行穿出腮腺下端至下颌角处，分为前支和后支，前支行向前下与面静脉汇合成面总静脉；后支行向后下与耳后静脉汇合成颈外静脉。

4）面总静脉（common facial vein） 短而粗，在颈动脉三角内、下颌角后下方，由面静脉和下颌后静脉的前支汇合而成，斜行越过舌下神经和颈内、外动脉的浅面，在平舌骨大角、胸锁乳突肌深面，汇入颈内静脉。

（二）淋巴组织

颌面部的淋巴组织分布极其丰富，淋巴管成网状结构，共同构成此部的防御系统。在正常情况下，淋巴结和正常软组织硬度相似，一般不易触及，当炎症或肿瘤转移时，相应淋巴结就会肿大并可以扪及，故有重要的临床意义。

口腔颌面部常见而较重要的淋巴结有腮腺淋巴结、颌上淋巴结、下颌下淋巴结、颏下淋巴结和位于颈部的颈浅和颈深淋巴结。

1. 腮腺淋巴结 分为浅淋巴结和深淋巴结两组。浅淋巴结位于腮腺浅面和耳前，收纳来自外耳道、耳郭、眼睑、鼻根、额颞部等区域的淋巴液，汇集至颈深上淋巴结。深淋巴结位于腮腺深面，收纳鼻咽部、软腭等区域的淋巴液，汇集至颈深上淋巴结。

2. 颌上淋巴结 位于下颌下缘外上方、咬肌前缘、面动脉的前后，收纳来自鼻、颊部皮肤和黏膜的淋巴液，汇集至下颌下淋巴结。

3. 下颌下淋巴结 位于下颌下三角内、下颌骨下缘与下颌下腺浅面之间，在面静脉和面动脉周围。淋巴结数目比较多，收纳来自鼻侧、颊、上唇、下唇外侧、牙龈、舌前部、上颌骨、下颌骨及颏下淋巴结输出的淋巴液，汇集至颈深上淋巴结。

4. 颏下淋巴结 位于颏下三角，收纳来自下切牙、下唇中部、颏部、舌尖和口底前部等处的淋巴液，汇集至下颌下淋巴结及颈深上淋巴结。

5. 颈淋巴结 分为颈浅淋巴结、颈深上和颈深下淋巴结。

（1）颈浅淋巴结 沿颈外静脉排列，位于胸锁乳突肌浅面，收纳来自耳郭下份和腮腺的淋巴液，汇集至颈深淋巴结。

（2）颈深上淋巴结 沿颈内静脉排列，位于胸锁乳突肌深面，主要收纳来自头颈部的淋巴液及鼻咽部、甲状腺、扁桃体等的淋巴液，汇集至颈淋巴干和颈深下淋巴结。

（3）颈深下淋巴结 位于锁骨上三角，胸锁乳突肌深面。自颈总动脉分叉以下，沿颈内静脉至静脉角，收纳来自枕部、颈深上淋巴结、颈后及胸部等淋巴液，左侧汇集至胸导管，右侧汇集至颈淋巴干再到淋巴导管。

（三）神经

口腔颌面部的神经主要有三叉神经（图 2 - 10）和面神经（图 2 - 11），三叉神经主要负责感觉功能，面神经主要负责运动功能。

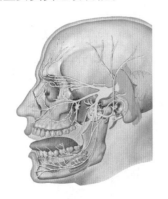

图 2 - 10 三叉神经

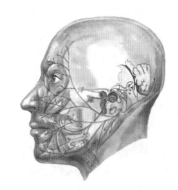

图 2 - 11 面神经

1. 三叉神经（trigeminal nerve） 为第 V 对脑神经，是最大的一对脑神经，属混合性脑神经，主管颌面部的感觉和咀嚼肌的运动，其感觉神经根较大，自颅内的三叉神经半月节分出为眼神经、上颌神经和下颌神经；运动神经根较小，在感觉根的下方横过神经节与下颌神经混合。

（1）眼神经 为感觉神经，起自半月神经节的前内侧，经海绵窦外侧壁，向前经眶上裂入眶，分布于眼球、眼睑、泪腺、前额皮肤及一部分鼻腔黏膜。

（2）上颌神经 为感觉神经，起于半月神经节前缘的中部，向前经海绵窦外侧壁下行，经圆孔达翼腭窝上部，经眶下裂入眶，更名眶下神经，向前经眶下沟、眶下管，出眶下孔达面部。根据上颌神经的行程，将其分为四段。①颅中窝段：发出脑膜中神经，分布于硬脑膜。②翼腭窝段：发出颧神经、蝶腭神经和上牙槽后神经。③眶内段：上颌神经进入眶下裂后改称眶下神经，其分支包括上牙槽中神经和上牙槽前神经。④面段：出眶下孔分出睑下支、上唇支和鼻内、外侧支。临床上可经眶下孔或进入眶下管，进行眶下神经阻滞麻醉；也可在眶下孔施行眶下神经末段撕脱术，以治疗周围支病变引起的上颌神经痛。

（3）下颌神经 为三叉神经发出的最大分支，属混合神经，含有感觉神经纤维和运动神经纤维。下颌神经自卵圆孔出颅后，在颞下窝分为前、后两干。前干较小，除颊神经为感觉神经外，其余为支配咀嚼肌运动的神经；后干较大，为感觉神经，有耳颞神经、下牙槽神经和舌神经。与口腔颌面部麻醉密切相关的分支有下牙槽神经、舌神经和颊神经。

1）下牙槽神经　自下颌神经后干发出，沿蝶下颌韧带与下颌支之间下行，由下颌孔进入下颌管，发出细小分支至同侧下颌全部牙和牙槽骨，并在中线与对侧下牙槽神经相交叉。下牙槽神经在下颌管内，相当于前磨牙区发出分支，出颏孔后称颏神经，分布于第二前磨牙之前的牙龈、下唇、颊黏膜和皮肤，在下唇和颏部正中与对侧颏神经分支相交叉。

2）舌神经　自下颌神经后干发出，在翼内肌与下颌支之间，沿下牙槽神经的前内方下行，在下颌第三磨牙骨板的舌侧，进入口底。进入口底向前，分布于舌前2/3、下颌舌侧牙龈和口底黏膜。

3）颊神经　为下颌神经前干分支中唯一的感觉神经，经翼外肌两头之间，沿下颌支前缘顺颞肌腱纤维向下，平下颌第三磨牙𬌗面穿出颞肌鞘，分布于下颌磨牙颊侧牙龈、颊部后份黏膜和皮肤。

以上神经分支在翼下颌间隙内，颊神经位于前外侧，舌神经居中，下牙槽神经居后，了解这种关系对下颌阻滞麻醉有一定临床意义。

2. 面神经（facial nerve）　为第Ⅶ对脑神经，主要是运动神经，伴有味觉和副交感神经纤维。面神经出茎乳孔后，立即进入腮腺，在腮腺内向前下方行走，先分为2干即颞面干和颈面干，然后再分为5支，即颞支、颧支、颊支、下颌缘支和颈支，支配面部表情肌的活动。

（1）颞支　从腮腺上缘发出，有1~2支，主要分布于额肌。当其受损伤后，额纹消失。

（2）颧支　从腮腺前上缘发出，有1~4支，分布于眼轮匝肌、上唇肌肉和额肌。当其受损伤后，可出现眼睑不能闭合。

（3）颊支　从腮腺前缘、腮腺导管上下发出，有2~6支，主要有上、下颊支，分布于颧肌、颧小肌、提上唇肌、提上唇鼻翼肌、提口角肌、颊肌、笑肌和口轮匝肌等。当其受到损伤后，鼻唇沟变浅或消失、上唇运动力减弱或偏斜、食物积存于颊部、鼓腮无力。

（4）下颌缘支　从腮腺前下方发出，有2~4支，分布于下唇诸肌。在下颌下区进行手术时，切口应选择距离下颌骨下缘下1.5~2cm处，可避免损伤该神经，否则可出现该侧口角下垂、流涎等症状。

（5）颈支　从腮腺下缘发出，分布于颈阔肌。该支损伤对功能影响小。

四、口腔功能

口腔颌面部的组织器官具有咀嚼、吮吸、吞咽、言语、唾液分泌、感觉及呼吸等功能。

（一）咀嚼

口腔为上消化道的起端，其中牙的主要功能为咀嚼食物，咀嚼为复杂的反射活动，在神经系统的支配下，通过咀嚼肌的收缩，使颞下颌关节、颌骨、牙齿及牙周组织产生节律性运动。食物进入口腔后，由于刺激分布于舌和口腔壁的感受器，反射性地引起咀嚼肌收缩，出现一系列的咀嚼运动，对食物进行机械加工。食物的刺激还能反射性地使唾液分泌，唾液不但能润滑食物，便于咀嚼，而且唾液中的酶，特别是淀粉酶，能对食物进行部分消化。

（二）吮吸

唇的主要功能为吮吸，吮吸是一种自出生后即具有的反射活动，新生儿出生时就已具备了进行吮吸所需的神经肌肉活动的功能。吮吸的反射中枢在延髓，同时也受大脑皮层的控制。在新生儿及婴儿期，吮吸是自然摄取食物的主要方法。随着年龄的增长，其他摄取饮食方式逐渐成为主要方法，吮吸具有自然反射特点，即吮吸的下意识性，逐渐减弱乃至消失。

（三）吞咽

吞咽为复杂的反射活动，它将食团从口腔经咽、食管输入胃内。吞咽包括一系列按顺序发生的环节，每一环节由一系列的活动过程组成，前一环节的活动又可引起后一环节的活动。

（四）言语

言语是人与人交往中表达意识活动的基本方式，言语可因外伤或疾病而延缓发育，亦可由口腔部分缺损或畸形而发生障碍。言语机能与大脑皮质活动密切相关，口腔既参与发音，也是语音的共鸣器官，因此，口腔的部分缺损或畸形，必然影响言语功能。

（五）唾液分泌

唾液是口腔三对大唾液腺（腮腺、下颌下腺、舌下腺）和众多的小唾液腺（唇腺、颊腺、腭腺和舌腺）所分泌的混合液的总称。唾液腺的分泌作用直接受大脑皮质控制。

（六）感觉

口腔为人体多种感觉较为集中的部位，除具有一般的痛觉、温度觉、触觉和压觉外，还具有特殊的味觉功能，舌体上有多种感受器，其中味觉感受器用于辨别食物的味道，可感受酸、甜、苦、咸等味觉。正是在上述多种感觉的相互配合和协助下，口腔才得以顺利地完成其复杂的功能。

（七）呼吸

口腔除了具有咀嚼、吞咽、言语、感觉等功能外，还参与呼吸活动。口腔向后通向咽，由咽腔可进入食管，但向后也可进入喉、气管。在一定生理条件下，例如：运动、精神紧张、交谈时，部分气流是通过口腔的。在病理状态下，如鼻气道的弯曲或鼻气道部分阻塞，气流通过鼻时阻力大，需要做更多的功。当鼻气道阻力达到一定水平时，气流通过鼻比通过口时做功显著增多，于是出现张口呼吸，气流直接由口腔出入。

PPT

第二节　牙体解剖生理

一、牙的结构

（一）解剖形态

从外观观察，每颗牙齿均由牙冠、牙根和牙颈三部分组成（图 2 - 12A、B）。

1. 牙冠（dental crown）　是牙体显露于口腔，被牙釉质覆盖的部分，是牙齿发挥咀嚼功能的主要部分。临床上，通常把牙冠分为解剖牙冠和临床牙冠。解剖牙冠是指被牙釉质覆盖的部分。以牙龈缘为界，牙体组织暴露于口腔的部分称为临床牙冠（图 2 - 12C）。

2. 牙根（dental root）　是牙颈以下，埋于牙槽骨内，被牙骨质覆盖的部分，是牙体的支持部分。同牙冠一样，牙根也分为临床牙根和解剖牙根。解剖牙根指被牙骨质覆盖的部分。以牙龈缘为界，临床牙根指口腔内见不到的牙体部分（图 2 - 12C）。正常情况下，年轻人的临床牙根长于解剖牙根；当牙龈萎缩时，临床牙根则短于解剖牙根。

3. 牙颈（dental cervix）　是牙冠与牙根的交界处，也是牙釉质和牙骨质的交界处，呈一弧形曲线，也称颈线或颈缘。

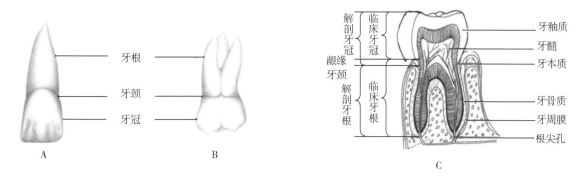

图 2 - 12　牙齿的解剖形态
A. 左上中切牙；B. 左上第一恒磨牙；C. 下颌第一恒磨牙立体剖面

（二）组织结构

牙体的纵剖面从组织学角度观察，由三种硬组织（牙釉质、牙本质、牙骨质）和被包绕在内的软组织（牙髓）组成（图 2 - 12C）。

1. 牙釉质（enamel）　是构成牙冠表层的硬组织，呈半透明白色，是牙体组织中高度钙化的最坚硬的部分，也是人体中最硬的组织，能耐受强大的咀嚼力而不破碎。

2. 牙本质（dentin）　是构成牙齿主体部分的硬组织，位于牙釉质与牙骨质内层的浅黄色硬组织。其硬度比牙釉质低，比牙骨质和骨组织高。牙本质内层有一容纳牙髓的空腔，称为髓腔。

3. 牙骨质（cementum）　是覆盖牙根表面的一层硬组织，色淡黄。近牙颈部牙骨质较薄，近根尖和磨牙根分叉处较厚。牙釉质与牙骨质在牙颈部连接处称釉牙骨质界，此界限是解剖牙冠与解剖牙根的分界线。

4. 牙髓（pulp）　是位于髓腔内的疏松结缔组织，由血管、神经、淋巴管、结缔组织和成牙本质细胞等构成。其主要功能是形成牙本质，有营养、感觉、防御和修复功能。牙髓神经对外界刺激异常敏感，稍受刺激即可引起剧烈疼痛，且无定位能力。牙髓通过根尖孔与根尖部牙周组织相连通。

二、牙的分类

（一）根据牙齿的功能特性和形态分类

食物进入口腔后，经牙齿切割、撕裂、捣碎和磨细等工序完成咀嚼作用。因牙的形态和功能是相辅相成的，故依此分为四类。

1. 切牙（incisors）　位于口腔前部，上、下、左、右共 8 颗。主要作用为切割食物、美观和辅助发音。

2. 尖牙（canines）　位于口角，上、下、左、右共 4 颗，其特点是有一个突出的牙尖，以便穿刺和撕裂食物。

3. 前磨牙（premolars）　位于尖牙和磨牙之间，上、下、左、右共 8 颗，牙冠呈立方形，咬合面有两个或三个牙尖，牙根可分叉，功能是协助撕裂和捣碎食物。

4. 磨牙（molars）　位于前磨牙之后，上、下、左、右共 12 颗。牙冠体积大，呈立方体型，咬合面宽大，有 4～5 个牙尖，2～3 个牙根，主要发挥咀嚼功能，便于磨细食物。

切牙和尖牙位于口角之前、牙弓前部，称为前牙；前磨牙和磨牙位于口角之后、牙弓后部，称为后牙（图 2 - 13B）。

（二）根据牙齿在口腔内存在时间的久暂分类

人的一生中有两副天然牙列，即乳牙列和恒牙列。

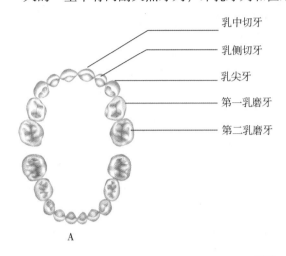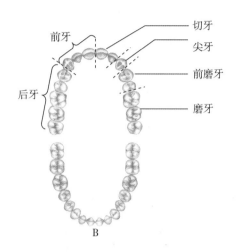

图 2-13 牙列分类

A. 乳牙列；B. 恒牙列

1. 乳牙 婴儿在出生后6个月左右乳牙开始萌出，2岁半左右陆续萌出20颗乳牙。自6~7岁至12~13岁乳牙逐渐脱落，被恒牙替代。按功能特性和形态分类，乳牙从中线至远中分为：乳切牙、乳尖牙和乳磨牙（无乳前磨牙）（图2-13A）。

2. 恒牙 是继乳牙脱落后的第二副牙齿，脱落后也再无牙替代。近代人第三磨牙有退化趋势，恒牙数可在28~32之间（图2-13B）。同样，按功能特性和形态分类，恒牙从中线至远中分为：切牙、尖牙、前磨牙和磨牙。

人类的牙齿不仅是行使咀嚼功能的主要器官，而且在发音、言语、面部美观以及神经传导等方面都具有重要的作用。

与恒牙相比乳牙具有下列特点：①乳牙体积小，牙冠短而宽，呈乳白色；②乳牙颈部缩窄，唇颈嵴、颊颈嵴突出，𬌗面缩窄，冠根分明；③宽冠窄根是乳前牙的特点，但上颌乳中切牙为宽冠宽根，根尖弯向唇侧；④上颌乳尖牙的近中牙尖嵴长于远中牙尖嵴，是乳尖牙和恒尖牙中唯一牙尖偏向远中者；⑤下颌第二乳磨牙的三个颊尖等大。

三、牙的发育与萌出

（一）牙的发育

牙由牙胚发育而来，所有牙齿的发育过程是相似的。牙齿的发育是一个连续不断的过程，没有明显的分界线，我们人为地将其分为三个期，即：生长期、钙化期、萌出期。生长期主要是牙体软硬组织的形成。随着颌骨的不断生长发育，牙胚上出现钙盐沉积、基质变硬，继而牙胚逐渐穿破牙囊、突破牙龈而萌出于口腔（图2-14）。从受孕后第6周乳牙胚开始发生，到第三磨牙牙根发育完成，整个过程大约需要20年，是一个长期而复杂的生物学过程。

（二）牙的萌出

无论是恒牙还是乳牙，其萌出都存在一定的规律：①在一定时间内，按一定顺序，左右对称地先后萌出；②一般情况下，下颌牙的萌出略早于上颌同名牙；③女性略早于男性；④全身健康、营养状态等影响萌出。

1. 乳牙的萌出 新生儿的上下颌骨内已有 20 个乳牙胚。出生后 6 个月左右时，下颌乳中切牙开始萌出。1 个月后，上颌乳中切牙萌出。紧接着是下颌乳侧切牙、上颌乳侧切牙。在 13～19 个月时，下颌第一乳磨牙、上颌第一乳磨牙先后萌出。而乳尖牙在 16～22 个月时才萌出。2 岁多时，第二乳磨牙最后萌出（图 2–15）。

大多情况下，乳牙萌出顺序为：下颌乳中切牙→上颌乳中切牙→上颌乳侧切牙→下颌乳侧切牙→下颌第一乳磨牙→上颌第一乳磨牙→下颌乳尖牙→上颌乳尖牙→下颌第二乳磨牙→上颌第二乳磨牙。

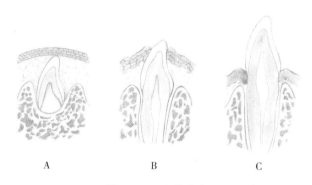

图 2–14 牙的萌出

A. 牙胚；B. 出龈；C. 萌出基本完成

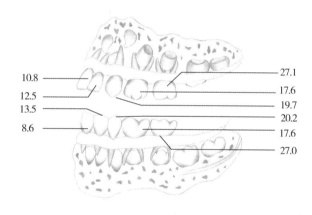

图 2–15 乳牙萌出平均月龄

2. 恒牙的萌出 在口腔中最早萌出的恒牙是第一恒磨牙，6 岁左右第一恒磨牙在第二乳磨牙的远中萌出，故人们常称其为"六龄齿"，它不替换任何乳牙。

接着萌出的是中切牙，通常下中切牙萌出早于上中切牙。7～9 岁时，侧切牙萌出。10 岁左右，下颌尖牙和第一前磨牙萌出。第二前磨牙在 10～12 岁时萌出。上颌尖牙萌出较晚，通常在 11～12 岁。11～13 岁，第二恒磨牙相继萌出，有人称其为"十二龄齿"。第三磨牙要到 17 岁或更晚才萌出，俗称"智齿"。由于第三磨牙萌出空间常不足，造成阻生，又称"阻生齿"，此种情况常拔除该牙。

四、常用的应用名词及表面解剖标志

1. 中线 是将颅面部分为左右两等份的一条假想线，正常情况下，该线经过眉间点、鼻尖、两上颌中切牙之间和两下颌中切牙之间，将牙列分成左右两部分。

2. 牙体长轴 沿冠根方向，通过牙体中心的一条假想轴线称为牙体长轴（图 2–16）。

3. 牙冠各面的名称 每个牙冠都有五个面，即：与牙体长轴一致的四个轴面和一个与牙体长轴基本垂直的𬌗面或切嵴。四个轴面分别为：靠近中线侧的面称为近中面，远离中线侧的面称为远中面，接近口唇或颊黏膜的面称为唇面或颊面，接近舌体的面称为舌面或腭侧面。同一牙弓内，两颗相邻牙相互接触的面称为邻面（图 2 – 17）。

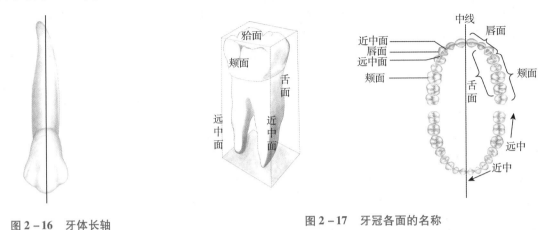

图 2 – 16   牙体长轴　　　　　　　　　　　图 2 – 17   牙冠各面的名称

4. 牙冠的表面解剖标志

（1）牙冠的突起部分　包括牙冠上突出成尖的牙尖；初萌切牙切缘上的切端结节；前牙舌面近颈缘部的舌面隆突及牙冠上长形的釉质隆起——嵴，根据嵴的位置、形状和方向，可分为切嵴、轴嵴、边缘嵴等（图 2 – 18）。

（2）牙冠的凹陷部分　包括牙面上细长的线形凹陷所形成的沟；沟的汇合处或沟的末端处的凹陷形成的点隙以及牙冠面上不规则的凹陷形成的窝等（图 2 – 18）。

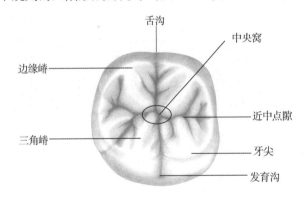

图 2 – 18   牙冠的解剖标志

五、临床牙位记录法

在临床工作中，为了便于准确描述牙齿的部位和名称，解决文字叙述牙齿全称的繁琐，常以特定的符号来表示牙齿的名称。目前常用的临床牙位记录法有四种，在此介绍两种最为常用的记录法。

（一）部位记录法

部位记录法是目前国内医生最常用的手写记录法。用"十"符号将上下牙弓分为四个区，"｜"表示将牙列分为左右，"一"表示将牙列分为上下，二者交叉将牙列分为四个区："⌐"代表患者的右上区，称为 A 区；"¬"代表患者的左上区，称为 B 区；"⌐"代表患者的右下区，称为 C 区；"¬"代表患者的左下区，称为 D 区。

用此方法时，医生是面对患者，需要注意"镜像"的反像效果（图 2 – 19）。

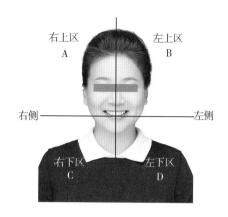

图 2 - 19 医生面对患者牙位部位记录

1. 恒牙的临床牙位记录 用阿拉伯数字 1~8 分别代表恒牙的中切牙至第三磨牙（图 2-20），书写如下。

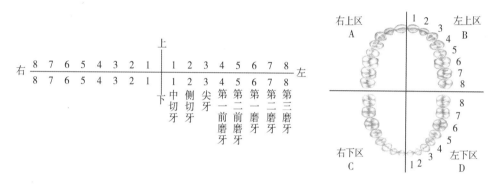

图 2 - 20 部位记录法（恒牙）

2. 乳牙的临床牙位记录 用罗马数字 Ⅰ~Ⅴ 分别代表乳牙的中切牙至第二乳磨牙（图 2-21），书写如下。

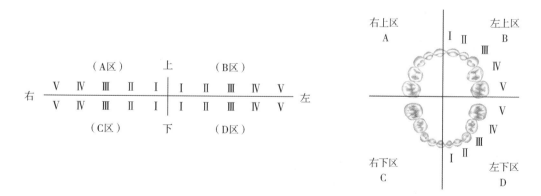

图 2 - 21 部位记录法（乳牙）

（二）国际牙科联合会系统记录法

国际牙科联合会系统（Federation Dentaire International System，FDI 系统）记录牙位是用两位阿拉伯数字表示的。第一位数字表示牙齿所在的象限，患者的右上、左上、左下、右下在恒牙为 1、2、3、4，在乳牙为 5、6、7、8；第二位数字表示牙齿的位置，从中线到远中，恒牙用 1~8 表示，乳牙用 1~5 表示（图 2-22）。每颗牙均拥有一个特定的两位数。如 11 表示右上颌中切牙；61 表示左上颌乳中切牙。

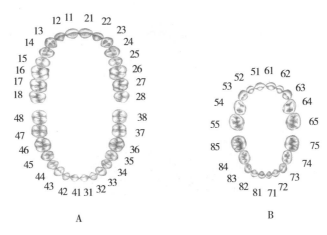

图 2 - 22　国际牙科联合会系统记录法

A. 恒牙列；B. 乳牙列

在医生用语言描述这两位数的时候，直接念两位数字即可，如 11 念 "yi yi"（拼音），而不要念为 "shi yi"（拼音）。

在 FDI 系统中，无论是恒牙还是乳牙，每一颗牙均由一个两位阿拉伯数字表示，无重复，不易混淆。在电子病历书写广泛推广的今天，部位记录法中的 "十" 符号通常与计算机的文字处理系统是不兼容的，而使用这种记录方法则非常方便，因此近些年这种记录法得到了广泛应用。

PPT

第三节　𬌗生理

𬌗学（occlusion）是以咬合功能为中心，以临床治疗为目标，研究咬合功能对相应咬合形态的需求，以及咬合形态对机体多种相关功能活动影响的规律的学科。𬌗是咬合的基础，咬合是𬌗的应用。咬合不是孤立的，构成咬合的牙齿生长在牙槽骨中，组成牙列。随着下颌位置的改变，上下牙列的接触关系也随之改变，构成不同的𬌗关系。

一、牙列

上下颌牙齿在牙槽骨上按照一定的顺序、方向及位置彼此邻接排列呈弓形的整体，称为牙列（dentition）。

（一）牙列的分类

1. 按照牙的类别分类　牙列可以分为恒牙列、乳牙列和混合牙列。

（1）恒牙列（permanent dentition）　全部由恒牙组成的牙列。完整的上、下颌恒牙列各含 16 颗牙（图 2 - 23）。

（2）乳牙列（deciduous dentition）　全部由乳牙组成的牙列。完整的上、下颌乳牙列各含 10 颗乳牙（图 2 - 24）。

（3）混合牙列（mixed dentition）　由若干乳牙和若干恒牙组成，在不同发育阶段牙数略有差异（图 2 - 25）。

2. 按照牙列形态特征分型分类　根据两侧尖牙区间牙列的特点，牙弓有三种基本形态，即椭圆形、尖圆形和方圆形。一般认为，理想的牙列形态与面型及牙齿形态协调一致。

3. 按照牙列中牙的排列情况分类　可大致分为正常牙列和异常牙列。

（1）正常牙列　牙齿数目正常，排列整齐无间隙。

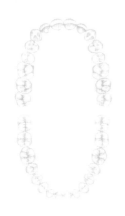

图 2 - 23　恒牙列

图 2 - 24　乳牙列

（2）异常牙列　常包含以下几种情况：①牙齿数目异常，牙数过多（多生牙）或过少（牙齿缺失）；②牙排列异常，牙列拥挤、牙列稀疏、弓外牙、高位牙、低位牙、易位牙和扭转牙等；③牙弓间关系异常，如上下颌牙弓比例失调、反𬌗牙列等。

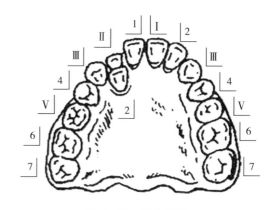

图 2 - 25　混合牙列

（二）牙列的大小

1. 牙列长度　通常将左、右侧中切牙唇侧最突点连线与牙列左右侧最后一颗牙远中最突点连线之间的垂直距离称为牙列长度（即深度）。

2. 牙列宽度　将通过左右侧同名牙同名解剖标志之间的距离称为牙列宽度。例如，以尖牙牙尖顶间距代表牙弓前段宽度、第一前磨牙中央窝间距代表牙弓中段宽度、第一磨牙中央窝间距代表牙弓后段宽度等。

二、牙列𬌗面的形态特征

（一）纵𬌗曲线

1. 下颌牙列的纵𬌗曲线　又名 Spee 曲线，它是连接下颌切牙的切嵴、尖牙的牙尖以及前磨牙、磨牙的颊尖所形成的一条凹向上的曲线。自尖牙起向后则逐渐降低，于第一磨牙远颊尖处为低点（图 2 - 26）。

2. 上颌牙列的纵𬌗曲线　它的曲度与 Spee 曲线略有不同，连接上颌切牙的切缘、尖牙的牙尖、前磨牙及磨牙的颊尖，呈一条凸向下的曲线，称纵𬌗曲线。此曲线的前段较平，后段从第一磨牙的近中颊尖，后段从第一磨牙近中颊尖起逐渐向上弯曲，称补偿曲线（compensating curve）（图 2 - 27）。

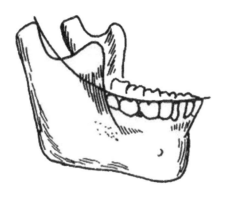

图 2 - 26　纵𬌗曲线

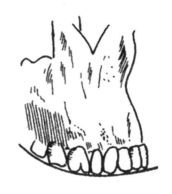

图 2 - 27　补偿曲线

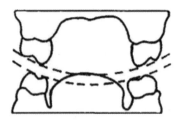

图 2-28　横殆曲线

（二）横殆曲线

横殆曲线又称 Wilson 曲线。上颌两侧磨牙在牙槽中的位置均略向颊侧，使舌尖的位置低于颊尖，因此，连接两侧同名磨牙的颊尖、舌尖形成一条凸向下的曲线，称横殆曲线。同样，在下颌可以形成凹向上的横殆曲线（图 2-28）。

三、牙尖交错殆

牙尖交错殆（intercuspal occlusion，ICO）是指上、下颌牙的牙尖交错最广泛、最稳定、最紧密接触时的一种咬合关系（图 2-29）。正常牙尖交错殆时，整个牙列及牙周组织受力均匀，便于承受和分散殆力，最大限度发挥咀嚼食物的潜能，是一种非常重要的殆关系。由于人群中牙尖交错的形态差异非常大，在描述牙尖交错殆的基本特征时，以"理想或正常"为标准，从近远中向、唇（颊）舌向和垂直向 3 个方向的接触关系来分别描述。

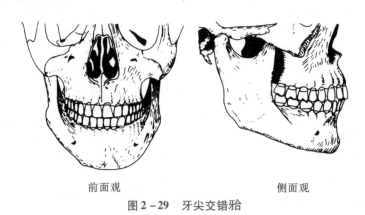

前面观　　　　　　　　　　　　侧面观

图 2-29　牙尖交错殆

（一）近远中向关系

正常牙尖交错殆时，上下颌牙列的中线对正，并与面部中线上唇系带、人中相一致。除下颌中切牙和上颌第三磨牙外，每个牙均与对颌的两个牙形成尖窝相对的咬合。上颌尖牙的牙尖顶对应下颌尖牙的远中唇斜面，下颌尖牙的牙尖顶对应上颌尖牙的近中舌斜面。上颌第一磨牙的近中颊尖对着下颌第一磨牙的颊沟，下颌第一磨牙的近中颊尖对着上颌第一磨牙与第二前磨牙之间的楔状隙，上、下颌第一磨牙的这种接触关系也称为中性关系，为理想的磨牙关系。

（二）唇（颊）舌向关系

牙尖交错殆由于上颌牙列较下颌牙列略宽大，上颌牙列盖在下颌牙列的唇（颊）侧，下颌牙列咬在上颌牙列的舌侧，通常用覆殆和覆盖来描述这种咬合接触关系（图 2-30，图 2-31）。

1. 覆殆（overbite）　指牙尖交错殆时，上颌牙盖过下颌牙唇（颊）面的垂直距离。前牙的覆殆是指上颌切牙切缘与下颌切牙切缘之间的垂直距离，正常为上颌切牙盖过下颌切牙唇面切 1/3 以内，超过者为深覆殆。后牙的覆殆是指上颌后牙颊尖顶与下颌后牙颊尖顶之间的垂直距离。临床上所说的覆殆，未加注明时通常是指前牙的覆殆。

2. 覆盖（overjet）　指牙尖交错殆时，上颌牙盖过下颌牙唇（颊）面的水平距离。前牙的覆盖是指上颌切牙切缘与下颌切牙切缘之间前后向的水平距离，正常为 3mm 以内，超过者称为深覆盖。后牙的覆盖是指上颌后牙颊尖的颊侧盖过下颌后牙的颊侧，两颊尖顶之间的水平距离。临床上所说的覆盖，未加注明时指的是前牙的覆盖。

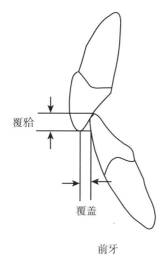

图2-30 前牙覆𬌗覆盖关系

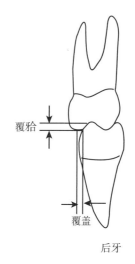

图2-31 后牙覆𬌗覆盖关系

3. 异常覆𬌗、覆盖关系

（1）前牙的异常覆𬌗、覆盖关系（图2-32） 包括对刃𬌗、深覆𬌗、深覆盖、前牙反𬌗、开𬌗。

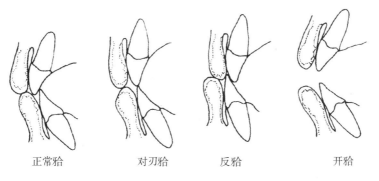

| 正常𬌗 | 对刃𬌗 | 反𬌗 | 开𬌗 |

图2-32 前牙的异常覆𬌗覆盖关系

（2）后牙的异常覆𬌗、覆盖关系（图2-33） 包括后牙反𬌗、锁𬌗、反锁𬌗。

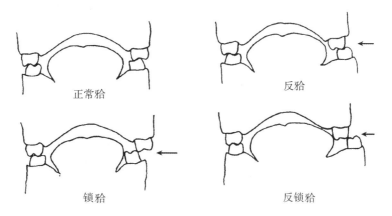

图2-33 后牙的异常覆𬌗覆盖关系

（三）垂直向关系

下颌切牙切缘、唇侧与上颌切牙的舌面、切嵴相接触；下颌尖牙远中牙尖嵴唇面和上颌尖牙近中牙尖嵴舌面相接触，下颌尖牙近中牙尖嵴唇面和上颌侧切牙舌面远中相接触，上颌尖牙远中牙尖嵴舌面与下颌第一前磨牙牙尖的近中斜面相接触；上颌前磨牙的舌尖与下颌同名前磨牙的远中边缘嵴区域相接触；下颌前磨牙的颊尖与上颌同名前磨牙的近中边缘嵴区域相接触；上颌磨牙的舌尖与下颌同名磨牙的窝及相应的边缘嵴区域相接触；下颌磨牙的颊尖与上颌同名磨牙的窝及相应的边缘嵴区域相接触。

（四）理想的牙尖交错𬌗

根据以上对正常牙尖交错𬌗基本形态特征的描述，临床上常用以下标志判定牙尖交错𬌗是否正常。

1. 上、下颌牙列中线对齐，正对上唇系带。

2. 一牙对两牙，除上颌最后一颗磨牙和下颌中切牙外，每个牙都与对颌的两牙相对应接触。

3. 尖牙关系正常时，上尖牙的牙尖顶对应下颌尖牙的远中唇斜面，下颌尖牙的牙尖顶对应上颌尖牙的近中舌斜面。

4. 第一磨牙关系为中性关系，即上颌第一磨牙的近中颊尖对着下颌第一磨牙的颊沟，下颌第一磨牙的近中颊尖对着上颌第一磨牙与第二前磨牙之间的楔状隙。

5. 前、后牙的覆𬌗、覆盖关系正常。

四、颌位

颌位（mandible position）指上下颌骨的位置关系，无论有无牙的接触，颌位关系始终存在。下颌骨的三种基本位置包括牙尖交错位、后退接触位和下颌姿势位。

（一）牙尖交错位

牙尖交错位（intercuspal position，ICP）指牙尖窝交错最大面积接触时下颌的位置，即牙尖交错𬌗时下颌骨相对于上颌骨或颅骨的位置。因此位是由牙来维持，随牙尖交错𬌗而变化的，故又称牙位。

牙尖交错位是相对恒定的下颌骨位置。牙尖交错𬌗的改变会导致牙尖交错位的改变，但在一定范围内却是相对稳定的。由于牙尖交错位是以上下颌牙齿来定位，因此该位置受上下颌牙齿影响，对无牙𬌗或牙齿数目缺失过多、上下颌牙齿无咬合关系的患者并不适用。

牙尖交错位是下颌的主要功能位，咀嚼、言语、吞咽等功能活动均与其关系密切。此颌位正常时，双侧咀嚼肌功能正常，𬌗力均匀，分布广泛，同时 TMJ 受力均匀适度，运动协调，防止运动创伤。此外，由于此颌位易重复，临床上常作为检查、诊断和治疗的基准位。

（二）后退接触位

从牙尖交错位位置，下颌还可以向后下移动约 1mm，此时，后牙牙尖斜面部分接触，前牙不接触，髁突位于下颌窝的最后位，从该位置下颌可以做侧向运动，下颌的这个位置称后退接触位（retruded contact position，RCP）。下颌后退接触位是下颌的生理性最后位，该位是由韧带悬吊的一种颌位关系，故又称韧带位。因下颌具有在后退接触位时才可做沿水平轴转动的铰链运动，故又称为铰链位。

后退接触位是吞咽活动常到达的主要颌位，为下颌在牙尖交错位时承受的咬合力提供必要的缓冲空间。由于此位置重复性好，当全口牙或大多数牙丧失后，牙尖交错𬌗也丧失，但此位置仍存在，临床修复中以此来取得牙尖交错位的参考位。此外，此颌位也是颞下颌关节紊乱综合征检查、诊断、治疗的参考。

（三）下颌姿势位

当人直立或端坐，两眼平视前方，不咀嚼、不吞咽、不说话时，下颌处于休息状态，上下牙不接触时，下颌所处的位置称为下颌姿势位（mandibular postural position，MPP）。

下颌姿势位时，头部直立，上下牙列自然分开，上下牙均无接触，上下颌牙之间从后向前有一个楔状间隙，前端大而后端小，称为殆间隙或息止殆间隙。此位置时双侧髁突位于关节窝的中央略向前下的位置，颞肌的电位活动最明显。

有紧咬牙习惯或磨牙症的患者，在非咀嚼情况下也保持上、下颌牙的密切接触或产生接触运动，长期以往会造成口颌器官的损伤和功能紊乱，因此，保持下颌姿势位相对稳定或维持正常的殆间隙是十分必要的。另外，在下颌姿势位时，牙周、TMJ 此时均不受力，肌肉放松，这也是口颌系统健康所必须的，其稳定性受许多因素的影响，体位、下颌骨重量、肌紧张以及异常的咬合关系都会影响下颌姿势位的稳定性。

（四）三个基本颌位的关系

1. 牙尖交错位与后退接触位 92%的人下颌骨能从牙尖交错位再后退至后退接触位，称"二位"，不能后退者称"一位"。只有"一位"的人，其髁状突运动非铰链运动，下颌从牙尖交错位张开，髁状突就滑动。儿童中以"一位"占多数，成年人以"二位"占多数。

牙尖交错位是上下颌牙接触最广泛的颌位，如下颌从此位还能有后退的余地，则对牙尖交错殆的殆力是一种自然的缓冲，如不能后退，是一种冲击。因此，从口颌系统的生物力学原则来讲，"二位"更有利于口颌系统的健康。

2. 牙尖交错位与下颌姿势位 常有两种关系，牙位与肌位一致及牙位与肌位不一致。

（1）牙位与肌位一致 当下颌从姿势位自然上升（无偏斜）1～4mm，闭合至上颌牙接触，此时的接触如果正好是正中关系殆，即表明牙位与肌位一致，殆是稳定的。

（2）牙位与肌位不一致 如果下颌从肌位自然上升闭合过程中，仅有个别牙接触，要通过下颌前后左右移动，才能进入牙尖交错殆，表明牙位与肌位不协调，殆便是不稳定的，存在着牙尖交错位异常或肌功能异常，此类个别牙的接触称为早接触。

3. 三个基本颌位的相互关系 下颌在双侧升颌肌作用下，从下颌姿势位自然闭口到上下颌牙接触时，通过牙周膜本体感受器的反馈调节，下颌牙沿上颌牙牙尖斜面的引导自然、稳定地进入牙尖交错位，该位置也就是咀嚼肌肌力闭合道的终点（图 2 - 34）。

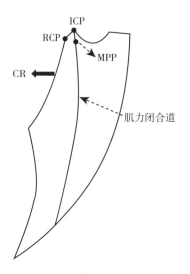

图 2 - 34 三个基本颌位的相互关系

答案解析

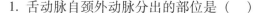

目标检测

1. 舌动脉自颈外动脉分出的部位是（ ）

    A. 颈总动脉分叉处   B. 甲状软骨下缘   C. 甲状软骨上缘

    D. 舌骨体   E. 舌骨大角水平

2. 舌下腺和下颌下腺导管位于（ ）

    A. 下颌下区   B. 舌下区   C. 颏下区

    D. 面侧深区   E. 腮腺咬肌区

3. 腮腺导管口位于（ ）

    A. 相对上颌第二磨牙牙冠的颊黏膜上

    B. 相对上颌第一磨牙牙冠的颊黏膜上

C. 相对上颌第三磨牙牙冠的颊黏膜上

D. 相对上颌第一前磨牙牙冠的颊黏膜上

E. 相对上颌第二前磨牙牙冠的颊黏膜上

4. 下唇的主要感觉神经来自（　　）

    A. 舌下神经　　　　　　B. 上颌神经　　　　　　C. 下颌神经

    D. 面神经　　　　　　　E. 舌神经

5. 牙冠的纵剖面从组织学角度观察，由内向外正确的为（　　）

    A. 牙本质—牙釉质—牙髓　　　　　　　　B. 牙骨质—牙髓—牙釉质

    C. 牙本质—牙髓—牙釉质　　　　　　　　D. 牙髓—牙本质—牙骨质

    E. 牙髓—牙本质—牙釉质

6. 国际牙科联合会系统记录法记录牙位"21"表示的是（　　）

    A. 左上恒中切牙　　　B. 右上恒侧切牙　　　C. 左上乳中切牙

    D. 右上乳中切牙　　　E. 左上恒第三磨牙

7. 根据成人牙齿的功能特性和形态分类，从前向后依次为（　　）

    A. 恒切牙—恒前磨牙—恒尖牙—恒磨牙

    B. 恒切牙—恒尖牙—恒磨牙

    C. 恒切牙—恒尖牙—恒前磨牙－恒磨牙

    D. 乳切牙—乳前磨牙—乳磨牙

    E. 乳切牙—乳尖牙—乳前磨牙—乳磨牙

8. Wilson 曲线又可称为（　　）

    A. 上颌牙列的纵𬌗曲线　　B. 下颌牙列的纵𬌗曲线　　C. Spee 曲线

    D. 横𬌗曲线　　　　　　　E. 补偿曲线

9. 牙尖交错𬌗是指（　　）

    A. 上下牙列间最广泛、最均匀的𬌗接触

    B. 下颌适居正中时形成的𬌗接触

    C. 咀嚼肌充分松弛时的𬌗接触

    D. 咀嚼肌处于协调收缩状态下发生的𬌗接触

    E. 无任何干扰性接触的𬌗关系

10. 没有咬合接触的颌位是（　　）

    A. 牙尖交错位　　　　　B. 下颌姿势位　　　　　C. 正中关系位

    D. 前伸位　　　　　　　E. 后退接触位

（赵作勤　陈岱韵　刘　超）

书网融合……

本章小结

题库

第三章　口腔颌面部感染

📖 学习目标

1. 掌握　口腔颌面部感染特点、感染途径；颌面部间隙感染的诊断及治疗原则；下颌智齿冠周炎的诊断及治疗方法；化脓性颌骨骨髓炎的定义、临床表现、诊断和治疗原则。

2. 熟悉　颌面部各间隙感染的病因和临床表现；疖、痈的临床表现；放射性颌骨骨髓炎的病因、临床表现和治疗原则。

3. 了解　各间隙感染的特点和防治原则；新生儿颌骨骨髓炎和双膦酸盐颌骨坏死的病因和治疗原则。

4. 学会常见口腔颌面感染的诊断方法，具备口腔颌面部感染全身防治的意识和能力。

口腔颌面部感染（infection of oral and maxillofacial region）是因致病微生物入侵引起的口腔颌面部软、硬组织局部乃至全身的复杂的炎症性疾病。虽然全身各部位的感染均有红、肿、热、痛和功能障碍等共性，但因口腔颌面部的解剖生理特点，使感染的发生、发展和预后有其特殊性。

第一节　口腔颌面部软组织感染

一、概述

口腔颌面部软组织感染主要是由细菌或病毒引起的感染性疾病，其中细菌引发的化脓性感染比较常见。口腔颌面部软组织感染可能是由牙源性感染、腺源性感染以及损伤性感染引起的，也可能是由血源性感染以及医源性感染引发的，感染一旦发生，会导致患者出现局部以及全身症状，比如充血、脓肿、发热、疼痛等。

⊕ 知识链接

口腔颌面部感染的特点

1. 口腔、鼻腔、鼻旁窦和扁桃体与外界相通，常驻有各种细菌，由于这些部位的温度和湿度有利于细菌的滋生繁殖，当抵抗力下降时，容易发生感染。

2. 牙源性感染是口腔颌面部特有的感染。牙齿生长在颌骨内，龋病、牙髓病和牙周病的发病率较高，若病变继续发展，可通过根尖孔和牙周组织使感染向颌骨和颌周蜂窝组织扩散。

3. 口腔颌面部有很多潜在的筋膜间隙，其中充满疏松结缔组织且相互通连，这些组织抗感染能力较弱，感染可经此途径迅速扩散和蔓延。

4. 口腔颌面部的血液和淋巴循环丰富，感染可循血液引起败血症或脓毒血症。颜面部的静脉发育不完善，瓣膜稀少或缺如，特别是内眦静脉和翼静脉丛直接与颅内海绵窦相通，当这些静脉受到挤压时，可以使血液逆流进入颅内。从鼻根到两侧口角连线形成的三角区内，一旦发生感染可循此途径引起海绵窦血栓性静脉炎、脑膜炎和脑脓肿等严重并发症，故称为面部的"危险三角区"。

感染还可经淋巴管扩散，导致该引流区内的淋巴结发炎，尤其是婴幼儿淋巴网状内皮系统发育不完善，较易发生腺源性感染。

5. 颌面部的汗腺、毛囊和皮脂腺也是细菌的常驻部位；又暴露在外，容易受到各种原因的损伤，细菌可经破损的皮肤、黏膜或骨折处，引起局部感染。

【感染途经】口腔颌面部感染以牙源性感染最多见，经由淋巴途径的腺源性感染多见于婴幼儿，损伤性、血源性及由于手术、穿刺、各种操作消毒不彻底的医源性炎症则较少见。

1. 牙源性 病原菌通过病变牙或牙周组织进入体内发生感染者，称牙源性感染。由于龋病、牙周病、智齿冠周炎均为临床常见病，故牙源性途径是口腔颌面部感染的主要来源。

2. 腺源性 面颈部淋巴结既可继发于口腔、上呼吸道感染引起炎症改变；淋巴结感染又可穿过淋巴结被膜向周围扩散，引起筋膜间隙的蜂窝织炎。

3. 损伤性 继发于损伤后发生的感染。

4. 血源性 机体其他部位的化脓性病灶通过血液循环引起的口腔颌面部化脓性病变。

5. 医源性 医务人员行局部麻醉、手术、穿刺等操作未严格遵守无菌技术造成的继发性感染称为医源性感染。

【病原菌】口腔颌面部感染多属于化脓性感染，常见的致病菌以金黄色葡萄球菌和溶血性链球菌为主，其次为大肠埃希菌及铜绿假单胞菌等，偶见厌氧菌所致的腐败坏死性感染，还可见到结核分枝杆菌、放线菌及梅毒螺旋体等引起的特异性感染。一种感染可以是单一的病菌，但常有多种细菌共同参与。与颌面部腔窦相通的感染都是由需氧菌和厌氧菌引起的混合感染。

【临床表现】

1. 局部症状 化脓性炎症的急性期，局部表现为红、肿、热、痛和功能障碍、引流区淋巴结肿痛等典型症状，但其程度因发生的部位、深浅、范围大小和病程早晚而有差异。

2. 全身症状 因细菌的毒力及机体的抵抗力不同而有差异，其表现也有轻重之分。局部反应轻微的炎症可无全身症状；反之，局部炎症反应较重的，全身症状也较明显。全身症状包括畏寒、发热、头痛、全身不适、乏力、食欲减退、尿量减少、舌质红、苔黄及脉速等。实验室检查：白细胞总数升高，中性粒细胞比例上升，核左移。病情较重而时间长者，由于代谢紊乱，可导致水与电解质平衡失调、酸中毒，甚至伴肝、肾功能障碍等。

【诊断】感染的诊断并不困难，一般根据病史、症状、炎症的典型体征及特殊检查方法，如穿刺、超声波和影像学检查，即可诊断。需明确感染性质时，可做分泌物涂片、细菌培养和药物敏感试验。

【治疗】口腔颌面部感染的治疗同全身其他部位感染的治疗原则与方法相同，包括全身支持治疗、中药及抗生素治疗、局部治疗、手术治疗等综合措施。手术治疗包括脓肿切开引流术和病灶清除术，病灶可以是病灶牙，也可是骨髓炎后形成的死骨。

1. 脓肿切开引流术 炎性病灶已化脓并形成脓肿，或脓肿已破溃而引流不畅时，都应进行切开引流或扩大引流术。局部炎症明显，病情发展迅速，如腐败坏死性蜂窝织炎，或全身有明显中毒症状者，或小儿颌周蜂窝织炎累及多个间隙，出现呼吸或吞咽困难者，可以早期切开减压，排出脓液和腐败坏死物，减轻中毒，并缓解呼吸困难，防止感染继续扩散，而出现严重并发症。

（1）切开引流的目的 ①使脓液和腐败坏死物迅速排出体外，以达到消炎解毒的目的；②解除局部疼痛、肿胀及张力，以防发生窒息（如舌根部、口底间隙脓肿）；③颌周间隙脓肿引流，以免并发边缘性骨髓炎；④预防感染向颅内和胸腔扩散或侵入血循环，并发海绵窦血栓性静脉炎、脑脓肿、纵隔炎、菌血症等严重并发症。

（2）切开引流的指征　①炎性肿胀局限，皮肤表面紧张、发红、光亮，触诊时有明显压痛点、波动感（图3-1）；深部脓肿经穿刺有脓液抽出者；②局部炎症明显，经抗生素控制感染无效，出现明显的全身中毒症状者，应早期切开引流；③颌周蜂窝织炎（包括腐败坏死性），如炎症已累及多间隙，出现呼吸困难及吞咽困难者，可以早期切开减压，能迅速缓解呼吸困难及防止炎症继续扩散；④结核性淋巴结炎因其切开引流后其瘘口可长期不愈，一般采用局部穿刺抽脓的闭式引流方式，若脓肿已累及皮下，已近自行破溃者，可切开引流，需加强全身和局部抗结核治疗。

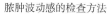
脓肿波动感的检查方法

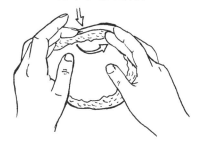

图3-1　脓肿波动感的检查方法

（3）切开引流的原则

1）为达到体位自然引流的目的，切口位置应在脓腔的最低位。

2）切口应尽量选择在愈合后瘢痕隐蔽的位置，颜面脓肿切口方向应与皮纹一致，勿损伤重要解剖结构，如面神经、血管和唾液腺导管等。切口长度取决于脓肿部位的深浅与脓腔的大小，以能保证引流通畅为准则。首选经口内引流。

3）除表浅或已近破溃的脓肿可直接切开脓腔，原则上采取二次分离脓腔的方式。即一般切开至黏膜下或皮下即可，按脓肿位置用血管钳钝分离直达脓腔并扩大创口，操作过程中应避免在不同组织层次中形成多处腔隙或通道，以减少感染扩散，保证引流通畅。

4）面部疖痈切开引流时需慎重，只有在疖的中央皮肤出现黄色脓点，痈有多发性脓肿而皮肤难以穿破时，才行保守性切开，手术操作应准确轻柔，严禁挤压，以防感染向颅内扩散。

5）腐败坏死性口底蜂窝织炎因广泛的组织凝固性坏死，可根据浸润范围做广泛或多个切口，并用1%～3%过氧化氢溶液冲洗脓腔，开放创口，建立多个引流口。

（4）引流的建立　切开脓肿后，应放置碘仿纱条或橡皮片引流。位置深在的脓肿，可放置橡皮管或乳胶管引流。

2.病灶清除术　口腔颌面部感染多由牙源性感染引起。在急性炎症好转或脓肿切开后，应尽早去除病灶牙。此外，颌周间隙感染继发的边缘性颌骨骨髓炎以及中央性颌骨骨髓炎形成的死骨，亦需进行死骨摘除术。

二、智齿冠周炎

智齿冠周炎（pericoronitis）是指智齿（第三磨牙）萌出不全或完全阻生时，牙冠周围软组织发生的化脓性炎症。临床上以下颌阻生第三磨牙冠周炎多见。

⇒ 案例引导

案例　患者，男，20岁，6天前感冒后出现左下后牙区胀痛，进食、吞咽时加重。昨日起出现局部自发性跳痛，张口受限，低热，头痛。检查可见：左下颌角区颊部稍肿胀，无压痛，张口度两指，左下第三磨牙近中阻生，牙龈红肿充血，挤压可见远中盲袋内少量脓液溢出，颊侧前庭沟丰满、充血，压痛明显、叩诊（-），无松动，咽侧壁稍充血，无压痛。

讨论　1.该患者的正确诊断是什么？

2.请说出你的诊断依据有哪些？

【病因】人类种系发生和演化过程中，随着食物种类的变化，造成咀嚼器官退化，下颌骨体逐渐变短，导致颌骨长度和牙列所需的长度不协调，致使最后萌出的下颌第三磨牙空间不足，牙冠部分萌出或牙齿位置偏斜，或完全埋伏于颌骨内，即第三磨牙阻生。阻生智齿在萌出过程中，牙冠可部分或全部为龈瓣覆盖，龈瓣与牙冠之间形成与口腔相通的盲袋，食物及细菌极易嵌塞于盲袋内（图3-2），加之冠部牙龈常因咀嚼食物而损伤，形成溃疡。当全身抵抗力下降，局部细菌毒力增强时，冠周炎即急性发生。

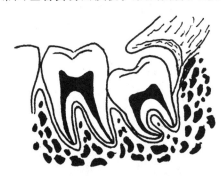

图3-2 阻生牙盲袋

【临床表现】大多呈急性过程，在炎症的早期多无明显全身症状，仅感患部牙龈肿痛不适，影响咀嚼，继而出现吞咽痛或自发性跳痛，有时沿耳颞神经分布区产生放射性痛，当炎症侵袭咀嚼肌时可出现不同程度的张口受限，口腔清洁差而有口臭。随着局部症状的加剧，常出现畏寒、发热、食欲减退等全身症状。

1. 急性冠周炎 多见阻生牙冠上覆盖的龈瓣局部红肿、压痛。挤压龈瓣可见食物残渣或脓液溢出。炎症严重并扩散时，常伴有颊部肿胀、开口困难、张口受限、咽下疼痛等症状，亦可伴发明显的全身症状，如全身不适、畏寒、发热、头痛、食欲减退、便秘、白细胞及体温升高，颌下及颈上淋巴结肿大等。

2. 慢性冠周炎 在临床上多无明显症状，仅有局部轻度不适，患者多不就诊。盲袋内可有食物残渣积存，但引流通畅，常无急性发作，慢性者常反复发作，症状可加重，应尽早拔除阻生牙。一旦急性发作，症状与急性冠周炎相同。

冠周炎的炎性渗出常沿颌骨外斜线向前下引流，在下颌第二或第一磨牙颊侧形成脓肿，易被误认为是该牙的根尖脓肿，应注意鉴别。感染向周围蔓延波及颌周间隙，向颊间隙蔓延，在颊部形成脓肿或破溃成为经久不愈的颊瘘；感染沿下颌支外侧向后扩散，可引起咬肌间隙感染或下颌骨边缘性骨髓炎；沿下颌支内侧向后扩散引起翼下颌间隙、咽旁间隙感染，向下则引起舌下间隙、下颌下间隙或口底多间隙感染。

【诊断】根据病史、临床症状、X线检查所见，一般不难做出正确诊断。口内检查常可见为第三磨牙牙冠萌出不全，亦可用探针探及龈瓣下阻生牙存在。X线检查可帮助确定未全萌出或阻生牙的位置、方向、牙根形态、与下颌神经管的位置关系及邻牙情况等。

【治疗】智齿冠周炎的治疗原则：在急性期应以消炎、镇痛、切开引流、增强全身抵抗力为主。如果脓肿形成，应切开引流。当炎症消除后，若为不可能萌出的阻生牙则应尽早拔除，以防感染再发。常用的局部治疗措施如下。

1. 局部冲洗 智齿冠周炎的治疗以局部处理为主，局部又以清除盲袋内食物残渣、坏死组织、脓液为主。龈袋内用1%~3%过氧化氢溶液、0.1%氯己定（洗必泰）或生理盐水反复冲洗，擦干后涂敷碘甘油或少量碘伏液于龈袋内，每日1~3次，用生理盐水或温热水含漱剂漱口。

2. 切开引流术 若盲袋引流不畅，龈瓣附近形成脓肿，应及时切开并放置引流条。

3. 龈瓣切除术 当急性炎症消退，对有足够萌出位置且牙位正常的智齿，可在局麻下切除智齿冠周龈瓣，以消除盲袋。

4. 智齿拔除术 临床及X线检查发现下颌智齿牙位不正；无足够萌出位置；相对的上颌第三磨牙位置不正或已拔除者，以及为避免冠周炎的复发，均应尽早予以拔除。

三、软组织感染

（一）眶下间隙感染 🔲 微课

眶下间隙（infraorbital space）位于面前部，眼眶下方，上颌骨前壁与面部表情肌之间，四边的周界分别为眶下缘、上颌骨牙槽突、鼻侧缘与颧骨，底是以尖牙窝为中心的上颌骨前壁，表面为皮肤、皮下组织、浅筋膜与表情肌（图3-3）。

【感染来源】眶下间隙感染（infraorbital space infection）的感染来源多来自上颌前牙、第一前磨牙根尖周化脓性炎症；此外，可因上颌骨骨髓炎的脓液穿破骨膜，或上唇底部与鼻侧的化脓性炎症扩散至眶下间隙引起。

【临床表现】眶下区的弥漫性水肿，常波及内眦、眼睑、颧部皮肤。肿胀区皮肤发红、张力增大，眼睑水肿、睑裂变窄、鼻唇沟消失。脓肿形成后，眶下区可触及波动感，口腔前庭龈颊沟处常有明显肿胀、压痛，极易扪得波动；少数可由此自行穿破，有脓液溢出。感染期由于肿胀及炎症激惹眶下神经，可引起不同程度的疼痛。眶下间隙感染可向眶内、眶周扩散，也可沿内眦静脉等向颅内扩散，引起海绵窦栓塞性静脉炎。

【治疗】脓肿形成应及时做切开引流术。按低位引流原则常在口内上颌尖牙及前磨牙唇侧口腔前庭黏膜转折处做横行切口，切开黏骨膜达骨面，用血管钳向尖牙窝方向分离脓肿，使脓液充分引流，生理盐水冲洗脓腔，留置橡皮引流条。待炎症控制后应立即处理病灶牙（图3-4）。

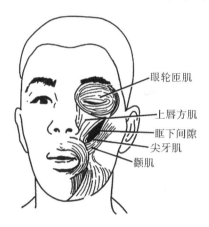

眼轮匝肌
上唇方肌
眶下间隙
尖牙肌
颧肌

图3-3　眶下间隙的解剖位置

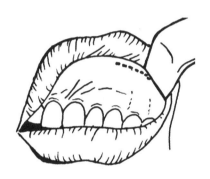

图3-4　眶下间隙脓肿切开引流术

（二）颊间隙感染

【感染来源】颊间隙感染（buccal space infection）常见来源于上、下颌磨牙的根尖脓肿或牙槽脓肿穿破骨膜，侵入颊间隙；也可因颊部皮肤损伤、颊黏膜溃疡继发感染，或颊、颌上淋巴结的炎症扩散所致。

【临床表现】颊间隙感染的临床特点取决于脓肿形成的部位，在颊部皮下或黏膜下的脓肿，病程进展缓慢，肿胀及脓肿的范围较为局限。但感染波及颊脂垫时，则炎症发展迅速，肿胀范围波及整个颊部，并可向相通间隙扩散，形成多间隙感染。

【治疗】脓肿形成后，应按脓肿部位决定由口内或从面部做切开引流。口内切口应在脓肿低位，即口腔前庭、下颌龈颊沟之上切开。颊部皮下脓肿可在脓肿浅表皮肤沿皮肤皱褶线切开。广泛颊间隙感染则应该从下颌骨下缘以下1～2cm处做平行于下颌骨下缘的切口，从切开的皮下向上潜行钝分离进入颊部脓腔。但应注意避免损伤面神经的下颌缘支及面动脉、面静脉等。

（三）咬肌间隙感染

咬肌间隙（masseteric space）位于咬肌与下颌升支外侧壁之间，前界为咬肌前缘，后界为下颌支后缘，在咬肌上部通过下颌切迹与颞下间隙和翼颌间隙相连通，后方为腮腺深叶包绕。间隙四周被致密筋膜包围，中间为疏松结缔组织（图3-5）。

【感染来源】咬肌间隙感染（masseteric space infection）主要来自下颌智齿冠周炎、下颌磨牙的牙槽脓肿，亦可因相邻间隙如颞下间隙感染的扩散，偶有因化脓性腮腺炎波及者。

【临床表现】咬肌间隙感染的典型症状是以下颌支及下颌角为中心的咬肌区肿胀、变硬、压痛伴明显开口受限。由于咬肌肥厚坚实，脓肿难以自行溃破，也不易触到波动感。若炎症在1周以上，压痛点局限或有凹陷性水肿，经穿刺有脓液时，应积极行切开引流，否则由于长期脓液蓄积，易形成下颌支的边缘性骨髓炎。

【治疗】咬肌间隙蜂窝织炎时除全身应用抗生素外，局部可用物理疗法或外敷中药；一旦脓肿形成应及时引流，咬肌间隙感染常用口外切口，从下颌支后缘绕下颌角，距下颌骨下缘下2cm处切开2.0~2.5cm长的切口，切开皮肤、皮下组织、颈阔肌，沿下颌骨外侧面分离咬肌下端的附丽与骨膜，进入咬肌间隙，引出脓液，切开与分离中应注意勿损伤颌外动脉与面神经下颌缘支，切开脓肿以后还需探查下颌升支骨面有无粗糙不平，以排除边缘性骨髓炎，如疑有骨髓炎情况存在，应刮除粗糙的骨壁（图3-6）。

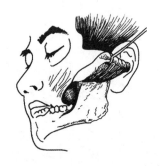

图3-5　咬肌间隙解剖位置

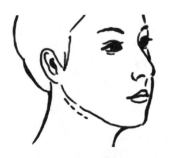

图3-6　咬肌间隙脓肿口外切开引流术

（四）翼下颌间隙感染

翼下颌间隙（pterygomandibular space）位于翼内肌与下颌支内侧骨板之间，内有下牙槽神经、舌神经与下牙槽动静脉通过（图3-7）。

【感染来源】翼下颌间隙感染（pterygomandibular space infection）常见为下颌智齿冠周炎及下颌磨牙根尖周炎症扩散所致；少数为医源性感染（下牙槽神经麻醉的并发症）或拔下颌智齿时创伤过大；此外，相邻间隙如颞下间隙、咽旁间隙炎症也可波及。

【临床表现】若由牙源性感染所致，则发病急，全身反应重，首先表现为张口受限，吞咽不适，疼痛逐渐加剧，面部无肿胀，张口时下颌偏向患侧；口内检查见翼下颌皱襞肿胀、压痛，口外见下颌支后缘及下颌角内侧丰满有压痛。如为医源性所致感染，发病缓慢，进行性张口受限，伴微痛，病情发展则与牙源性感染相同。合并多间隙感染者，全身和局部症状更为严重。

【治疗】感染的初期应全身应用足量抗生素，以控制炎症的发展和扩散。脓肿切开引流可从口内或口外进行：口内切开因受开口度的限制，较少采用；口外途径具有易于暴露间隙及有利于姿势引流的优点。口内切口在下颌支前缘稍内侧，即翼下颌皱襞稍外侧，纵行切开2~3cm，血管钳钝性分开颊肌后，即可沿下颌支内侧进入翼下颌间隙。口外切口与咬肌间隙切口相类似，在分离暴露下颌角下缘时，在其内侧切开部分翼内肌附着及骨膜，用骨膜分离器剥开翼内肌后，进入间隙放出脓液，用盐水或1%~3%过氧化氢溶液冲洗脓腔以盐水纱条填塞，次日交换敷料以橡皮管或橡皮条引流（图3-8）。

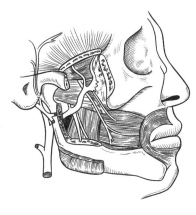

图 3-7　翼下颌间隙解剖位置

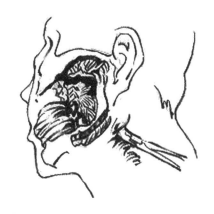

图 3-8　翼下颌间隙感染口外切开引流术

（五）下颌下间隙感染

下颌下间隙（submandibular space）位于下颌下三角内，此间隙内有下颌下淋巴结与下颌下腺，并有面动脉、面静脉、舌神经与舌下神经通过，深面借下颌舌骨肌后缘与舌下间隙相隔，感染可向翼下颌间隙、咽旁间隙、舌下间隙、颏下间隙等扩散，引起口底多间隙感染（图 3-9）。

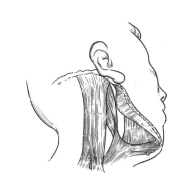

图 3-9　下颌下间隙的解剖位置

【感染来源】下颌下间隙感染（submandibular space infection）成人多来自下颌磨牙根尖感染和第三磨牙冠周炎，婴幼儿常继发于化脓性下颌下淋巴结炎。

【临床表现】牙源性感染病程发展快，全身高热，下颌下区肿胀明显，皮肤充血、发红，有时发亮，有可见凹陷性水肿和压痛，早期即有脓肿形成，可触到波动感。腺源性感染病程发展较慢，初期为炎性浸润的硬结，穿破淋巴结被膜后，呈弥散性蜂窝织炎，症状同牙源性感染，但晚期才形成脓肿。

【治疗】下颌下间隙形成脓肿时范围较广，脓腔较大，但若为淋巴结炎引起的蜂窝织炎，脓肿可局限于一个或数个淋巴结内，则切开引流时必须分开形成脓肿的淋巴结包膜才能达到引流的目的。

下颌下间隙感染应及时切开引流，通常取下颌骨下缘下 2cm 处做与下颌骨下缘相平行的皮肤切口，切开皮肤、皮下组织，钝性分离达到脓腔。

（六）咽旁间隙感染

【感染来源】咽旁间隙感染（parapharyngeal space infection）多为牙源性，特别是下颌智齿冠周炎以及腭扁桃体炎和相邻间隙感染的扩散。偶继发腮腺炎、耳源性炎症和颈深上淋巴结炎。

【临床表现】局部症状主要表现为咽侧壁红肿、腭扁桃体突出，肿胀可波及同侧软腭、腭舌弓和腭咽弓，腭垂被推向健侧；如伴有翼下颌间隙、下颌下间隙炎症时，则咽侧及颈上部肿胀更为广泛明显。患者自觉吞咽疼痛、进食困难、开口受限；若伴有喉水肿，可出现声音嘶哑以及不同程度的呼吸困难和进食呛咳。咽旁间隙感染如处理不及时，可导致严重的肺部感染、菌血症和颈内静脉血栓性静脉炎等并发症。

【治疗】咽旁间隙位置深在，脓肿形成与否一般采用穿刺方法确诊。穿刺系经口内翼下颌皱襞内侧进入咽上缩肌与翼内肌之间；抽出脓液后立即行切开引流。

1. 口内途径切开引流术　开口无明显受限的患者，可在翼下颌皱襞稍内侧纵行切开黏膜层，黏膜下用血管钳顺翼内肌内侧钝性分离进入脓腔。黏膜切口不宜过深，以防误伤大血管和神经。

2. 口外途径切开引流术　以患侧下颌角为中心，距下颌骨下缘2cm做1~2cm长的弧形切口；分层切开皮肤、皮下、颈阔肌后，顺翼内肌内侧用血管钳向前、上、内方向钝性分离进入咽旁间隙；放出脓液后用盐水冲洗创口，用盐水纱条或橡皮条引流。口外途径远不如口内途径易于接近脓腔，操作要求较高，除非严重牙关紧闭，一般均选用口内途径。

（七）口底多间隙感染

口底多间隙感染又称口底蜂窝织炎（cellulitis of the floor of the mouth），被认为是颌面部最严重且治疗最困难的感染之一。口底多间隙感染一般指双侧下颌下、舌下以及颏下间隙同时受累。其感染可能是金黄色葡萄球菌为主的化脓性口底蜂窝织炎；也可能是厌氧菌或腐败坏死性细菌为主引起的腐败坏死性口底蜂窝织炎，后者又称为路德维希咽峡炎（Ludwig's angina），临床上全身及局部反应均甚严重。

【感染来源】下颌牙的根尖周炎、牙周脓肿、骨膜下脓肿、第三磨牙冠周炎、颌骨骨髓炎的感染扩散；口底软组织损伤后继发口底多间隙感染扩散；扁桃体炎、口炎、颏下或下颌下淋巴结扩散。

【临床表现】化脓性口底蜂窝织炎初期多在一侧下颌下或舌下间隙，迅速扩散到其他间隙，呈现整个口底的弥漫性肿胀。

腐败坏死性口底蜂窝织炎常常是产气荚膜杆菌、厌氧链球菌及各种芽孢杆菌的混合感染，在口底肌肉深层发生广泛坏死、溶解，有液体积聚而出现波动感。腐败坏死性口底蜂窝织炎病情发展快，肿胀范围广泛，上至面颊部，下至颈部甚至前胸上部，颌周口底红肿坚硬，剧痛，有时可扪及捻发音，口底黏膜高度水肿，舌体被抬高，使舌体运动受限，患者语言不清、吞咽困难，甚至出现呼吸困难。全身症状剧烈，常有高热、寒战等严重全身中毒症状，呼吸短促，脉搏细弱，并迅速恶化，如不及时治疗，则因窒息、败血症或感染性休克而死亡。

【治疗】口底蜂窝织炎的治疗宜遵守以下原则。

1. 做好呼吸道管理　早期行脓肿切开引流术，若有呼吸困难或窒息应尽早行气管切开术。

2. 早期积极使用抗生素治疗　根据细菌培养及药物敏感试验及时调整抗生素的应用。

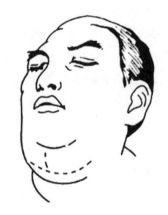

3. 早期行广泛切开引流　副性水肿，而且脓肿在深层组织内很难确定脓肿形成的部位时，也可先行穿刺，确定脓肿部位后，再行切开。如肿胀范围广泛，或已有呼吸困难现象时，则应做广泛性切开。其切口可在双侧下颌下、颏下做与下颌骨相平行的"衣领"形或倒"T"形切口（图3-10）。

图3-10　口底间隙蜂窝织炎广泛切开的倒"T"形切口

4. 积极进行全身支持治疗　如输液、输血，必要时给与吸氧，维持水、电解质平衡等治疗，并给予静脉或鼻饲高热量营养。

四、面颈部淋巴结炎

面颈部淋巴结炎以继发于牙源性及口腔感染为最多见，主要表现为下颌下、颏下及颈深上淋巴结炎，有时也可见面部、耳前、耳下淋巴结炎。

【感染来源】面颈部淋巴结炎以继发于牙源性及口腔感染为最多见，也可来源于颜面皮肤疖肿或受到损伤感染。小儿多数由上呼吸道感染、扁桃体炎引起。由化脓性细菌如葡萄球菌及链球菌等引起的称为化脓性淋巴结炎；由结核分枝杆菌引起的称为结核性淋巴结炎。

【临床表现】

1. 化脓性淋巴结炎　一般分为急性和慢性两类。

（1）急性淋巴结炎 可来自牙源性病变，婴幼儿则多继发于上呼吸道感染。临床上大多起病急、进展快。主要表现为由浆液性逐渐向化脓性转化。急性化脓性淋巴结炎早期主要表现为局部淋巴结肿大变硬，自觉疼痛或压痛、淋巴结边界清楚，与周围组织无黏连；当病变波及淋巴结包膜外时，淋巴结周围出现蜂窝织炎，周界不清，表皮发红。全身反应轻微或有低热，体温一般在38℃以下。此期常被患者忽视而未及时治疗。及时治疗可以治愈或转归成慢性淋巴结炎，如未及时治疗，可发展成为化脓性淋巴结炎，局部疼痛加重，肿胀明显，皮肤红肿，淋巴结与周围组织黏连，不能移动。继续形成脓肿后，可扪及波动感，并伴发全身症状加重。

（2）慢性淋巴结炎 临床常见于慢性牙源性及口腔感染或急性淋巴结炎治疗后的转归，常表现为慢性增殖性过程。临床特征是淋巴结内结缔组织增生形成微痛的硬结，淋巴结活动度良好、有压痛，无明显全身症状；如此可持续较长时间，但机体抵抗力下降，可突然急性发作。

2. 结核性淋巴结炎 常见于儿童与青年。轻者仅有多个大小不等的肿大淋巴结，呈无痛性缓慢增大，圆形或椭圆形，表面光滑而无全身症状；重者可伴有体质虚弱、营养不良或贫血、低热、盗汗、疲倦等；有时可查及肺、肾、骨等器官的结核病变或病史。亦可发展成冷脓肿，或破溃流出豆渣或米汤样脓液，经久不愈而形成窦或瘘。

【诊断】根据病史、临床表现可以确诊。化脓性淋巴结炎与结核性淋巴结炎形成脓肿后，可借抽吸出的分泌物进行鉴别诊断。化脓性淋巴结炎的脓液多呈淡黄色黏稠状，而结核性淋巴结炎的抽吸物稀薄污浊，灰暗色似米汤，夹杂有干酪样坏死物。

【治疗】急性淋巴结炎多见于幼儿。初期嘱患者安静休息，行全身抗感染治疗，局部应用物理疗法，如湿热敷、超短波等。已有脓肿形成应及时切开引流，同时对原发灶进行处理。慢性淋巴结炎一般不需治疗，但有反复急性发作者应清除引起淋巴结炎的原发病灶，肿大明显的淋巴结亦可手术摘除，以排除恶性淋巴瘤或淋巴结转移癌。

结核性淋巴结炎应注意全身积极抗结核治疗，加强营养。对于局限的、可移动的结核性淋巴结，或虽属多个淋巴结但经药物治疗效果不明显者，可手术切除。

五、面部疖痈

面部皮肤是人体暴露部分，富含毛囊、皮脂腺及汗腺，接触外界尘土、污物、细菌机会多，易招致损伤，因此引起的单个毛囊及其附件的急性化脓性炎症称疖（furuncle），其病变局限于皮肤浅层组织。相邻多数毛囊及其附件同时发生急性化脓性炎症者称痈（carbuncle）。

【病因】颜面部疖痈的主要病原菌是金黄色葡萄球菌。正常的毛囊及其附件内常有细菌存在，只有在局部有致病因子或全身抵抗力下降时，细菌才开始活跃引起炎症。皮肤不洁、搔抓、剃须、摩擦等刺激因素极易引起皮肤及其附件的损伤，均可成为局部诱因；全身衰竭、患消耗性疾病、糖尿病的患者，也易发生疖痈。

【临床表现】疖初期为皮肤上出现红、肿、热、痛的小硬结，自觉灼痛或触痛，2～3日内硬结顶部出现黄白色脓点，周围为红色硬性肿块，患者自觉局部发痒、烧灼感及跳痛，以后脓头破溃，脓栓脱去后排出少许脓液，疼痛减轻，炎症消退，创口自行愈合。轻者无明显全身症状，重者可出现发热、区域淋巴结肿大、全身不适等。若病菌在皮肤扩散或经血行转移，可反复发作，经久不愈，成为疖病。

痈多好发在唇部（唇痈），上唇多于下唇，男性多于女性，由多个疖融合而成，感染范围和坏死深度较疖严重，其病变波及皮肤深层毛囊间组织时，可顺筋膜浅面扩散波及皮下脂肪层，造成较大范围的炎性浸润或组织坏死。初期唇痈患者唇部极度肿胀，皮肤和黏膜上出现多数黄白色脓点，破溃后呈蜂窝状，可排出脓血，脓头周围组织出现坏死溶解，形成蜂窝状洞腔。严重者痈的中央部位坏死溶解后形成

"火山口"样塌陷，内含大量脓液和坏死组织。除局部症状外，全身中毒症状明显，且更易伴发颅内海绵窦静脉炎、菌血症、脓毒症以及中毒性休克和水、电解质紊乱，从而导致较高的死亡率。

【治疗】面部疖痈的治疗应局部与全身治疗相结合。炎症早期无明显全身症状时，应以局部治疗为主，同时选择必要的药物治疗。

1. 局部治疗　宜保守，并避免损伤，严禁挤压、挑刺、热敷或用苯酚（石炭酸）、硝酸银烧灼，以防止感染扩散。唇痈还应限制唇部活动。

（1）疖的局部治疗原则　杀菌消炎，促进吸收。早期可用2%碘酊涂擦局部，促进炎症吸收，若不能吸收消退，一般可自行穿孔溢脓，若脓栓不能自行脱落，用镊子夹出后涂布碘酊即可。

（2）痈的局部治疗原则　促进病变局限，防止扩散。可局部湿敷4%的高渗盐水或加入抗生素的盐水，促进痈早期局限、软化和破溃，需一直湿敷至创面平复，不可过早停止湿敷，避免因脓道阻塞造成肿胀加剧。

疖痈的治疗严禁早期热敷或盲目切开引流，避免感染扩散。对已形成明显的皮下脓肿且久不破溃者，可在脓肿表面中心皮肤变薄变软处，做保守性切开，引出脓液，严禁分离脓腔。

2. 全身治疗　全身症状较轻时，可口服抗生素，适当休息，加强营养，疖痈重症患者应加强全身支持疗法，给予足量抗生素，有条件者可进行脓液的细菌培养和药敏试验，已有败血症或脓毒血症患者，可进行血培养。依据实验室结果及用药后全身症状的反应程度，及时调整用药方案。

【并发症】在口腔颌面部感染中面部疖痈最易发生全身并发症。这是由于：疖痈的病原菌毒力较强；上唇与鼻部"危险三角区"内的静脉常无瓣膜；颜面表情肌和唇部的生理性活动易使感染扩散；痈的脓肿早期不易破溃，感染易逆流向颅内及全身血行扩散；疖痈处于暴露部位，易受损伤，增加扩散机会等因素所致。

第二节　口腔颌面部骨组织感染

PPT

口腔颌面部骨组织感染是指致病微生物通过各种播散途径如邻近病灶牙或局部开放性外伤等途径扩散到骨质内，然后在骨内存留，致病微生物突破机体防御屏障以后，在局部形成感染病灶。其中以化脓性细菌引起的颌骨骨髓炎（颌骨坏死）最为常见。

颌骨骨髓炎（osteomyelitis of the jaws）是指因颌骨受到感染而引起的一种疾病，病变累及范围常包括骨髓、骨皮质、骨膜及相应部位软组织，临床上常见化脓性颌骨骨髓炎、婴幼儿骨髓炎、放射性骨髓炎及双膦酸盐颌骨坏死。

一、化脓性颌骨骨髓炎

化脓性颌骨骨髓炎（pyogenic osteomyelitis of the jaws）是指化脓性细菌引起的颌骨感染，常发生于青壮年，男性多于女性。各类型颌骨骨髓炎中化脓性颌骨骨髓炎占比大于90%，主要发生于下颌骨，根据病因分为中央性颌骨骨髓炎和边缘性颌骨骨髓炎。

【感染来源】病原菌主要为金黄色葡萄球菌，临床上常见混合性细菌感染。感染途径主要有以下几种。

1. 牙源性感染　临床上最为多见，约占化脓性颌骨骨髓炎的90%。多由急性根尖周炎、牙周炎、智齿冠周炎等牙源性感染直接扩散引起。

2. 损伤性感染　因口腔颌面部皮肤和黏膜的损伤，开放性颌骨骨折或火器伤伴异物存留导致细菌直接侵入颌骨内而引起。

3. **血源性感染** 临床上多见于儿童，感染经血行扩散致颌骨发生的骨髓炎。

【临床表现】

颌骨骨髓炎的临床发展过程可分为急性期和慢性期两个阶段。

（1）急性期的特点 颌面部软组织肿胀、皮温增高、疼痛明显，可继发颌面部间隙感染，病源牙有明显浮出感、叩痛及松动；全身可高热，白细胞总数增高，中性多核粒细胞增多。

（2）慢性期的特点 病情发展缓慢，颌面部软组织肿胀比较轻微，口腔内或颌面部皮肤遗留瘘管，瘘管可溢脓和小死骨片，病源牙松动；全身症状轻，体温正常或仅有低热，全身消瘦、贫血，机体呈慢性中毒消耗状态。

根据感染的原因及病变特点，临床上将化脓性骨髓炎又分为中央性颌骨骨髓炎及边缘性颌骨骨髓炎。

1. **中央性颌骨骨髓炎**（central osteomyelitis of the jaws） 多继发于急性化脓性根尖周炎或根尖脓肿。炎症首先发生于骨髓腔，再由颌骨中央向外扩展，可累及骨皮质和骨膜。多发生于下颌骨体部，因下颌骨血供单一、骨皮质厚，感染不易破溃引流，可形成颌骨内大块死骨，严重时炎症可累及骨髓腔内的下牙槽神经引起下唇麻木（图3-11）。

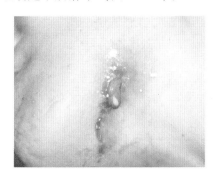
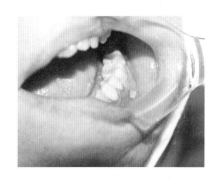
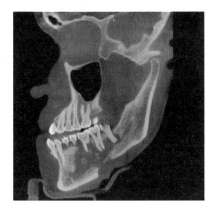
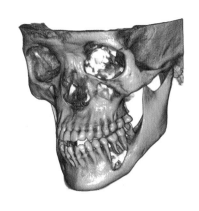

图3-11 左侧下颌骨体中央性颌骨骨髓炎

2. **边缘性颌骨骨髓炎**（marginal osteomylitis of the jaws） 指继发于骨膜炎或骨膜下脓肿的骨皮质外板的炎性病变，常继发于智齿冠周炎或颌周间隙感染。下颌骨好发，其中又以下颌支及下颌角部居多。多见颌骨骨皮质破坏，死骨范围一般较局限，有的可见骨膜反应（图3-12）。

【诊断与鉴别诊断】急性颌骨骨髓炎的主要诊断依据是全身及局部症状明显，与间隙感染急性期表现相似。病源牙以及相邻的多数牙出现叩痛、松动，甚至牙槽溢脓。患侧下唇麻木是诊断下颌骨骨髓炎的有力证据。上颌骨骨髓炎波及上颌窦时，可有上颌窦炎的症状，有时从患侧的鼻腔溢脓。

慢性颌骨骨髓炎的主要诊断依据是瘘管形成和溢脓，死骨形成后，可从瘘管排出小片死骨，探针探查瘘管可触及骨面粗糙；全身症状不明显。

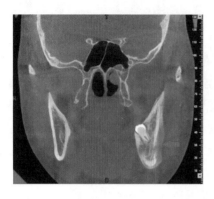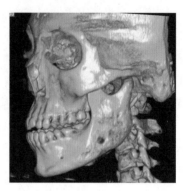

图 3 – 12　左侧下颌骨体边缘性颌骨骨髓炎

箭头示骨膜反应

在骨髓炎的急性期进行 X 线检查常看不到骨质破坏。一般在发病 2 ~ 4 周，进入慢性期后再进行 X 线检查才可发现颌骨已有明显破坏（表 3 – 1）。

中央性颌骨骨髓炎需要与颌骨中心性癌相鉴别，颌骨中心性癌早期无局部感染症状，常因下唇麻木就诊。

表 3 – 1　中央性颌骨骨髓炎与边缘性颌骨骨髓炎的鉴别

	中央性颌骨骨髓炎	边缘性颌骨骨髓炎
感染来源	牙源性感染多见，继发于龋坏、牙髓炎、根尖周炎、牙周炎等	多继发于下颌智齿冠周炎等
感染途径	骨髓—骨皮质—骨膜下脓肿—破溃	骨膜下脓肿—骨皮质—较少破坏骨松质
临床表现	可局限，可弥漫	多局限
范围	累及的多数牙松动，牙周有明显炎症	病源牙多无明显炎症或松动
好发部位	下颌体	下颌角及下颌支
X 线表现	病变明显，可有大块死骨形成，与周围骨质分界清楚或伴有病理性骨折	骨皮质疏松脱钙或骨质增生硬化，与周围骨质无明显界线

【治疗】

1. 急性颌骨骨髓炎的治疗　治疗原则应与一般急性炎症相同。但急性化脓性颌骨骨髓炎一般都来势迅猛，病情重，并常有引起血行感染的可能。因此，在进行必要的外科手术治疗的同时应注意全身支持及药物治疗。

2. 慢性颌骨骨髓炎的治疗　颌骨骨髓炎进入慢性期有死骨形成时，可行死骨摘除及病灶清除术。

⊕ 知识链接

死骨摘除及病灶清除术

1. 手术指征

（1）炎症反复发作，经过治疗仍遗留久治不愈的瘘管，长期流脓；或虽无瘘管，但炎症仍反复发作者。

（2）颌骨破坏，从瘘管探得骨面粗糙，甚至发现已有活动的死骨；X 线片已发现有颌骨骨质破坏者。

（3）患者全身条件能耐受手术者。

2. 手术时间

（1）慢性中央性颌骨骨髓炎　根据死骨与周围组织分离的时间而定，病变局限者在发病后 3 ~ 4 周，病变弥散者在发病后 5 ~ 6 周或更长一段时间。

（2）慢性边缘性颌骨骨髓炎　一般在病程2~4周后即可施行病灶清除术。

3. 术前准备

（1）术前应配合抗生素药物治疗。

（2）下颌骨死骨范围大，有可能出现病理性骨折，或由于死骨摘除术而可能造成骨折者，均应在术前做好颌骨固定准备。

（3）病变较大的弥漫性颌骨骨髓炎，需行大块或全下颌骨死骨摘除术时，术前酌情行预防性气管切开，以防止术后出现舌后坠而发生窒息。

（4）手术范围较大，估计出血较多，术前备血待用。

4. 术中注意事项　避免损伤重要神经血管，完整摘除死骨，刮除死骨邻近骨膜的炎性肉芽。

5. 术后注意事项

（1）术后应配合抗生素药物和全身支持治疗。

（2）大块死骨摘除后，为防止发生颌骨骨折，可利用口腔内剩余的牙，视情况做单颌结扎或颌间夹板固定；如已发生骨折，更应立即固定，以维持正常的咬合关系。

（3）若因颌骨体缺失而引起舌后坠，出现呼吸困难或窒息，应行气管切开术。

（4）死骨摘除后造成颌骨缺失过多，影响功能时，应于后期酌情行骨移植术及义颌修复。

二、新生儿颌骨骨髓炎

新生儿颌骨骨髓炎（osteomylitis of jaw in newborn）不多见，但为一严重疾病，一般指发生在出生后数周至3个月以内的化脓性中央性颌骨骨髓炎，如治疗不当或不及时，可造成颌面部畸形。主要发生在上颌骨，下颌骨极为罕见。

【感染来源】多为血源性，亦可因分娩及哺乳时口腔黏膜损伤或母亲患化脓性乳腺炎，使病原菌直接侵入而引起。感染细菌多为金黄色葡萄球菌。

【临床表现】患儿全身发病突然，症状明显，全身有高热，白细胞计数明显增高，中性多核粒细胞增加。局部症状早期主要出现面部、眶下及内眦部皮肤红肿，结膜充血；以后病变迅速向眼睑周围扩散，出现眼睑肿胀、睑裂狭窄甚至完全闭合、结膜外翻或眼球外突，提示已发展成为眶周蜂窝织炎；口内可见上颌牙槽嵴颊、腭侧均肿胀，尤其在磨牙区明显，可有波动或在牙槽嵴有排脓瘘管，甚至有死骨块或牙胚排出。2~3周后X线检查可见骨质疏松、骨纹理不清、死骨形成、牙胚周界不清等，提示牙胚已坏死。

【治疗】全身支持疗法。首先应用大量有效抗生素，并根据细菌培养及药敏试验结果调整抗生素的应用。波动区及早切开引流，注意防止脓液误吸，引起肺部并发症。死骨形成后可行死骨摘除术，应注意不要伤及牙胚。

三、放射性颌骨坏死

头颈部恶性肿瘤应用放射治疗已日趋普及，由放射线引起的放射性颌骨坏死及其继发的放射性颌骨骨髓炎（radioactive osteomylitis of the jaws）也有增多的趋势。

【病因】对放射性颌骨坏死及骨髓炎的病因多认为与放射线、创伤、感染三大因素有关，但目前仍存在争议。对于发病机制，目前较推崇和认可的是"三低学说"，即低细胞、低血管和低氧。该学说认为：①放射线造成骨细胞损害，使骨组织的代谢和自身调节出现异常；②微生物在疾病发生中起到污染作用；③放射创伤可造成局部胶原破坏和细胞死亡，加之外界创伤使细菌有侵入途径；④自发性坏死是由于骨组织及软组织补偿细胞和胶原的能力丧失。

【临床表现】有放射治疗史，病程发展缓慢，往往在放射治疗后数月乃至十余年才出现症状。发病初期呈持续性针刺样剧痛，黏膜或皮肤破溃，骨面外露，呈黑褐色；继发感染后，长期溢脓，久治不愈。病变发生于下颌支部时，因肌萎缩及纤维化可出现明显的牙关紧闭。放射后颌骨的破骨细胞与成骨细胞再生能力低下，致死骨分离的速度非常缓慢，因此，死骨与正常骨常界限不清。因软组织同样受到放射线损害，局部血运障碍，极易因感染而造成组织坏死，形成口腔和面颊部洞穿缺损畸形。放射性颌骨坏死病程长，患者全身呈慢性消耗性衰竭表现。

【治疗】包括非手术治疗和手术治疗。

1. 非手术治疗　保持口腔卫生，局部伤口冲洗。可使用无水乙醇神经干注射法或使用镇痛剂缓解剧烈疼痛；在急性继发性感染时，使用抗生素预防感染扩散；可使用高压氧治疗作为辅助治疗手段。

2. 手术治疗　传统主张保守手术，待死骨完全分离后行死骨摘除术，但因病程迁延时间长，患者痛苦大，现多主张积极手术。因积极手术多无法确定确切的病变范围，手术中多强调在正常组织内切除，可通过骨断面的新鲜出血确定手术范围；软组织手术范围应包括切除全部坏死组织和放射性瘢痕。

【预防】放射治疗前行全口洁治，应预防性拔除直接照射区域内没有保留价值的牙齿，去除口内金属修复体，避免二次射线损伤。放射治疗后，停止使用可摘局部义齿，避免黏膜损伤；如需进行根管治疗等操作，应同时使用抗生素；若需拔牙，需在结束放射治疗后 3~5 年，且要秉承微创原则，一次拔 1~2 颗牙，尽量减少损伤，并配合使用抗生素。放射治疗前后及放疗过程中，充分强调保持口腔卫生的重要性，可配合使用含氟牙膏等防止龋坏发生。

四、双膦酸盐颌骨坏死

双膦酸盐类药物是一种预防骨质疏松和防止某些肿瘤（如乳腺癌）骨转移，以及治疗多发性骨髓瘤的药物，由于该药物的使用日益普遍，由双膦酸盐类药物引起的双膦酸盐颌骨坏死（bisphosphonate - related osteomylitis of the jaws）也有增多的趋势。

【病因】发病机制尚不明确，可能与以下因素相关。

1. 颌骨骨改建较快，药物更多在此处沉积而发挥作用。

2. 颌骨血运丰富，双膦酸盐类药物抑制血管生长和骨骼血流，造成局部缺血而增加骨坏死风险。

3. 此类药物抑制破骨细胞活性，使死骨组织无法及时清除而过度聚集，对外界创伤和感染的防御能力降低。

4. 口腔细菌易从创伤部位侵入颌骨。

【临床表现】下颌骨好发，主要表现为局部肿胀、疼痛，牙槽骨暴露，口腔感染伴反复流脓，可形成口内外相通的瘘管，甚至发生病理性骨折。X 线片显示颌骨不规则破坏影像，死骨散在而边界不清。

【诊断】需满足 3 个条件：①目前或既往使用过双膦酸盐类药物；②颌骨坏死暴露或形成与骨面相通的口内外联通瘘管 >8 周；③颌骨无放疗史，或无明显的颌骨转移性疾病。

【治疗】止痛和控制感染、全身支持治疗，在允许的情况下停止使用相关药物。死骨形成后行广泛的外科清创去除死骨和病变软组织。

【预防】行相关药物治疗前，积极处理口腔疾病，拔除无保留价值的牙齿，同时减少局部刺激因素和保持口腔卫生。

答案解析

目标检测

1. 冠周炎最好发于（　　）

    A. 上颌第三磨牙　　　　　　B. 上颌尖牙　　　　　　　C. 下颌第三磨牙

    D. 下颌尖牙　　　　　　　　E. 上颌第一前磨牙

2. 关于急性智齿冠周炎的治疗重点，错误的是（　　）

    A. 切开引流　　　　　　　　B. 抗生素应用　　　　　　C. 局部治疗

    D. 全身支持疗法　　　　　　E. 龈瓣切除

3. 眶下间隙脓肿下列治疗方法正确的是（　　）

    A. 口内切开引流　　　　　　B. 外敷中药拔脓　　　　　C. 拔除病源牙

    D. 开髓根管引流脓肿　　　　E. 口外切开引流

4. 咬肌间隙感染的临床表现不包括（　　）

    A. 常因下颌智齿冠周炎引起

    B. 常伴明显开口受限

    C. 脓肿形成后有明显的压痛点

    D. 脓肿形成后，常在咬肌前缘触及波动感

    E. 可向邻间隙扩散

5. 咬肌间隙感染最常见的病因为（　　）

    A. 局部淋巴结炎　　　　　　　　　　　　　B. 菌血症

    C. 下牙槽神经阻滞麻醉　　　　　　　　　　D. 下颌智齿冠周炎

    E. 其他间隙感染的扩散

6. 下列颌骨骨髓炎中易形成大块死骨的是（　　）

    A. 化脓性中央性颌骨骨髓炎急性期

    B. 化脓性中央性颌骨骨髓炎慢性期

    C. 化脓性边缘性颌骨骨髓炎急性期

    D. 化脓性边缘性颌骨骨髓炎慢性期

    E. 新生儿颌骨骨髓炎

7. 中央性颌骨骨髓炎的临床特点为（　　）

    A. 多继发于间隙感染

    B. 病变好发于下颌角

    C. X线表现为骨质增生硬化

    D. 死骨与周围骨质分界清楚

    E. 病源牙多无松动及明显炎症

8. 放射性颌骨骨髓炎的临床特征性表现是（　　）

    A. 病程进展缓慢，有时数月到十余年才出现症状

    B. 发病初期呈持续性针刺样剧痛

    C. 继发感染后骨面暴露并长期溢脓，经久不愈

    D. 死骨与正常骨分界不清，口腔颌面部软组织可形成洞穿性缺损畸形

E. 以上描述均正确

9. 边缘性颌骨骨髓炎的特点是（　　）

A. 颌骨病变弥散，易形成大块死骨

B. 下唇麻木是诊断边缘性颌骨骨髓炎的有力证据

C. 其病因是根尖周炎和根尖脓肿

D. 病变一般较为局限，形成的死骨与周围骨质无明显分界

E. 病变从骨髓腔开始向骨皮质发展

10. 颌骨骨髓炎慢性期的特点是（　　）

A. 颌面部软组织红肿、疼痛

B. 病灶牙松动、叩痛，牙周溢脓

C. 患者面部皮肤或黏膜遗留瘘管，瘘管可溢脓

D. X 线片显示颌骨无异常

E. 患者体温升高

（石　屹　何　苇　王得利）

书网融合……

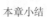　　　　　　

本章小结　　　　　　微课　　　　　　题库

第四章　口腔颌面部损伤

PPT

学习目标

1. 掌握　口腔颌面部损伤的急救处理原则；软组织损伤的清创术；颌骨骨折的治疗原则；儿童及成人牙外伤的急诊处置原则。

2. 熟悉　口腔颌面部各类软组织损伤的分类、临床表现和处理特点；牙槽骨骨折的诊断和处理方法；上、下颌骨骨折的分类和固定方法；乳牙、恒牙外伤类型。

3. 了解　颧骨、颧弓骨折的临床表现、诊断及治疗原则；各类乳牙、恒牙外伤处置方式。

4. 学会对口腔颌面部损伤的伤情评估和正确诊断，具备对口腔颌面部损伤的急救处理及颌骨骨折的初步救治能力。

案例引导

案例　患者，男，23岁，因左侧面部刀砍伤2h急诊，伤后无昏迷史和呕吐史。查体：神志清楚，脉搏、血压、呼吸均正常，患者左侧耳前区皮肤有长约5cm的纵向切口，创缘整齐，有活动性出血。无张口受限，咬合关系正常。

讨论　1. 该患者的初步诊断是什么？

2. 需进一步检查哪些特殊解剖结构的损伤？

3. 需做哪些相应的急救处理？

口腔颌面部损伤是口腔颌面部的常见病与多发病。交通事故伤是其主要致伤因素，工伤、运动损伤、日常生活中的意外伤害及战时的火器伤也均可导致颌面部损伤。由于口腔颌面部在解剖结构和生理功能上的特殊性，其在损伤后的临床表现、诊断和治疗上均有其特殊性，其损伤特点主要表现如下。

1. 口腔颌面部血循环丰富，因此组织再生修复与抗感染能力强，创口易于愈合。但伤后一般会出血较多，且易形成血肿，组织水肿反应快而重。

2. 口腔颌面部多窦腔，窦腔内常存在一定数量的病原菌，伤口如与这些窦腔相通容易发生感染，在处理时应尽早关闭与这些窦腔相通的创口。

3. 颌骨骨折断端如发生移位可引起咬合关系错乱，咬合关系错乱是颌骨骨折的重要诊断依据之一，而恢复正常的咬合关系也是治疗颌骨骨折的重要标准。颌面部损伤常伴有牙损伤，如打击力量较大，牙碎片可能造成二次伤。

4. 因颌面部上接颅脑，下连颈部，上颌骨和面中份损伤容易伴发颅脑损伤，下颌骨和面下份损伤容易并发颈部伤。

5. 口腔是消化道入口和呼吸道上端，损伤时可因组织移位、肿胀、舌后坠、血凝块和分泌物堵塞等原因影响呼吸或发生窒息。损伤后常影响张口、咀嚼和吞咽功能，从而严重影响进食和营养。此外，咀嚼功能障碍会导致口腔自洁作用减弱，从而严重影响口腔卫生。

6. 颌面部有腮腺、三叉神经及面神经等组织，如腮腺受损可伴发涎瘘；面神经受损可致面瘫；三叉神经受损，则可在相应区域出现麻木。

7. 颌面部损伤常伴有不同程度的面部畸形，会严重影响患者的容貌，引起患者的心理社会障碍。

8. 颌面部损伤常伴有各种形式的牙外伤，其诊疗与其他软硬组织损伤相比有特殊性。

第一节　口腔颌面部损伤的急救处理

口腔颌面部损伤伤员在首诊时可能出现一些危重情况，如窒息、出血、休克及颅脑损伤等，应及时抢救。

一、解除窒息

（一）窒息的分类

窒息按发生的原因可分为阻塞性窒息和吸入性窒息两类。

1. 阻塞性窒息（obstructive asphyxia）

（1）异物阻塞　损伤后口腔和鼻咽部如有血凝块、呕吐物、游离组织块或异物等，可以阻塞呼吸道造成窒息。

（2）组织移位　下颌骨颏部粉碎性骨折或双发骨折时，由于口底降颌肌群的牵拉，可使舌后坠而阻塞呼吸道。上颌骨骨折时，骨折段向下后方移位，也可堵塞咽腔，引起窒息。

（3）肿胀压迫　口底、舌根、咽侧及颈部损伤后，可因血肿或组织水肿压迫呼吸道而发生窒息。

2. 吸入性窒息（inspiratory asphyxia）　是昏迷的患者直接将血液、唾液、呕吐物或其他异物吸入气管、支气管或肺泡内而引起的窒息。

（二）窒息的临床表现

窒息的前驱症状是患者烦躁不安、出汗、鼻翼扇动和呼吸困难。严重时出现口唇发绀、三凹征（吸气时锁骨上窝、胸骨上窝及肋间隙深陷），继而出现脉弱或加快、血压下降及瞳孔散大。如抢救不及时，可致昏迷、呼吸心跳停止而死亡。

（三）窒息的急救

窒息救治的关键是早期发现与及时处理。

1. 对因损伤后异物阻塞咽喉部致窒息的患者，应迅速用手指或器械掏出或用吸引器清除口、鼻腔及咽喉部异物。

2. 对因舌后坠引起的窒息，应迅速撑开牙列，用舌钳或巾钳将舌牵向口外，打开气道，继而可用粗丝线缝合舌尖后 2cm 处全层舌体组织，将舌牵出固定于绷带或衣物上，并将下颌角托向前，头侧向或俯卧位。

3. 对因上颌骨横断骨折时，骨块向后下方移位引起的窒息，可临时采用筷子、夹板等物品横放于上颌双侧前磨牙位置，将上颌骨骨折块向上悬吊，并将两端固定于头部绷带上（图 4-1）。

4. 对于咽部和舌根肿胀压迫呼吸道的伤员，可经口插入通气导管，以解除窒息。如情况紧急，又无适当导管时，可用 1~2 根 15 号以上的粗针头做环甲膜穿刺，或行环甲膜切开，以解除窒息，待条件具备后改行气管切开术。

5. 吸入性窒息应立即行气管切开术，通过气管导管，迅速吸出进入下呼吸道的血液、分泌物和其他异物，恢复呼吸道通畅，并防治肺部并

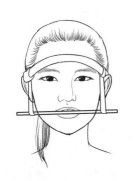

图 4-1　简易上颌悬吊法

发症。

二、止血

对于出血的急救，首先是根据损伤部位，判断出血的性质，随后是选择合适的止血方法。一般动脉出血呈间歇喷射状，速度快、血色鲜红。而静脉出血呈持续涌出状，血色暗红。常见的止血方法有以下几种。

1. 指压止血　适用于出血较多的紧急处理。用手指压迫出血部位知名供应动脉的近心端于邻近的骨骼上，暂时止血，然后需用其他方法进一步止血。如头顶及颞部出血时，可用手指压迫耳屏前的颞浅动脉于颧弓根部；颌面部中下份出血时，可在咬肌前缘将面动脉直接压向下颌骨；头颈部大出血时，可在胸锁乳突肌前缘与舌骨大角交界处稍下方将颈总动脉压迫于第6颈椎横突上。但此举有时可引起心律失常甚至心脏停搏，非紧急情况下一般不采用（图4-2）。

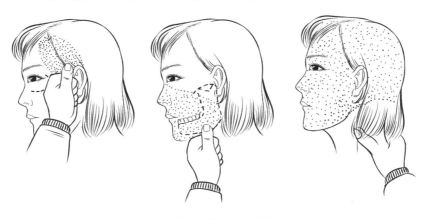

图4-2　指压止血法

2. 包扎止血　适用于头皮、颜面等处的毛细血管和小动、静脉的出血或创面渗血。先将移位的组织大致复位，在创口表面覆盖敷料，再用绷带加压包扎。包扎的压力要适当，不至引起缺血或影响呼吸道通畅。

3. 填塞止血　适用于开放性和洞穿性创口及窦腔出血。可用纱布填塞于创口内，外用绷带加压包扎。填塞时应注意保持呼吸道通畅，防止窒息。有脑脊液鼻漏的鼻道出血禁用此法。

4. 结扎止血　是比较常用且可靠的止血方法。可在创口内结扎出血的血管或在远处结扎出血动脉的近心端。颌面部较严重的出血，如局部不能妥善止血时，可行颈外动脉结扎术。

5. 药物止血　局部应用各种中药止血粉、止血纱布和止血海绵等或全身应用酚磺乙胺（止血敏）、氨甲苯酸、卡巴克洛或凝血酶等止血药来止血。

三、抗休克

口腔颌面部损伤伤员发生的休克主要是出血性或创伤性休克。颌面部伤员休克的处理原则与一般创伤外科基本相同，治疗的共同目标都是恢复组织灌注。出血性休克以补充有效血容量、彻底消除出血原因，制止血容量继续丢失为根本措施。创伤性休克的处理原则为镇静、镇痛、止血和补液。

四、防治感染

口腔颌面部损伤的伤员应尽早进行清创缝合处理。在没有清创条件时，应及时包扎伤口，以隔绝感染源。伤后应及早使用抗生素控制感染，对伤口污染泥土的伤员则需注射破伤风抗毒素。

五、包扎和运送 🅔 微课1~3

包扎有助于压迫止血、保护和缩小创面、减少感染及防止骨折段再移位。头面部损伤常用的包扎方法有：颅颌十字绷带包扎法和四尾带包扎法（图4-3）。运送伤员时应注意保持呼吸道通畅。一般伤员可采用侧卧位或头偏向一侧。昏迷的伤员应采用俯卧位，额部垫高，使口鼻悬空，以利于引流和防止舌后坠。运送途中，应随时观察损伤和全身情况的变化，防止发生窒息和休克。

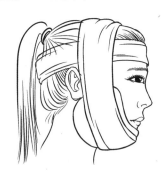 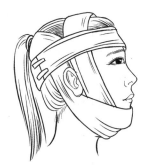 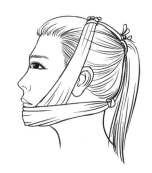

图4-3 常用的包扎法

第二节 口腔颌面部软组织损伤

口腔颌面部组织损伤包括软组织损伤及硬组织损伤，硬组织损伤又包含牙外伤及骨组织损伤。口腔颌面部软组织损伤可以单独发生，也可以与硬组织损伤同时发生。各类口腔颌面部软组织损伤的临床症状和处理方法也各有其特点。

一、分类

（一）擦伤

擦伤（abrasion）多发生于面部较突出的部位，临床表现主要是皮肤表皮破损，创面常附着沙砾或其他异物并伴有少量渗血和疼痛。其治疗主要是清洗创面、去除异物和预防感染。创面可任其暴露，待其干燥结痂，自行愈合，也可在愈合期局部应用抗生素软膏等预防感染及保护创面。如发生感染，应行湿敷。

（二）挫伤

挫伤（contusion）系皮下及深部组织遭受挤压或撞击而没有皮肤开放性创口的软组织损伤。可因组织内渗血而形成瘀斑，甚至形成血肿。其治疗早期可采用局部冷敷或加压包扎止血。48h后可用热敷、理疗或中药外敷，促进血肿消散及吸收。如血肿较大或继发感染，可行局部穿刺或引流，并应用抗生素控制感染。

（三）刺伤

刺伤（stab wound）系因锐器刺入身体而发生。其创口小而伤道深，多为盲管伤。刺入物可将砂土和细菌带入创口深处，也可损伤重要的血管神经。其治疗应行早期外科清创，并应用抗生素防治感染。清创时应注意探查面神经分支和腮腺导管有无断裂，必要时需要扩创。对颈部大血管附近的异物要谨慎清除，做好预防继发性出血的准备。

（四）切割伤

切割伤（incised wound）系被锋利的刀器、玻璃片等所致，特点是创口边缘整齐。如切断知名血管，则出血严重；如切开腮腺或切断导管，可致涎瘘；如切断面神经，可致面瘫。其治疗应早期行清创缝合，遇有面神经较大分支或腮腺导管被切断时，应力争同期行神经或导管吻合术。

（五）撕裂伤

撕裂伤（laceration）是由较大的机械力将组织撕裂甚至撕脱所致，如长发卷入机器中而导致大块头皮撕裂或撕脱。特点是创口边缘不整齐，出血多，疼痛剧烈，易发生休克。常伴有神经、血管、肌肉和骨面暴露，易继发感染。其治疗应及时清创、复位缝合，如撕裂的组织有血管可行吻合者，应即刻吻合血管行再植术。如组织已有缺损，应待控制感染后尽早行皮肤移植。如有大面积组织缺损不能再植，可行吻合血管的游离组织瓣移植。

（六）咬伤

咬伤（bite）常见于被犬、鼠、猪或野生动物等撕咬所致。特点是创缘常有咬痕，组织常被撕裂，甚至撕脱，可伴有软组织缺损。其治疗应先彻底清创，组织复位并缝合。如有组织缺损可行游离植皮或皮瓣修复。如为犬咬伤，应注射狂犬病疫苗，预防狂犬病。

（七）烧伤

颌面部位置暴露，易发烧伤（burn）。颌面部烧伤除具有一般烧伤的共性外，还具有以下临床特点。

1. 颌面部神经丰富，烧伤后疼痛剧烈，常伴有高热及水、电解质紊乱。

2. 因血液循环丰富，皮下组织松弛，伤后组织反应快而重。

3. 颌面部外形高低不平，大面积烧伤时，各部位损伤程度不同，较突出的部位如鼻、耳、眉及唇部伤情较重。口鼻烧伤常伴有吸入性呼吸道灼伤，由于黏膜快速水肿及渗出极易造成呼吸道梗阻，甚至窒息。

4. 深度烧伤后，由于瘢痕的挛缩和增生，常导致面部畸形和功能障碍。

知识链接

颌面部烧伤的治疗

颌面部烧伤的治疗应遵循全身与局部相结合的原则，全身治疗与一般外科治疗相同。Ⅰ度烧伤局部创面无需特殊处理，Ⅱ度烧伤主要是防治感染。除需进行抗菌治疗外，及时正确的早期清创非常重要。小水疱可让其自行吸收，大水疱可抽出疱液保留疱皮。颜面部的烧伤创面一般都采用暴露疗法，创面上可喷涂中药制剂。如发现痂下积液或积脓，应及时引流和清创，并用抗生素液湿敷，直至创面愈合。对Ⅲ度烧伤患者，一般在伤后10～14天麻醉下切除焦痂，待创面生长肉芽组织后，尽早进行皮片移植修复。如创面已有感染，可先行抗生素液湿敷，待创面清洁后再行植皮。

二、口腔颌面部损伤清创术

清创术即创伤的初期外科处理，包括清洗去污，清除异物，切除坏死、失活和严重污染的组织，使之尽量减少污染，甚至变成清洁伤口，达到一期愈合，有利受伤部位的功能和形态恢复。清创术越早进行越好，一般在6～8h内进行。颌面部创伤由于血液循环丰富、组织抗感染能力强，时间可适当放宽。但只要条件允许，应力争创口进行早期外科处理。

每位患者都应该注射破伤风抗毒素，根据情况选用抗生素、止血药、肾上腺皮质激素、止痛药、抑制唾液分泌药等。注意口腔卫生，保持口腔清洁及使用必要的支持疗法。

三、不同部位损伤的特点及其处理

口腔颌面部组织器官众多，不同部位的软组织损伤各有其特点，处理方法也不尽相同。

（一）唇部损伤

唇部损伤多为撕裂伤、撕脱伤或贯通伤，缝合的原则如下。

1. 应首先缝合肌层，将口轮匝肌复位后对位缝合，以恢复口轮匝肌的完整连续性，然后再按照唇的正常解剖外形缝合皮肤及黏膜。

2. 缝合皮肤时应先将唇红缘处精确对位后缝合。

3. 如张力较大，可采用唇弓或蝶形胶布辅助减张。

4. 唇部贯通伤应注意检查是否有牙折片进入组织内。

（二）颊部损伤

颊部以贯通伤最多见，其治疗原则是尽量关闭创口和消灭创面。

1. 如无组织缺损，按口腔黏膜、肌层和皮肤的顺序分层对位缝合。

2. 如有较小组织缺损，可利用颊部组织的弹性，直接拉拢缝合；张力大者，做定向拉拢缝合。

3. 皮肤缺损较大而口腔黏膜无缺损或缺损较少，应先对位缝合口腔黏膜，皮肤创面可用游离植皮、邻近瓣转移或游离皮瓣等方法修复。

4. 如系较大的洞穿性缺损，不能关闭创口，可先将创缘皮肤和口内黏膜相对缝合，遗留洞穿性缺损，待做二期整复。

（三）腭部损伤

腭部损伤多为刺伤、撕裂伤或贯通伤，多见于儿童。腭部损伤应根据创口所在部位及损伤性质进行治疗。

1. 如仅为硬腭软组织撕裂伤，无硬组织缺损，直接拉拢缝合即可。

2. 如硬腭有组织缺损造成口腔与鼻腔、上颌窦相通，可在邻近转移黏骨膜瓣，以封闭瘘口和缺损。

3. 如为软腭贯通伤，应分别缝合鼻腔黏膜、肌层及口腔黏膜。

4. 如腭部组织缺损太大，不能即刻修复，可制作腭护板暂时隔离口、鼻腔，待二期手术修复。

（四）舌部损伤

舌部损伤的治疗应遵循以下原则。

1. 舌部清创缝合术应尽量保持舌的长度。如有组织缺损，应按前后纵行方向进行缝合。

2. 如果舌与邻近牙龈、口底黏膜等同时存在创面时，应先关闭舌的创面，再关闭其他创面，以避免舌部创口后期发生粘连，影响舌的运动。

3. 一般在清创处理中不做组织切除。如为断离性损伤应将完全离体后的舌体组织在抗生素溶液中浸泡后重新对位缝合，也可能完全或部分成活。

4. 舌体组织脆嫩，易撕裂，缝合时应采用大针粗线（4号线以上），水平褥式加间断缝合，进针点距创缘应在5mm以上，打三叠结并松紧适度。

（五）腮腺及腮腺导管损伤

1. 对于单纯腺体损伤，清创后对暴露的腺体进行缝扎，并缝合腮腺咬肌筋膜，配合腮腺区绷带加压包扎10~14天，避免进食酸性或刺激性食物，并应用阿托品等药物抑制腺体分泌。

2. 对于腮腺导管损伤，如清创中发现导管断裂，可行端端吻合术，如断裂处接近口腔，可行导管改道术。如果有导管缺损而不能拉拢缝合时，可取一段颞浅静脉行导管再造术。

（六）面神经损伤

颜面部开放性损伤时如发现面瘫体征，清创时应探查面神经分支是否损伤。

1. 如发现神经断裂而无神经缺损时，应拉拢两断端，使轴索正确对位后，行神经吻合术。

2. 如有神经缺损或张力较大时，可就近切取一段比实际缺损长约15%的耳大神经做神经游离移植术。

第三节　口腔颌面部骨组织损伤

⇒ **案例引导**

案例　患者，男，27岁，被摩托车撞倒2h入院，额部先着地，无头痛、呕吐史。检查：神志清楚，无呼吸困难，无明显开放性损伤，两侧耳前区轻度肿胀，压痛明显，张口度2横指，前牙开𬌗，双侧后牙早接触。

讨论　1. 该患者最可能的诊断是什么？

　　　 2. 必要的辅助检查有哪些？

　　　 3. 相应的治疗措施有哪些？

口腔颌面部骨组织损伤包括牙槽突骨折、颌骨骨折、颧骨及颧弓骨折、鼻骨骨折等，本节主要介绍前三种骨折。

一、牙槽突骨折

牙槽突骨折（fracture of alveolar process）在颌面部损伤中较为常见，常是外力直接作用于牙槽突所致，多见于上颌前部。可单发，也可与颌面部其他损伤同时发生。常伴有唇部损伤和牙龈肿胀、撕裂，可引起咬合错乱，亦可有牙折、牙松动和牙脱位等表现。当摇动损伤区的牙时，可见邻近数牙及骨折牙槽段随之活动。其治疗应在局部麻醉下将牙及牙槽突手法复位到正常解剖位置，随后采用牙弓夹板、金属丝结扎或正畸托槽方丝弓等方法固定骨折4~6周（图4-4）。

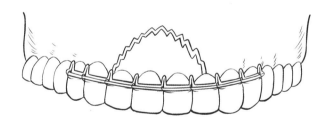

图4-4　牙槽突骨折牙弓夹板固定

二、颌骨骨折

（一）上颌骨骨折

1. 临床分型　Le Fort 根据解剖结构上的薄弱环节和骨折线的位置将上颌骨骨折分为三型（图4-5）。

（1）Le Fort Ⅰ 型骨折　又称低位骨折或水平骨折。骨折线通过梨状孔下缘，经根尖下向两侧水平延伸至翼上颌缝附近。

（2）Le Fort Ⅱ 型骨折　又称中位或锥形骨折。骨折线自鼻额缝向两侧经过鼻骨、泪骨、眶底、颧上

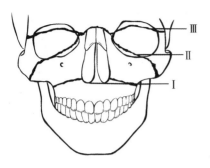

图4-5 上颌骨 Le Fort 骨折的
骨折线示意图

颌缝区，沿上颌骨后壁达翼上颌缝处。

（3）Le Fort Ⅲ型骨折 又称高位或颅面分离骨折。骨折线自鼻额缝向两侧经过鼻骨、泪骨、眶内、下、外壁、颧额缝，向后下至翼上颌缝，可造成面骨与颅骨完全分离。

2. 临床表现

（1）骨折段移位 上颌骨骨折段移位主要受外力的大小和方向及骨折段本身重量的影响，一般常出现后下方向移位或嵌顿骨折。

（2）咬合关系错乱 主要表现为上颌牙随上颌骨骨折段向后下方移位，造成后牙早接触，前牙呈开𬌗状态；因外力方向不同还可以出现前牙反𬌗或偏𬌗等。

（3）眶区变化 上颌骨骨折时眶内及眶周常伴有组织内出血、水肿，眶周瘀斑，呈蓝紫色，形成特有的"眼镜症状"，还可出现复视、眶下区和上唇麻木等。

（4）颅脑损伤 上颌骨骨折特别是高位骨折时常伴发颅底骨折和颅脑损伤，出现脑脊液鼻漏或耳漏。

（二）下颌骨骨折

1. 好发部位 下颌骨骨折常发生于解剖结构和力学上的薄弱区域，如正中联合部、颏孔区、下颌角及髁突颈部（图4-6）。

2. 临床表现

（1）骨折段移位 下颌骨有强大的咀嚼肌群附着，肌肉的牵拉是骨折段移位的主要因素。如单发的正中联合部骨折，因骨折线两侧肌群牵拉力相等，常无明显移位。而颏部的粉碎性骨折，中部骨折段因颏舌肌、颏舌骨肌牵拉而向后移位；两侧骨折段因下颌舌骨肌、舌骨舌肌的牵拉向中线移位，使下颌骨前部弓形变窄。此种骨折可引起舌后坠而发生呼吸困难，甚至发生窒息。对于颏孔区、下颌角及髁突等部位的骨折，分别因双侧降颌肌群、升颌肌群、咬肌、翼内肌及翼外肌等的附着，而发生不同方向的移位或者不移位。

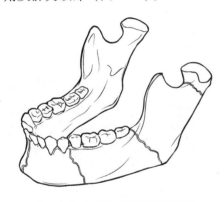

图4-6 下颌骨骨折的好发部位

（2）骨折段异常活动 下颌骨在正常情况下通过关节做整体活动，在骨折时则会出现分段的异常活动，可感觉到骨摩擦音和骨折段活动。

（3）功能障碍 患者常因疼痛、咀嚼肌运动失调和反射性痉挛、颞下颌关节损伤等原因出现张口受限。因骨折段移位，出现牙齿的咬合关系错乱。当骨折损伤下牙槽神经时可引起下唇麻木。

（三）颌骨骨折的影像学检查

颌骨骨折一般通过 X 线平片即可了解骨折的部位、数目、方向、类型及骨折移位和骨折线的关系等情况。下颌骨骨折首选全口曲面体层片（图4-7），下颌骨体部和升支区骨折可加摄下颌骨侧斜位片，下颌角骨折可加摄下颌骨后前位片，髁突骨折可加摄下颌开口位后前位片和许勒位片。上颌骨骨折首选华特位片，疑有颅底骨折时可待伤情稳定后再做进一步检查。对于上颌骨复杂骨折或全面部骨折最好选用 CT 检查，尤其是螺旋 CT 或大视野锥形束 CT 的三维重建（图4-8），可清晰显示骨折的细节。

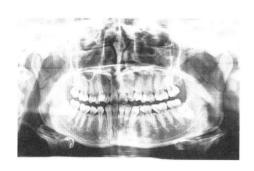

图 4-7 颌骨骨折的曲面体层片

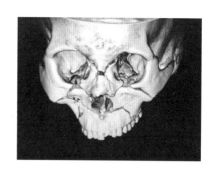

图 4-8 上颌骨骨折的螺旋 CT 三维重建

（四）颌骨骨折的治疗

1. 颌骨骨折的治疗原则 国际内固定研究协会（Association for the Study of Internal Fixation，AO/ASIF）提出的骨折治疗原则包括骨折的解剖复位、功能稳定性固定、无创外科和早期功能性运动。其核心是通过骨折断端的解剖复位和功能稳定性固定恢复患者伤前的咬合关系和颌骨形态，使骨折在绝对稳定的条件下进行早期无痛性肌肉及关节功能活动并使骨折在功能活动中得到愈合。

2. 颌骨骨折的复位 正确的咬合关系是颌骨骨折复位的基础。颌骨骨折的治疗需根据不同的骨折情况，在恢复咬合关系和确定上、下颌骨位置的前提下，选用不同的复位方法。主要有手法复位、牵引复位和手术切开复位等。

3. 颌骨骨折的固定

（1）单颌牙弓夹板固定 即将成品或弯制的牙弓夹板横跨骨折线安置到两侧健康牙，用金属丝将夹板与牙齿逐个结扎起来，利用健康牙固定骨折的方法。临床上常用于牙槽突骨折和移位不大的颏部线形骨折，也可以作为坚固内固定的张力带使用，以对抗牙槽突的不良张力。

（2）颌间固定 指利用各种装置，依据𬌗关系将上、下颌骨固定在一起。颌间固定的常用方法有以下三种：牙弓夹板颌间固定、正畸托槽颌间固定及颌间牵引钉固定。

（3）坚固内固定（rigid internal fixation，RIF） 通过创口或手术切口，暴露骨折线两端的骨面，然后采用接骨板、加压板、拉力螺钉或修复重建板等器材和方法进行骨折复位固定，固定后能保证骨折段保持在复位后的正常位置，不会再移位，并避免骨折断端受到不良应力干扰的骨折固定方法。在口腔颌面部创伤治疗领域，坚固内固定技术已经成为口腔颌面部骨折的首选治疗方法，新型的固定材料和方法也不断应用于临床。上颌骨骨折多采用微型钛接骨板（厚度 0.4~0.6mm）和螺钉固定（图 4-9）。

下颌骨骨折一般采用小型钛接骨板（厚度 1.0~1.5mm）和螺钉固定（图 4-10）。无牙颌骨折、大跨度下颌骨不规则骨折及下颌骨缺损可采用重建接骨板（厚度 2.4mm）和螺钉固定。

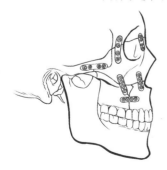

图 4-9 上颌骨骨折的坚固内固定

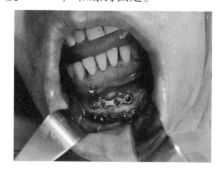

图 4-10 下颌骨骨折的坚固内固定

4. 髁突骨折的治疗 髁突骨折可在正常解剖位置上愈合，也可在错位愈合后进行功能改建。由于髁突具有较强的自身塑形和改建能力，大多数髁突骨折可采用保守治疗，即在手法复位后通过颌间牵引和固定恢复咬合关系。对于翼外肌附着上方的高位骨折而无移位者，可不做颌间固定，采用头帽髁兜制动保持正常咬合关系2~3周，随后进行张口训练。如骨折移位造成轻度错𬌗，可在患侧后牙早接触区放置2~3mm厚的橡皮垫，用颌间弹性牵引复位固定，恢复咬合关系后撤除橡皮垫，继续颌间固定2~3周。

对髁突明显向内下移位或脱位，成角畸形大于45°、下颌支高度明显降低并继发错𬌗畸形，闭合复位不能恢复良好咬合关系、髁突向外移位并突破关节囊者可采用手术切开复位和坚固内固定或拉力螺钉固定（图4-11）。对于高位髁突粉碎性骨折而不能固定并伴有功能障碍者，可行髁突摘除术。

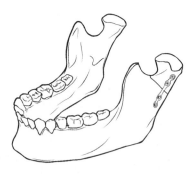

图4-11　髁突骨折的坚固内固定

5. 儿童颌骨骨折的治疗　由于儿童期正值乳恒牙交替期，其咬合关系还可以自行调整，因此，对复位和咬合关系恢复的要求不必像成人那样严格。但儿童乳牙列的牙冠较短，牙不稳固，难以结扎固定。颌骨内有恒牙胚，且皮质较薄，采用内固定时容易损伤牙胚，也不易固定牢靠。因此，儿童期颌骨骨折多采用保守治疗，如颅颌弹性绷带、自凝塑料夹板及牙面正畸带钩托槽粘接颌间牵引等方法。对于严重开放性创伤、骨折移位大或不合作的患儿，也可选择手术复位固定。术中应尽量避免损伤恒牙胚，还可以选择可吸收接骨板固定。儿童期髁突骨折一般采用保守治疗，并尽早做功能训练，防止关节强直。

三、颧骨及颧弓骨折

颧骨和颧弓是面中部两侧比较突出的部分，易受撞击而发生骨折。颧骨和颧弓骨折一般可分为颧骨骨折（zygomatic fractures or malar fractures）、颧弓骨折（zygomatic arch fracture）、颧骨颧弓联合骨折及颧、上颌骨联合骨折等类型。而颧弓骨折又可分为双线型和三线型骨折（M型骨折）。

（一）临床表现

1. 颧面部塌陷畸形　颧骨、颧弓骨折后外力作用的方向是骨折块移位的主要因素，多发生内陷移位。在伤后早期，也可因咬肌的牵拉而向下移位，局部呈现塌陷畸形。随后由于局部反应性肿胀，塌陷畸形可能被掩盖，容易造成漏诊。

2. 张口受限　骨折块发生的内陷移位可压迫颞肌和咬肌，阻碍下颌支喙突运动，导致张口受限和张口疼痛。

3. 复视　颧骨构成眶外侧壁和眶下缘的大部分。颧骨骨折移位后，可因眼球移位、外展肌渗血和局部水肿及撕裂的眼下斜肌嵌入骨折线中，限制眼球运动等原因而发生复视。

4. 神经症状　骨折移位后，如伤及眶下神经，可使该神经支配区域出现麻木感，如伤及面神经颧支，可发生眼睑闭合不全。

5. 瘀斑　骨折后局部的出血可致眶周皮下、眼睑和结膜下出现出血性瘀斑。

（二）影像学检查

颧骨骨折X线摄片检查首选华特位片。颧弓骨折可选用颧弓位片，X线特征性表现呈"M"或"V"形。大视野锥形束CT和螺旋CT的三维重建技术能立体地显示骨折的细节及颧弓与喙突的关系（图4-12）。

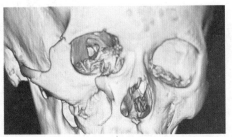

图4-12　颧骨及颧弓骨折的
锥形束CT影像学表现

（三）治疗

颧骨、颧弓骨折后，如塌陷畸形不明显，无张口受限、复视等功能障碍者，可进行保守治疗。如塌陷畸形严重，有张口受限及复视者均可考虑手术复位内固定。常用的复位和固定方法有巾钳牵拉复位法、口内切开复位法、面部小切口切开复位法、颞部入路切开复位法及头皮冠状（半冠状）切口复位固定法（图4-13）。

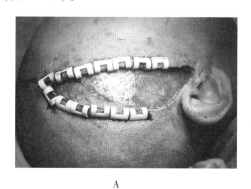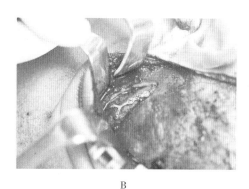

A   B

图4-13 颧骨和颧弓骨折的头皮冠状切口复位固定法
A. 切开；B. 复位固定

第四节 儿童及成人牙外伤

牙的损伤在颌面部组织损伤中较为常见，尤其是前牙更易于在各类引起颌面部外伤的事故中被损伤。儿童牙颌面组织器官尚在发育，与成人牙外伤的诊疗原则有所不同，本部分将分别介绍。

一、儿童牙外伤

儿童较成人更易发生外伤事故，且其诊疗原则与成人相比有特殊性，急诊处理后，通常需于儿童口腔专科医师处复诊随访，酌情进行乳牙或年轻恒牙的牙髓治疗、牙体修复或乳牙、年轻恒牙早失后的间隙保持等处置。

（一）乳牙外伤

乳牙外伤多发生于低龄儿童，其首要诊疗原则是将外伤对继承恒牙生长发育的影响降到最低。急诊处理中，要综合考虑乳牙牙根与继承恒牙胚的关系密切程度、患牙距替牙的时间、患儿的配合程度等因素做出诊疗决策。

1. 乳牙折断

（1）乳牙简单冠折 是指未累及牙髓的牙冠折断，其治疗以修复牙体外观、消除锐利断端以避免进一步划伤软组织为原则。若复诊随访发现牙髓感染症状，应及时行牙髓摘除术。

（2）乳牙复杂冠折 是指累及牙髓的牙冠折断，露髓时间在24h内通常可行冠髓切断术，若露髓时间超过24h或牙冠缺损大不易修复，可行牙髓摘除术或拔除患牙。

（3）乳牙冠根折 是指累及牙釉质、牙本质、牙骨质的牙冠、牙根联合折断，多数情况下，发生乳牙冠根折需要拔除患牙。

（4）乳牙根折 是指牙齿根部牙本质、牙骨质折断，常发生在根中部或根尖1/3，伴有牙髓受损。根尖1/3折断时，可不做其他处理，嘱患儿避免使用患牙咬合2~3周，待根尖断端被吸收。若术后3

个月、6个月复查时发现牙髓感染症状,应行牙髓摘除术或拔除患牙。根中部折断时,通常需拔除冠部断端,待根部断片被吸收。

2. 脱位性损伤和全脱出

(1) 脱位性损伤 包括牙震荡、牙脱位、部分脱出、侧方移位、挫入等类型。牙震荡和牙脱位通常不做处置,密切观察牙髓状况即可。侧方移位和部分脱出的患牙可考虑复位固定,并密切观察牙髓状况,极度松动或无法复位的,可拔除。挫入的乳牙应重点关注其与继承恒牙牙胚的关系,必要时考虑拔除乳牙,以避免影响继承恒牙胚的发育。

(2) 全脱出 全脱出的乳牙通常不进行再植,后续复诊随访应关注牙槽窝骨折是否影响恒牙牙胚的发育。

(二) 年轻恒牙外伤

年轻恒牙是指已萌出但形态、结构上尚未完全形成和成熟的恒牙。恒牙一般在牙根形成2/3左右时开始萌出,萌出后牙根继续发育,2~3年后牙根达到应有长度,3~5年根尖发育完成。

1. 牙釉质裂纹和冠折 牙釉质裂纹通常不需要特殊处理,较深的牙釉质裂纹可采用复合树脂粘接剂进行封闭。

不影响功能、美观的小范围简单冠折通常不需修复,调磨抛光消除锐利边缘即可。较大范围的简单冠折,若折片保存完好,可考虑进行断冠粘接。折片未完好保存的,可考虑进行复合树脂直接修复。累及牙髓的复杂冠折,应尽可能保存活髓,因为年轻恒牙牙髓修复能力较强,且活髓是年轻恒牙继续发育的保证。可根据露髓范围大小和时间长短选择各类活髓保存治疗,包括直接盖髓术、牙髓切断术等。若露髓时间较长,发生牙髓坏死,则应去除感染牙髓,尽可能保留根髓或根尖牙乳头,使牙根能够继续发育。活髓治疗完成后的患牙也可通过断冠粘接或复合树脂直接修复来恢复外观。

2. 冠根折 是指同时累及牙釉质、牙本质、牙骨质的牙冠牙根联合折断。简单冠根折未累及牙髓,可在排龈止血后通过断冠粘接或复合树脂修复来恢复患牙外形。复杂冠根折涉及牙髓的损伤,急诊处理应尽可能通过邻牙固位粘接复位断冠,若断冠未完好保存,可采取直接盖髓来保护牙髓。急诊处理后应尽快将患者转诊至儿童口腔专科医师处进行进一步的诊治。

3. 根折 治疗急诊处理的原则是复位断端并固定患牙,注意消除咬合创伤,观察牙髓状态。根据根折位置的不同,治疗方法和预后均有差异,应及时转诊至儿童口腔或牙体牙髓病专科医师。

4. 脱位性损伤 包括牙震荡、牙脱位、部分脱出、侧方移位、挫入等几种类型。牙震荡是单纯的牙齿支持组织损伤,牙脱位还伴有不同程度的松动,但没有牙齿的移位,通常牙震荡和牙脱位预后良好,没有咬合创伤时可不做特殊处理,但后期随访复查应注意牙髓组织的变化。部分脱出、侧方移位、挫入的牙齿在牙槽窝内的位置发生了明显变化,属于移位性损伤,总的治疗原则是复位固定患牙,消除咬合创伤,观察牙髓状态。但挫入的患牙视牙根发育情况和挫入程度的不同,有不同的治疗方案选择,应转诊至专科医师处理。

5. 全脱出 全脱出的患牙治疗方法是牙再植,牙全脱出发生后,越早进行再植,预后越好。再植牙的愈合方式包括牙周膜愈合、表面吸收愈合、牙齿固连、炎性吸收等,牙周膜愈合是最理想的愈合方式。牙齿脱出牙槽窝5min以内迅速再植是牙周膜愈合的重要条件,如果延迟8min以上,牙周膜愈合的可能性会降低50%,延迟30min以上,发生牙周膜愈合的机会极低。无法当场进行再植的,应清洗干净后置于生理盐水、牛奶等介质中保存,或直接置于患者舌下或口腔前庭处,迅速到医院就诊。

二、成人牙外伤

成人恒牙外伤通常包括牙周膜损伤、牙体硬组织损伤、牙脱位、牙折以及伴发的支持组织损伤。

成人恒牙外伤的处置与儿童青少年的年轻恒牙外伤的处置方式大部分相似，区别在于年轻恒牙牙根尚未发育完成，当发生挫入、半脱位、冠折露髓等情况时，应尽一切可能保存牙髓活力或至少保存根髓活力。而发育完善的恒牙发生上述情况时，可酌情行牙髓摘除术，后续通过完善的根管治疗及各类修复体来恢复患牙的功能。

目标检测

答案解析

1. 颌骨骨折的重要临床特征是（　　）
   A. 咬合错乱　　　　　　B. 局部肿胀　　　　　　C. 局部疼痛
   D. 张口受限　　　　　　E. 骨磨擦音

2. Le FortⅡ型骨折是指（　　）
   A. 颧弓上骨折　　　　　B. 锥形骨折　　　　　　C. 水平骨折
   D. 纵形骨折　　　　　　E. 矢状骨折

3. 颌骨骨折的重要治愈标准是（　　）
   A. 骨性愈合　　　　　　　　　　　　　B. 纤维性愈合
   C. 骨折线上的牙齿不松动　　　　　　　D. 恢复原有咬合关系
   E. 无感染发生

4. 单纯颧骨及颧弓骨折的临床表现，一般不可能出现（　　）
   A. 颧面部塌陷畸形　　　B. 张口受限　　　　　　C. 复视
   D. 咬合错乱　　　　　　E. 疼痛

5. 颌骨骨折中最易并发颅脑损伤的是（　　）
   A. 上颌骨 Le fort Ⅰ型（低位）骨折　　　　B. 下颌骨骨折
   C. 上颌骨 Le fort Ⅱ型（中位）骨折　　　　D. 上颌骨 Le fort Ⅲ型（高位）骨折
   E. 上颌骨矢状骨折

6. 儿童颌骨骨折治疗原则错误的是（　　）
   A. 尽早复位　　　　　　　　　　　　　B. 固定时间较成人短
   C. 必须恢复伤前的咬合关系　　　　　　D. 尽可能采用保守治疗
   E. 如要手术治疗，术中应避免损伤牙胚

7. 对于颌面部损伤病员若不及时处理，会马上造成生命危险的主要原因是（　　）
   A. 出血　　　　　　　　B. 感染　　　　　　　　C. 休克
   D. 窒息　　　　　　　　E. 弥散性血管内凝血

8. 乳牙外伤急诊诊疗决策的依据不包括（　　）
   A. 受伤乳牙牙根的位置　　　　　　　　B. 继承恒牙胚的位置
   C. 患牙距替牙的时间　　　　　　　　　D. 患儿的龋病风险
   E. 患儿的配合程度

9. 年轻恒牙折断的急诊处置原则是（　　）
   A. 尽早拔除患牙，以利于将来的修复治疗
   B. 行牙髓摘除术，预防牙髓的感染
   C. 尽早复位固定断冠，或直接盖髓保护牙髓

  D. 无需处置，待断端自行吸收

  E. 急诊行根管治疗术，严密充填根管并修复缺损牙体

10. 牙外伤的常见类型不包括（　　）

  A. 冠折   B. 冠根折   C. 部分脱出

  D. 挫入   E. 牙根外吸收

（赵作勤　张　亮）

书网融合……

  本章小结   微课1   微课2   微课3   题库

第五章 口腔颌面部肿瘤

1. **掌握** 口腔颌面部牙源性颌骨囊肿、成釉细胞瘤、口腔癌的临床表现及诊治原则。
2. **熟悉** 口腔颌面部非牙源性囊肿、其他良性及恶性肿瘤的临床特点及诊治原则。
3. **了解** 口腔颌面部各种囊肿、良性肿瘤、恶性肿瘤的手术方法。
4. 学会诊断口腔颌面部常见的牙源性囊肿，具备鉴别良性肿瘤与恶性肿瘤的能力。

口腔颌面部肿瘤是头颈部肿瘤的重要组成部分，国际抗癌联盟（UICC）将头颈部肿瘤正式分为七大解剖部位，即：唇、口腔、上颌窦、咽（鼻咽、口咽、喉咽）、唾液腺、喉和甲状腺，其中大部分均位于口腔颌面部。肿瘤按其生物学特性主要分为良性肿瘤与恶性肿瘤两大类。除此之外还有少部分介于良性与恶性肿瘤之间，称为临界瘤，如成釉细胞瘤、唾液腺多形性腺瘤等（唾液腺肿瘤详见第六章）。

牙源性和唾液源性肿瘤为口腔颌面部特有的肿瘤。口腔颌面部囊肿和瘤样病变虽不是真性肿瘤，但常具有肿瘤的某些生物学特性和临床表现，故与肿瘤一并讨论。

口腔颌面部肿瘤的命名原则：一般包括发生部位、组织来源、生物学特性 3 个方面，如上唇血管瘤、舌鳞状细胞癌等。口腔颌面部肿瘤由于其特殊的解剖部位、结构和功能，决定了不论肿瘤的良恶性质，在进行外科手术时对患者的容貌和功能都将具有重大影响，所以该部位肿瘤的诊断、治疗具有鲜明的特色（图 5 - 1）。

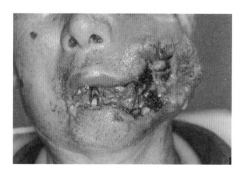

图 5 - 1　口腔颌面部肿瘤

第一节 口腔颌面部囊肿

口腔颌面部囊肿较为常见，根据发生部位可分为软组织囊肿、颌骨囊肿；根据组织来源可分为牙源性囊肿、胚胎发育性囊肿、唾液腺囊肿（详见第六章）。

一、软组织囊肿

（一）皮脂腺囊肿

皮脂腺囊肿俗称"粉瘤"，主要由于皮脂腺排泄管阻塞，皮脂腺囊状上皮被逐渐增多的内容物充填膨胀所形成的潴留性囊肿。

【临床表现】常见于头面部，一般无自觉症状，生长缓慢，小的如豆，大的可致小柑橘样，突出于皮肤表面。囊肿与皮肤紧密粘连，中央可有一个小色素点（与表皮样囊肿鉴别）。囊内有白色豆渣样分泌物。如继发感染时可有疼痛、化脓，还可能发生癌变（图 5 - 2）。

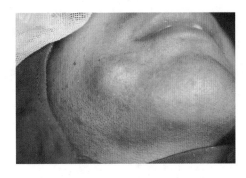

图 5 - 2　面部皮脂腺囊肿

【治疗】手术是皮脂腺囊肿唯一的治疗方法。手术可沿面部皮纹方向做梭形的皮肤切口，连同囊肿一起摘除。如果残留囊壁，则易复发。

（二）皮样或表皮样囊肿

皮样或表皮样囊肿是胚胎发育时遗留于组织中的上皮细胞发展而形成的。囊壁较厚，囊壁中含皮肤附件为表皮囊肿，囊壁中无皮肤附件为表皮样囊肿。表皮样囊肿也可为获得性植入囊肿（创伤时上皮被带入组织深部发展所致）。

【临床表现】多见于儿童及青年。皮样囊肿好发于口底和颏下；表皮样囊肿好发于眼睑、额、鼻、眶外侧和耳下等部位。一般生长缓慢，无自觉症状，常为球形、深在、界限清楚、触诊坚韧似有面团感。皮样囊肿穿刺抽吸物为乳白色豆渣样分泌物，镜下可见脱落上皮细胞、毛囊和皮脂腺等（图 5 - 3）。

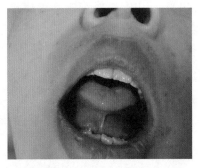
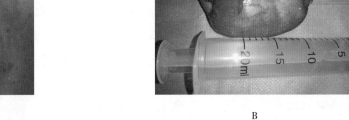

A　　　　　　　　　　　　　　　　　　　B

图 5 - 3　口底皮样囊肿

A. 口底皮样囊肿将舌体抬高；B. 皮样囊肿术后标本

【治疗】手术完整摘除囊肿。皮样、表皮样囊肿与周围组织无粘连，手术易摘出。并发感染者可先用抗生素控制感染后再行手术治疗。

（三）甲状舌管囊肿

甲状舌管囊肿是指在胚胎早期甲状腺发育过程中甲状舌管退化不全、不消失而在颈部遗留形成的先天性囊肿。

【临床表现】多见于 1 ~ 10 岁的儿童。囊肿生长缓慢，多无自觉症状，以偶然发现为多。囊肿可发生于颈前正中舌盲孔至胸骨切迹之间的任何部位，以舌骨体上下最常见，有时可偏向一侧。囊肿多呈圆形，质地软，边界清，无粘连。位于舌骨下方的囊肿，在囊肿与舌骨体之间可扪及一坚韧的条索状物，囊肿可随吞咽及伸舌等动作而上下移动；若囊肿位于舌盲孔附近时，当其生长到一定程度可使舌根部抬高，发生吞咽、语言功能障碍。

囊肿可经过舌盲孔与口腔相通而容易继发感染，可出现疼痛，吞咽时尤甚。囊肿表面皮肤发红，界限不清，当囊肿自行破溃或经皮肤切开引流时可形成甲状舌管瘘。临床上亦可见出生后即存在的原发甲状舌管瘘。

【诊断】甲状舌管囊肿的诊断可根据其部位和随吞咽移动等而做出，有时穿刺可抽出透明、微混浊的黄色稀薄或黏稠的液体。对甲状舌管瘘还可行碘油造影以明确其瘘管行径。

甲状舌管囊肿与舌异位甲状腺的鉴别诊断

舌异位甲状腺简称舌甲状腺。舌异位甲状腺常位于舌根部或舌盲孔的咽部，呈瘤状突起，表面紫蓝色，质地柔软，边界清楚，患者常有语言不清，呈典型的"含橄榄"语音，较大时可出现吞咽、呼吸困难等症状。由于75%的异位甲状腺为唯一有功能甲状腺组织，错误将其切除将导致终生甲状腺功能低下的严重后果。临床上要特别注意两者的鉴别。放射性核素^{131}I扫描是最有效的鉴别方法，异位甲状腺部位可见核素浓聚或颈部未触及甲状腺组织即可做出诊断。

【治疗】手术彻底切除囊肿或瘘管是根治甲状舌管囊肿或瘘管的主要方法。由于囊肿及瘘管同舌骨体的密切关系，手术的关键是应切除与之相连的舌骨体中份，以防止复发（图5-4）。

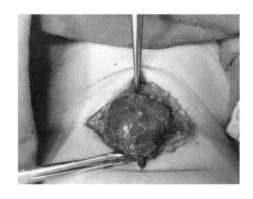 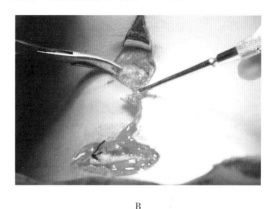

A	B

图5-4　甲状舌管囊肿（瘘）手术

A. 甲状舌管囊肿手术；B. 甲状舌管瘘手术

（四）鳃裂囊肿

鳃裂囊肿属于先天性鳃裂畸形，是由各对鳃裂未完全退化的组织发育而成。囊壁厚薄不等，含有淋巴样组织，通常覆有复层鳞状上皮，少数则被以柱状上皮。

【临床表现】可发生于任何年龄，但常见于20~50岁，来自第一鳃裂者年龄则更小些。鳃裂囊肿多无自觉症状，囊肿表面光滑、大小不定，生长缓慢，如发生上呼吸道感染后可突然增大，则感觉不适。若有继发感染，可伴发疼痛，并放射至腮腺区。囊肿感染穿破后，可以长期不愈，形成鳃裂瘘，常为不完全瘘管。若咽内及皮外两端均有瘘口为完全瘘。先天性未闭者，称为原发性鳃裂瘘。其临床形式多样，解剖关系复杂，易因误诊、误治致复发。

根据鳃裂来源可将发生于一侧面颈区囊肿分为上、中、下三部分：发生于面颈上部囊肿位于下颌角以上或腮腺区多为第一鳃裂囊肿（瘘），瘘口多位于外耳道，较少见；发生于面颈中部囊肿位于颈上部、舌骨水平、胸锁乳突肌上1/3前缘多为第二鳃裂囊肿（瘘）（图5-5），瘘口多位于咽侧壁，最为多见。发生于面颈下部囊肿位于颈根部，锁骨上区多为第三、四鳃裂囊肿（瘘），较为罕见。

【治疗】目前认为，完整切除囊肿及瘘管是唯一有效的根治方法。反复感染者应控制感染后再进行手术。瘘管或囊肿合并瘘管的切除较难，关键在于彻底切除囊壁包括内外瘘口在内的全部上皮组织（图5-5）。

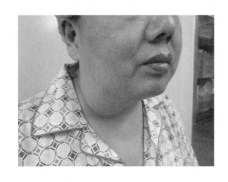
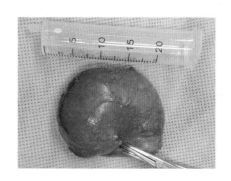

A　　　　　　　　　　　　　　　　　　　　　　　　B

图5-5　右侧第二鳃裂囊肿

A. 右鳃裂囊肿术前；B. 鳃裂囊肿术后标本

二、颌骨囊肿

颌骨囊肿根据发病原因可分为牙源性颌骨囊肿、非牙源性颌骨囊肿和假性颌骨囊肿。其中牙源性颌骨囊肿最常见，假性颌骨囊肿较少见。常用的影像学检查为口内片检查、曲面体层片检查和CBCT检查。

（一）牙源性颌骨囊肿

牙源性颌骨囊肿是由成牙组织或牙的上皮或上皮剩余演变而来的，根据来源分为以下三种。

1. 根尖囊肿（根端囊肿）　由于根尖慢性炎症的刺激，引起牙周膜内的上皮残余增生，上皮团中央发生变性与液化，周围组织液不断渗出，逐渐形成囊肿，囊肿内壁为复层鳞状上皮，外层有纤维组织。

2. 含牙囊肿（滤泡囊肿）　是发生于牙冠或牙根形成之后，在缩余釉上皮与牙冠面之间出现液体渗出而形成含牙囊肿。

3. 牙源性角化囊肿　是来源于原始的牙胚或牙板残余。生物学行为具有侵袭性，较易复发；囊壁的上皮及纤维包膜均较薄，在囊壁的纤维包膜内有时含有子囊或上皮岛。

【临床表现】牙源性颌骨囊肿生长缓慢，一般无自觉症状，常有牙的病变、牙移位或牙缺失，在常规X线检查时偶然发现囊肿。若囊肿增大，会出现颌骨局部膨隆，则形成面部畸形。若囊肿致骨壁极薄时扪诊可有乒乓球样感。由于颌骨颊侧骨板较薄，所以囊肿大多向颊侧膨胀。但牙源性角化囊肿有1/3向舌侧膨胀，易继发感染，并有显著的复发性和癌变倾向。牙源性囊肿穿刺可抽出草黄色液体，镜下可见胆固醇结晶。牙源性角化囊肿的囊液为乳白色角化物或皮脂样物。

1. 根尖囊肿　最常见，多发生在上下前牙。X线片特点：根尖区有一圆形或卵圆形透射区，边缘整齐，界限清晰，部分病例透射区周围有薄层阻射线（图5-6）。

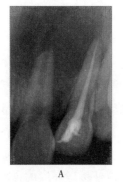
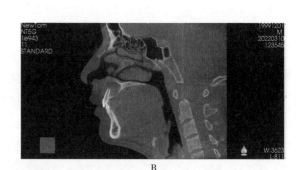

A　　　　　　　　　　　　　　　　　　　　　　　　B

图5-6　上颌骨根尖囊肿

A. 根尖囊肿（牙片）；B. 根尖囊肿（CT）

2. 含牙囊肿　多发生在下颌第三磨牙，其次为上或下颌尖牙区。X线特点：环绕一未萌牙冠的透射影像（图5-7）。

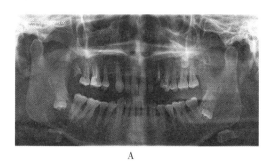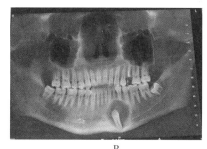

A | B

图5-7　下颌骨含牙囊肿（CBCT）

A. 右下第三磨牙含牙囊肿；B. 左下颌尖牙含牙囊肿

3. 牙源性角化囊肿　多发生在下颌第三磨牙及下颌升支部。X线特点：单房或多房性透光区，边缘有扇形切迹（图5-8）。

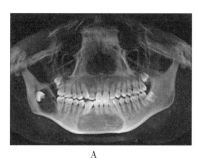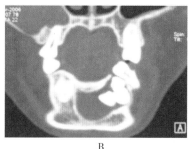

A | B

图5-8　下颌骨牙源性角化囊肿（CT）

A. 右下颌骨牙源性角化囊肿；B. 多发性牙源性角化囊肿

多发性角化囊肿如同时伴发皮肤基底细胞痣（或基底细胞癌）、分叉肋、眶距增宽、颅骨异常、小脑镰钙化等，则称为"痣样基底细胞癌综合征"或"多发性基底细胞痣综合征"；如仅为多发性角化囊肿并无基底细胞痣（癌）等症状时，则称为角化囊肿综合征。基底细胞痣（癌）或角化囊肿综合征常有阳性家族史，被认为系常染色体显性遗传病。

【治疗】牙源性颌骨囊肿的治疗，除年龄因素外，根据囊肿发生的部位、大小分别采取不同的手术方法。🅔微课

1. 中小型囊肿治疗　一般采用手术治疗。如为死髓牙引起，可将病源牙经根管治疗后，手术完整摘除囊肿术中同时行根尖切除。如为残根引起，可拔除残根，将囊肿完整摘除（图5-9）。遗留囊腔可用生物膜和骨修复材料修复。

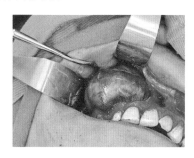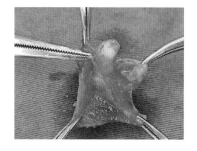

图5-9　上颌骨囊肿摘除手术

2. 大型颌骨囊肿治疗 目前多先采用囊肿开窗减压术，缩小病变范围，恢复颌骨外形，并保存部分受累牙髓活力。再根据开窗术后的具体情况选择合适的治疗方案进行再次手术。牙源性角化囊肿较易复发，偶有恶变，因此手术刮除要彻底。上颌骨囊肿范围较广，与上颌窦穿通，则应刮除囊肿同时行上颌窦根治术。

（二）非牙源性颌骨囊肿

非牙源性颌骨囊肿可由胚胎发育过程中残留于颌骨内的上皮发展形成，故亦称非牙源性外胚叶上皮囊肿。

【临床表现】多见于青少年，可发生在面部不同部位，主要表现为颌骨骨质膨胀，根据不同部位可出现相应的局部症状。

1. 球上颌囊肿 发生于上颌侧切牙与尖牙之间，牙常被排挤而移位。X线显示囊肿阴影在牙根之间，而不在根尖部位。牙无龋坏变色，牙髓均有活力。

2. 鼻腭囊肿 位于切牙管内或附近（来自切牙管残余上皮）。X线可见切牙管扩大的囊肿阴影。

3. 正中囊肿 位于切牙孔之后，腭中缝的任何部位。X线可见缝间有圆形囊肿阴影。亦可发生于下颌正中线处。

4. 鼻唇囊肿 位于上唇底和鼻前庭内，囊肿在骨质的表面。X线显示骨质无破坏现象。在口腔前庭外侧可扪出囊肿的存在。

【治疗】应及早进行手术治疗，以免引起邻牙的继续移位和咬合紊乱。非牙源性颌骨囊肿宜从口内做切口摘除，无需口外切口。

（三）假性颌骨囊肿

假性颌骨囊肿较少见，囊壁无上皮衬里，仅为一层纤维组织，故为非真性囊肿。假性颌骨囊肿分为单纯性骨囊肿、静止性骨囊肿和动脉瘤性骨囊肿。

【临床表现】

1. 单纯性骨囊肿（血外渗性囊肿、损伤性骨囊肿） 主要为损伤后引起骨髓内出血、机化、渗出而形成的囊腔，内含陈旧性血性液。多发生于青壮年，可有外伤或咬合创伤史。穿刺如为空腔，则可确诊；如抽出液体，镜下可见少量红细胞和类组织细胞。X线表现无特异性，常可见圆形透射区，靠近下颌下缘，与牙无关系牙根周围的硬板常存在。但可伸入牙根间，则呈分叶状或扇状。

2. 静止性骨囊肿 是发生于下颌骨后份舌侧的解剖切迹。骨缺损不存在明显囊肿，可见到唾液腺组织及其他软组织等。一般无症状，常为单发。多在X线检查时偶然发现。X线表现为下颌角区的下牙槽神经管下方有一边缘致密的卵圆形透射区。

3. 动脉瘤性骨囊肿 是一种膨胀性溶骨性病损，一般认为是一种反应性病变。颌骨纤维异常增殖症、骨化纤维瘤、骨肉瘤等均可成为引发动脉瘤性骨囊肿的原发性病损。一般多见于10～19岁。主要发生于长骨及椎骨，也可发生于下颌骨下颌角区，上颌骨病变易扩展至上颌窦内。临床上表现为颌骨膨隆，局部可有自发痛或压痛，病变发展较快，可在数周或数月内增大的一定体积，引起面部不对称。穿刺可抽出深色静脉血。X线表现为囊性透射区，大多呈蜂窝状或肥皂泡样改变。

【治疗】单纯性骨囊肿和静止性囊肿一般可观察。若出现症状，可考虑手术治疗。动脉瘤性骨囊肿主要是手术治疗，特别注意术中出血较多，应做好准备，但病损刮除后出血即会停止。

第二节 口腔颌面部良性肿瘤和瘤样病变

口腔颌面部可发生各种良性肿瘤和瘤样病变，良性肿瘤比恶性肿瘤多见，其中以牙源性及上皮性肿瘤为多见。

一、成釉细胞瘤

成釉细胞瘤是一种常见的、来自牙源性上皮的颌骨中心性肿瘤。瘤细胞的形态与牙胚中的成釉细胞相似，故称为成釉细胞瘤。成釉细胞瘤易复发、易恶变，属"临界瘤"。

【临床表现】成釉细胞瘤多发生于青壮年，下颌骨比上颌骨多见，以下颌骨体及下颌骨角部为常见。生长缓慢，初期无自觉症状；逐渐发展可使颌骨膨大，造成颌面部畸形。如肿瘤侵犯牙槽突时，可使牙松动、移位或脱落，肿瘤可使颌骨外板变薄甚至吸收而侵入软组织。肿瘤表面常有对颌牙的咬痕。继发感染可出现溃疡和疼痛。如肿瘤压迫下牙槽神经时出现下唇麻木不适。如肿瘤骨质破坏较多，可发生病理性骨折。影响下颌骨的运动度，出现咀嚼、吞咽及呼吸障碍等（图 5 - 10）。

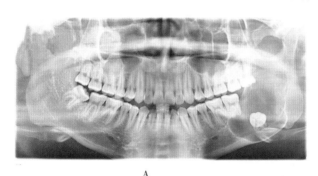
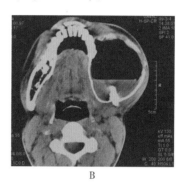

A   B

图 5 - 10　下颌骨成釉细胞瘤
A. 下颌骨成釉细胞瘤（曲面体层）；B. 下颌骨成釉细胞瘤（CT）

上颌骨成釉细胞瘤较少，可波及鼻腔而发生鼻阻塞，侵入上颌窦波及眼眶、鼻泪管时，可使眼球移位、突出、流泪及产生复视。侵犯牙槽突时产生咬合错乱。

成釉细胞瘤的典型 X 线表现为早期呈蜂房状，以后形成多房性囊肿样阴影，单房比较少。成釉细胞瘤因为多房性及有一定程度的局部浸润性，故囊壁边缘常不整齐，呈半月形切迹。在囊内的牙根尖呈锯齿状吸收。

【治疗】主要为手术治疗。因成釉细胞瘤有局部浸润周围骨质的特点，需将肿瘤周围的骨质至少在0.5cm处切除。否则，治疗不彻底将导致复发；而多次复发后又可能变为恶性。近年来研究证明对囊性成釉细胞瘤可行刮除术。具体手术的方式主要根据肿瘤的大小、累及范围及临床表现分别采用肿物摘除或刮治术、病变区开窗后刮除术、矩形或部分颌骨切除术和颌骨切除术。下颌骨截骨后骨缺损做立即骨移植术修复骨缺损，或用钛合金板暂时固定骨折端两侧以维持外形及恢复下颌骨的功能。确诊为恶性者，按恶性肿瘤处理。

二、脉管性疾病

脉管组织指血管和淋巴管组织，脉管性疾病包括血管瘤和脉管畸形两大类，血管瘤及脉管畸形的发病部位以口腔颌面部多见。

（一）血管瘤

血管瘤是婴幼儿最常见的先天性良性肿瘤，发生于口腔颌面部的血管瘤约占全身血管瘤的60%。好发于女性，男女发病比例为 1 : 3 ~ 1 : 5。大部分发生于面颈部皮肤和皮下组织，少数见于口腔黏膜。

【临床表现】血管瘤的生物学行为特点是血管内皮细胞增生，约40%的血管瘤能够自行消退。在临床上病程表现为三个阶段，即快速增殖期（1 岁内）、消退期（1 岁以后）和消退完成期。消退的迹象为血管瘤由鲜红色变成暗红色或紫色，瘤体张力减低，一般从中央开始向周围逐渐消退。但是仍有40%～50%的血管瘤消退后遗留各种后遗症，如皮肤色素沉着、瘢痕、纤维脂肪块、毛细血管扩张、皮肤松弛或萎缩等。血管瘤可以单发，也可以呈阶段性或全身多发。极少数血管瘤患者由于生长迅速或位于重要部位，压迫周围组织，可引起严重的畸形和功能障碍，甚至威胁生命，对于这类血管瘤必须采取积极的治疗措施以加速其缩小的进程。

（二）脉管畸形

1. 静脉畸形　传统分类称海绵状血管瘤，是由内皮细胞的无数血窦所组成。好发于颊、颈、眼睑、唇、舌或口底部。位置深浅不一，如果位置较深，则皮肤或黏膜颜色正常；位置较浅则呈现蓝色或紫色。边界不太清楚，扪之柔软，可以被压缩，有时可扪到静脉石。当头低于心脏水平时，病损区则充血膨大；恢复正常位置后，肿胀亦随之缩小，恢复原状。此称为体位移动实验阳性。

静脉畸形体积不大时，一般无自觉症状。如继续发展、长大时，可引起颜面、唇、舌等畸形及功能障碍。若发生感染，则可引起疼痛、肿胀、表面皮肤或黏膜溃疡，并有出血的危险。

2. 微静脉畸形　俗称胎记、鲜红斑痣、葡萄酒色斑。多发于颜面部皮肤，常沿三叉神经分布区分布；口腔黏膜较少。呈鲜红或紫红色，边界清楚。其外形不规则，大小不一，以手指压迫病损，表面颜色褪去，解除压力后，血液立即又充满病损区，恢复原有大小和色泽。

中线型微静脉畸形的病损位于中线部位，项部最常见，其次可发生在上睑、鼻翼、额间、眉间，上唇人中以及腰骶部。与葡萄酒色斑不同的是，大部分可以自行消退。

3. 动静脉畸形　传统分类称蔓状血管瘤，是一种迂回弯曲、极不规则而有搏动性的血管畸形。主要是由血管壁显著扩张的动脉与静脉直接吻合而成，故称为先天性动静脉畸形。多见于成年人，幼儿少见。常发生于颞浅动脉所在的颞部或头皮下组织中。病损高起呈念珠状，表面温度较正常皮肤高。患者可能自己感觉到搏动；扪诊有震颤感，听诊有吹风样杂音。若将供血的动脉全部压闭，则病损区的搏动和杂音消失。肿瘤可侵蚀基底的骨质，也可突入皮肤或黏膜，使其变薄，甚至坏死出血。动静脉畸形可与其他脉管畸形同时并存。

颌骨动静脉畸形过去称颌骨中心性血管瘤，临床少见且隐匿，多发生在下颌骨。特别注意颌骨动静脉畸形拔牙时会出现大出血，甚至死亡。

4. 淋巴管畸形　传统分类称淋巴管瘤，系淋巴管发育异常由淋巴管扩张形成。大多数病变在出生后1～2年被发现，好发于头颈部（舌、唇、颊及颈部）。按其临床特征和组织结构可分为微囊型和大囊型。

（1）微囊型　传统分类称为毛细管型及海绵型淋巴管瘤，由衬有内皮细胞的淋巴管扩张而成，淋巴管内充满淋巴液。在皮肤或黏膜上呈现多发性散在的小圆形囊性结节或点状损，无色、柔软，一般无压缩性，病损边界不清楚。有时与微静脉畸形同时存在，出现黄、红色小疱状突起，称为淋巴管－微静脉畸形。

（2）大囊型　传统分类称囊性水瘤。主要发生于颈部、锁骨上区，亦可发生于下颌下区。一般为多房性囊腔，彼此间隔，内有透明、淡黄色水样液体。病损大小不一，表面皮肤色泽正常，呈充盈状态，扪诊柔软，有波动感。与深部静脉畸形不同的是体位移动实验阴性，但有时透光实验为阳性。

5. 混合型脉管畸形　存在一种类型以上的脉管畸形时都可称为混合型脉管畸形，如静脉－淋巴管畸形、静脉－微静脉畸形等。

【诊断】位置表浅的脉管性疾病通过临床检查即可确诊。位置深在的病变通过体位移动试验以及穿刺检查予以确定，可通过B超、磁共振、CT、三维CT血管造影、荧光透视数字减影（DSA）等辅助检查明确诊断。影像学检查对脉管性疾病的诊断、鉴别诊断具有非常重要的意义。

【治疗】脉管性病变的治疗不仅要考虑彻底性，更要考虑美容外观和生活质量。治疗应根据病损类型、位置及患者的年龄等因素来决定。目前的治疗方法有药物治疗、手术切除、激素治疗、激光治疗、低温治疗、硬化剂注射等，一般采用综合疗法。对婴幼儿的血管瘤应行观察，如发展迅速时，也及时给予一定的干预治疗，口服普萘洛尔可治疗增殖期血管瘤，采用平阳霉素可治疗脉管畸形等。

三、色素痣

色素痣来源于表皮基底层产生黑色素的色素细胞。根据组织病理学特点，色素痣可以分为皮内痣、交界痣和混合痣。

【临床表现】色素痣多发于面颈部皮肤，偶见于口腔黏膜。交界痣为淡棕色或深棕色斑疹、丘疹或结节，一般较小，表面光滑、无毛，平坦或稍高于皮表。一般不出现自觉症状。突起于皮肤表面的交界痣容易受到洗脸、刮须、摩擦与损伤的刺激，并由此可能发生恶性变症状：如局部轻微痒、灼热或疼痛；痣的体积迅速增大；色泽加深；表面出现感染、破溃、出血，或痣周围皮肤出现卫星小点、放射黑线、黑色素环；以及痣所在部位的引流区淋巴结肿大等。恶性黑色素瘤多来自交界痣。

一般认为毛痣、雀斑样色素痣均为皮内痣或复合痣。这类痣极少恶变，如有恶变亦系来自交界痣部分。口腔黏膜内的痣甚少见，而以黑色素斑为多见。

【治疗】面部较大的痣无恶变证据者，可考虑分期部分切除，容貌、功能保存均较好，但不适用于有恶变倾向者；也可采用全部切除，邻近皮瓣转移或游离皮肤移植。如怀疑有恶变，应采用外科手术一次全部切除活检；手术应在痣的边界以外，正常皮肤上做切口。比较小的痣切除后，可以潜行剥离皮肤创缘后直接拉拢缝合。

第三节　口腔颌面部恶性肿瘤

口腔颌面部恶性肿瘤以癌最常见，肉瘤较少。在癌瘤中又以鳞状细胞癌为最多见，一般占80%以上，多发生于40～60岁之间，男性多于女性；其次为腺性上皮癌及未分化癌，而基底细胞癌及淋巴上皮癌较少见。口腔颌面部癌瘤发生的部位不同，其组织结构、恶性程度、转移部位及治疗方法均有不同。

⊕ **知识链接**

口腔颌面部良性肿瘤与恶性肿瘤的鉴别

1. 口腔颌面部良性肿瘤　可发生于任何年龄，一般无自觉症状，肿瘤生长缓慢，病程较长，呈膨胀性生长，多为球形或分叶状。肿瘤有包膜，与周围组织无粘连，边界清可活动。不发生淋巴转移。一般对机体无影响，但如肿瘤生长在一些重要部位，如舌根、软腭等处，也可发生呼吸、吞咽困难。病理检查细胞分化较好，细胞形态和结构与正常组织相似。

2. 口腔颌面部恶性肿瘤　口腔癌多发生于老人，肉瘤多见于青壮年。常伴疼痛及功能障碍，如下唇麻木、面瘫、张口受限等。一般生长较快，病程较短，呈浸润性生长，边界不清、活动度差，可发生淋巴转移及远处转移。常因转移和侵及重要器官及继发恶病质而死亡。病理检查细胞分化差，细胞形态和结构呈异型性，有异常核分裂出现。

一、口腔癌

口腔癌多为鳞状细胞癌。好发部位：以舌、牙龈、颊部、腭部、口底部位为常见。一般认为口腔前部的癌分化程度较高，口腔后部的癌分化程度较低。口腔癌常向区域淋巴结转移，晚期可发生远处转移。

⇒ 案例引导

案例　患者，女，65岁，右侧舌部溃疡3个月余。病史：患者3个月前右侧舌缘出现溃疡，药物治疗无效。近1个月舌部溃疡增大明显、持续性疼痛，影响进食，前来就诊。检查见：右侧舌缘有约4.5cm×3.5cm不规则性溃疡，呈菜花样，质硬，边界不清，触痛明显。溃疡对应处牙尖边缘锐利。右侧下颌下可触及约1.0cm×0.5cm大小的肿物，有触压痛，质硬，活动度差。

讨论　1. 该患者的初步诊断是什么？
　　　2. 需要进一步做哪些必要的辅助检查？
　　　3. 需要与哪些疾病相鉴别？
　　　4. 该病的治疗原则是什么？

（一）舌癌

口腔颌面部最常见的恶性肿瘤，男性多于女性，按UICC分类，舌前2/3癌属于口腔癌范畴，舌后1/3属于口咽癌范畴。舌癌多数为鳞状细胞癌。

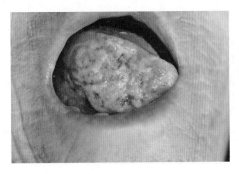

图5-11　舌癌

【临床表现】舌癌多发生于舌侧缘，其次是舌尖、舌背。舌癌常表现为溃疡型或浸润型，以溃疡型多见。一般恶性程度较高，生长快，浸润性较强，常波及舌肌，致使舌运动受限，使说话、进食及吞咽均发生困难。舌癌向后可以侵犯舌腭弓及扁桃体，晚期舌癌可蔓延至口底及下颌骨，使全舌固定。发生继发感染或舌根部癌肿常发生剧烈疼痛，并放射至同侧头面部（图5-11）。

舌癌常发生早期颈淋巴结转移，且转移率高，因舌体具有丰富的血液循环和淋巴组织，舌体活动频繁，均是促使舌癌发生转移的因素。舌癌的颈淋巴结转移常在一侧。超过中线可向对侧转移。舌癌晚期可向远处转移，最常见于肺部。

【治疗】以手术为主的综合序列治疗。特别是三联疗法，即手术+放疗+化疗，以提高治愈率、生存率及生活质量。T_1病变早期，溃疡范围局限，浸润较浅，可采用局部扩大切除术或放射治疗。$T_2 \sim T_4$期应根据病变部位做半侧或全舌切除加颈淋巴清扫术。舌缺损1/2以上者应行一期舌再造术。波及口底及下颌骨者应行舌、下颌骨及颈淋巴结联合根治术。

⊕ 知识链接

舌癌的鉴别诊断

1. 舌创伤性溃疡　病程较长，舌部周围可见局部刺激物，如牙齿磨耗不均牙尖锐利、不良修复体等，舌溃疡形态与刺激物契合，界限清，呈外翻状，溃疡较深，表面白色假膜，基底不硬。去除刺激物后症状很快消失。

2. 舌重型复发性阿弗他溃疡　又称复发坏死性黏膜腺周围炎或腺周口疮。病程常在月余以上，有溃疡反复发作史。好发于唇内侧口角区黏膜及口腔后部。溃疡边缘不规则隆起，中央凹陷，似弹坑状，基底微硬。愈后遗留瘢痕，严重者可形成组织缺损或畸形。

3. 舌结核性溃疡　病程缓慢，好发于舌、咽旁、磨牙后区及颊部。溃疡经久不愈，呈鼠噬状，底部较软呈肉芽状，暗红色，界限清楚但不整齐，可有疼痛。胸部 X 线检查可有肺结核病源，抗结核治疗有效。

（二）牙龈癌

在我国，牙龈癌发病在口腔鳞癌中居第二位或第三位，下颌牙龈多于上颌牙龈，主要为鳞状细胞癌。多发生于 40～60 岁之间，男性多于女性。

【临床表现】牙龈癌多为分化程度较高的鳞癌，生长较慢，多表现为溃疡型。早期向牙槽突及颌骨浸润，破坏骨质可引起牙松动和疼痛。上颌牙龈癌可侵及上颌窦及腭部或穿破鼻腔，引起鼻塞、鼻出血或鼻腔分泌物增多等。下颌牙龈癌可侵及口底及颊部。向后发展到磨牙后区及咽部时，可引起张口困难。下颌牙龈癌比上颌牙龈癌淋巴结转移早，同时也较多见。多转移到患侧下颌下、颏下到颈深上淋巴结，远处转移比较少见（图 5-12）。

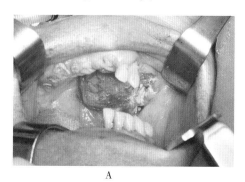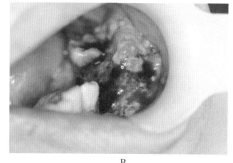

A　　　　　　　　　　　　　B

图 5-12　牙龈癌

A. 上颌牙龈癌；B. 下颌牙龈癌

【治疗】多以手术治疗为主。上颌牙龈癌未侵犯上颌窦时，行上颌骨部分切除术，如已侵犯上颌窦黏膜时，酌情行上颌骨次全及全切除术。下颌牙龈癌患者 X 线片无骨质破坏时行下颌骨方块切除术。如果 X 线片显示骨质破坏时，应行下颌骨节段性切除或一侧切除同期植骨修复术。未分化癌可考虑先应用放射治疗。下颌牙龈癌多同时行选择性颈淋巴清扫术。

（三）颊黏膜癌

颊黏膜癌是常见的口腔癌之一，多为分化中等的鳞癌，少数为腺癌及恶性多形性腺瘤。

【临床表现】颊黏膜癌常发生于磨牙区附近，可同时伴有白斑或扁平苔藓存在。颊黏膜有糜烂、溃疡或菜花样肿块，生长较快，向深层浸润，引起侵犯部位的疼痛及功能障碍。亦可蔓延至上、下牙龈及颌骨。颊黏膜鳞癌常转移至面淋巴结、下颌下及颈深上淋巴结。有时也可转移到腮腺淋巴结，远处转移较少（图 5-13）。

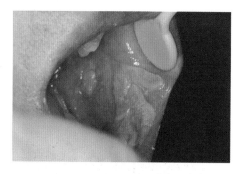

图 5-13　颊黏膜癌

【治疗】以手术为主的综合序列治疗。特别是手术 + 放疗 + 化疗。手术可行颊、颌、颈联合根治术。手术切除后如创面过大，不能直接将组织拉拢缝合时，可用生物膜、颊脂垫、带蒂皮瓣或游离皮瓣转移整复，以免瘢痕挛缩影响张口。

（四）腭癌

腭癌按 UICC 分类，仅限于发生在硬腭的原发性癌肿；软腭癌列入口咽癌范畴。

【临床表现】硬腭癌以来自唾液腺者为多，鳞癌少见。发生于硬腭的鳞癌，细胞多高度分化，发展一般比较缓慢，常侵犯腭部骨质，引起腭穿孔。向上蔓延可至鼻腔及上颌窦，向两侧发展可侵蚀牙龈。硬腭癌的转移主要是向颈深上淋巴结转移，有时可双侧淋巴结转移（图 5-14）。

【治疗】硬腭鳞癌的细胞分化较好，适宜于手术切除或低温治疗，组织缺损可用生物膜或赝复体修复。颈淋巴结一般行选择性颈淋巴结清扫术。

（五）口底癌

在我国，口底癌指发生于口底黏膜的鳞癌，占口腔及唇癌的第六位。生长于口底前部者其恶性程度一般较后部低。

【临床表现】多发生于舌系带两侧，常为溃疡型或浸润型，表现为疼痛、口涎增多、舌运动受限，有吞咽困难及语言障碍，可广泛浸润周围组织。口底癌常早期发生淋巴结转移，转移率仅次于舌癌，一般转移至颏下、下颌下及颈深淋巴结，常发生双侧颈淋巴结转移（图 5-15）。

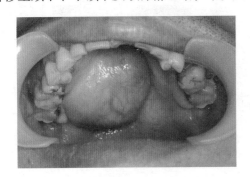

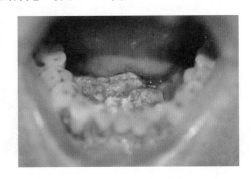

图 5-14　腭癌　　　　　　　　　　　　　　图 5-15　口底癌

【治疗】口底癌易早期侵及下颌舌侧牙龈及骨板，故在切除原发灶时，需行下颌骨部分切除加颈淋巴结清扫术。较晚期的口底癌应行手术扩大切除，行口底部、下颌骨、颈淋巴结联合根治术。双侧颈部淋巴结有转移者，应行双侧同期或分期颈淋巴结清扫术。晚期患者也可放疗或化疗或姑息治疗。

二、唇癌

唇癌是发生在唇红缘黏膜的癌，主要为鳞癌，腺癌少见。按 UICC 分类，唇内侧黏膜属颊黏膜癌，唇部皮肤来源者划为皮肤癌范畴。

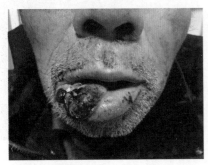

图 5-16　下唇癌

【临床表现】唇癌多发生于下唇，常发生于下唇中外 1/3 间的唇红部黏膜。一般病程较长，生长缓慢。可以表现溃疡型或外突型，癌周可见到癌前病变。病变早期表浅，为疱疹样结痂，随病情进展可出现火山口状溃疡或菜花状肿块，可伴发感染。癌瘤表面常有血痂及炎性渗出。晚期病变累及全唇及周围邻近组织。下唇癌向颏下及下颌下淋巴结转移，上唇癌则向耳前、下颌下及颈部淋巴结转移。上唇癌的转移较下唇癌早并多见，向耳前、下颌下及颈淋巴结转移（图 5-16）。

【治疗】早期唇癌可采用手术治疗、放射治疗、激光治疗或低温治疗，范围较大者应以手术切除为主。原发灶切除以后，可用邻近组织瓣立即整复。颈淋巴结临床无转移者，可行选择性肩胛舌骨上淋巴结清扫术或严密观察；临床有转移者，应行颈淋巴结清扫术。

三、上颌窦癌

上颌窦癌为鼻窦癌中最常见者，以鳞癌最多，少数为腺癌或肉瘤。

【临床表现】好发于50~60岁，男性略多于女性。因发生于上颌窦内，一般早期无症状，不易被发现，当肿瘤发展到一定程度，出现较为明显的症状时才被注意。根据肿瘤发生的部位，临床上可出现不同的症状。如肿瘤发生在上颌窦内壁时，常先出现鼻塞、鼻出血、一侧鼻腔分泌物增多以及因鼻泪管阻塞有溢泪现象；肿瘤发生在上壁时，常先使眼球突出、向上移位，可能引起复视；当肿瘤发生自外壁时，则表现为面部及唇颊沟肿胀，以后皮肤破溃、肿瘤外露，眶下神经受累发生面颊部感觉迟钝或麻木；肿瘤发生自后壁时，可侵入翼腭窝而引起张口困难；当肿瘤发生自下壁时，则先引起牙松动、疼痛等。临床医生应高度警惕与牙周病、根尖病、慢性上颌窦炎鉴别。上颌窦癌常转移至下颌下及颈上部淋巴结，有时可转移至耳前及咽后淋巴结。远处转移少见。

【治疗】早期诊断是上颌窦癌治疗是否成功的关键，临床医生应高度警惕。最好采用综合治疗，特别是手术结合术前或术后放疗的综合治疗，已被认为是目前较好的治疗方案。手术的原则是行上颌骨全切除术，缺损部分可植骨修复或赝复体治疗。如发生淋巴结转移，一般与上颌骨切除一起行同期手术。

四、口咽癌

在我国，口咽癌的构成比在咽癌中仅次于鼻咽癌。口咽癌包括舌根（舌后1/3）、扁桃体区、软腭腹侧和咽后壁四个部分的恶性肿瘤，各部位肿瘤发病和病理类型不尽相同。以原发于扁桃体和舌根者为常见。主要为鳞癌，其次为腺源性上皮癌，偶见淋巴上皮癌（多在舌根）。

【临床表现】好发于50~70岁的男性，早期症状轻微，易被忽略，常见症状为咽部不适、异物感。肿瘤增大或破溃感染后出现咽痛，进食时加重，也可因舌咽神经反射造成耳内痛。肿瘤如向咽侧侵犯，侵及翼内肌则引起张口困难。舌根部肿瘤向深部侵犯，侵及舌神经和舌下神经后出现半舌麻木、伸舌困难，言语时似口中含物。患者常有唾液带血、口臭、呼吸不畅等。肿瘤增大后会造成吞咽困难、呼吸道阻塞，极易向颈深上及咽后淋巴结转移，转移率甚高。

【治疗】目前，口咽部肿瘤主要采取放射治疗，主要原因是因为多数口咽部肿瘤分化较差，且好发恶性淋巴瘤。近年来由于手术整形技术的发展，尤其是病变较晚、已有颈淋巴结转移、对放疗不敏感的涎腺肿瘤或放疗难以控制的病例，根治性手术治疗或手术加放疗的综合治疗方法亦不断被采纳。

五、颌面部皮肤癌

颌面部皮肤癌是常见的恶性肿瘤之一，以基底细胞癌和鳞状细胞癌为常见，主要发生在老年人，男性多于女性，其中又以基底细胞癌较为多见。多发生于鼻部、眼睑、上下唇、颊、耳及额部皮肤。

【临床表现】

1. **基底细胞癌** 起病时常无症状，生长缓慢。初期多为基底较硬的灰黑色或棕黄色斑，伴有毛细血管扩张。而后破溃形成溃疡，不规则，边缘隆起，底部凹凸不平。有的则形成腐蚀性溃疡，边缘如鼠咬状。可侵袭周边组织及器官，转移者极少。

2. **鳞状细胞癌** 初起时为一片疣状浸润区域，生长较快，有的呈结节样或菜花状，向深部及邻近组织侵袭。如表面破溃，形成火山口样溃疡，边缘及基底部较硬，常伴有化脓性感染，伴恶臭、疼痛。

可发生区域性淋巴结转移。

【治疗】首选手术切除同期或后期整形手术。此外，对切除困难区域和多原发性皮肤癌的原发灶，可用低温或激光治疗，也可试用免疫治疗。肿瘤范围较大，最好先用放疗，待肿瘤缩小控制后，再行手术切除。

六、中央性颌骨癌

中央性颌骨癌来源于牙胚成釉上皮的剩余细胞或成釉细胞瘤的恶变；可为鳞癌，亦可为腺性上皮癌，且以后者为多见。

【临床表现】好发于下颌骨，特别是下颌磨牙后区。常早期出现下唇麻木、疼痛，以后出现局部有骨性膨胀，常见多个牙松动、移位及脱落，甚至伴病理性骨折。可沿下牙槽神经管传播，也可向区域性淋巴结及血行转移，预后较差。X 线和 CT 检查显示骨质呈中心性不规则虫蚀状破坏吸收。早期诊断十分重要。须与慢性骨髓炎相鉴别。

【治疗】手术是治疗下颌骨中心性癌的主要方法。手术切除范围应更加广泛，应行下颌骨半侧或视肿瘤侵及部位行对侧颏孔、下颌角部或下颌骨全切除术；并应同时行选择性颈淋巴结清扫术。上颌骨中心性癌应行上颌骨次全或全切除术。为了防止远处转移，应配合化疗。

七、骨肉瘤

骨肉瘤是恶性度较高的肿瘤，由肿瘤性成骨细胞、肿瘤性骨样组织及肿瘤骨组成。损伤及放射线可能为诱发因素。

【临床表现】常发生于青少年，男性较女性多见，下颌骨较上颌骨为多见，早期出现间歇性麻木和疼痛，很快转变为持续性剧痛伴反射性疼痛。肿瘤生长迅速，牙槽突及颌骨膨大破坏，牙松动移位。肿瘤突破骨皮质及骨膜后，面部可出现畸形，表面皮肤静脉怒张，呈暗红色。X 线及 CT 检查示成骨型骨肉瘤表现骨密度增高，有日光放射状或葱皮样改变；溶骨型骨肉瘤则表现为虫蚀样溶骨改变。

【治疗】以手术治疗为主的综合治疗，手术需行大块根治性切除，特别强调器官切除的概念。放射治疗和化学治疗等可作为辅助治疗。

八、恶性黑色素瘤

恶性黑色素瘤多发生自交界痣或黑色素斑的基础上。好发于皮肤，在我国多发生于口腔黏膜。可呈黑色素沉着，也可为无色的恶性黑色素瘤。

【临床表现】发病年龄多在 40 岁左右，性别差异不大。早期表现多为皮肤痣及黏膜黑斑；发生恶变时生长迅速，色素增多呈放射状扩散或出现卫星结节，表面发生溃疡，易出血和疼痛，并有所属区域淋巴结突然增大。口腔内恶性黑色素瘤多发生于牙龈、腭及颊部的黏膜。肿瘤呈蓝黑色，生长迅速，常向四周扩散，并浸润至黏膜下及骨组织内，引起牙槽突及颌骨破坏，使牙发生松动。如肿瘤向后发展，可造成吞咽困难及张口受限。常发生广泛转移，约 70% 早期转移至区域性淋巴结。肿瘤又可经血行转移至肺、肝、骨、脑等器官，其远处转移率可高达 40% 。临床诊断应在冷冻下做活组织检查并争取一期完成治疗（图 5 – 17）。

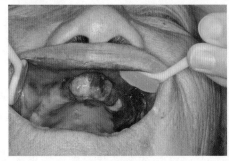

图 5 – 17　恶性黑色素瘤

【治疗】以综合序列治疗为主。原发灶可首选冷冻治疗 – 化学治疗 – 免疫治疗。手术切除范围应较一般恶性肿瘤更广泛。常规施行选择性、根治性颈淋巴结清扫术。远处转移一般为多灶性，应以化疗及生物疗法为主。

九、恶性淋巴瘤

恶性淋巴瘤系原发于淋巴网状系统的最常见的恶性肿瘤。一般分为霍奇金淋巴瘤（Hodgkin lymphoma，HL）与非霍奇金淋巴瘤（non - Hodgkin lymphoma，NHL）两大类。NHL 与 HL 的发病率比例约为 5：1。

【临床表现】可发生于任何年龄，但以青、中年为多。可发生于淋巴结内，称为结内型；还可发生于淋巴结以外的软组织或骨组织，称为结外型。发生于口腔颌面部者绝大多数为结外型；而发生于颈部者则以结内型最常见。

1. 结内型　常为多发性。主要的临床表现为早期淋巴结肿大。初起时多为颈部、腋下、腹股沟等处的淋巴结肿大，在口腔颌面部有时先出现在腮腺内淋巴结。肿大的淋巴结可以移动，表面皮肤正常，质地坚实而具有弹性，比较饱满，无压痛，大小不等，以后互相融合成团，失去移动性。一般待肿瘤长大后，才引起患者的注意。常被误诊为淋巴结核或慢性淋巴结炎。

2. 结外型　早期常为单发性。可发生于牙龈、腭部、舌根部、扁桃体、颊部、颌骨、上颌窦、鼻咽部、颏部等处。临床表现呈多样性，有炎症、坏死、水肿、肿块等各型。肿瘤生长迅速可引起相应的症状，如局部出血、疼痛、鼻塞、咀嚼困难、咽痛、吞咽受阻、气短、面颈肿胀等。晚期肿瘤常有发热、食欲减退、全身消瘦、贫血、乏力、盗汗、肝脾肿大等。

【治疗】恶性淋巴瘤对放射治疗和化学药物治疗都比较敏感，因此是以放射治疗或化疗为主的综合治疗。近年来，生物治疗在淋巴瘤的治疗中起到越来越重要的作用，用于复发或化疗抵抗性 B 淋巴细胞型非霍奇金淋巴瘤患者。

目标检测

答案解析

1. 位于颈上部、舌骨水平、胸锁乳突肌上 1/3 前缘多为（　　）鳃裂囊肿
   A. 第一　　　　　　　B. 第二　　　　　　　C. 第三
   D. 第四　　　　　　　E. 第三、第四

2. 牙源性角化囊肿好发于（　　）
   A. 下颌前牙区　　　　　　　　　　B. 上颌前牙区
   C. 下颌第三磨牙及下颌升支部　　　D. 上颌磨牙区
   E. 上颌前磨牙区

3. 球上颌囊肿多发生于（　　）
   A. 切牙管内或附近　　　　　　　　B. 腭中缝的任何部位
   C. 上颌侧切牙与尖牙之间　　　　　D. 上唇底和鼻前庭内
   E. 上颌中切牙与侧切牙之间

4. 不属于假性颌骨囊肿的是（　　）
   A. 单纯性骨囊肿　　　　　　　　　B. 静止性骨囊肿
   C. 动脉瘤性骨囊肿　　　　　　　　D. 含牙囊肿
   E. 血外渗性骨囊肿

5. 不属于牙源性颌骨囊肿的是（　　）

A. 根尖周囊肿

B. 静止性骨囊肿

C. 牙源性角化囊肿

D. 含牙囊肿

E. 多发性角化囊肿

6. X线表现为下颌骨低密度影像，边缘不整齐、呈半月形切迹，低密度影像内的牙根尖呈锯齿状吸收，可能的疾病是（　　）

A. 含牙囊肿　　　　　B. 成釉细胞瘤　　　　　C. 角化囊肿

D. 根端囊肿　　　　　E. 单纯性骨囊肿

7. 多发性基底细胞痣综合征不包括（　　）

A. 多发性角化囊肿　　B. 皮肤基底细胞痣　　　C. 眶距缩窄

D. 小脑镰钙化　　　　E. 肋骨分叉

8. 穿刺抽出乳白色角化物或皮脂样物，诊断为（　　）

A. 含牙囊肿　　　　　B. 牙源性角化囊肿　　　C. 根端囊肿

D. 成釉细胞瘤　　　　E. 静止性骨囊肿

9. 脉管性疾病中体位移动实验阳性，可能是（　　）

A. 静脉畸形　　　　　B. 微静脉畸形　　　　　C. 动静脉畸形

D. 淋巴管畸形　　　　E. 血管瘤

10. 唇癌多发生于（　　）

A. 上唇中外1//3间的唇红部黏膜

B. 下唇正中唇红黏膜

C. 上唇正中唇红黏膜

D. 下唇中外1/3间的唇红部黏膜

E. 口角处

（王旭霞）

书网融合……

　　　本章小结　　　　　　　微课　　　　　　　题库

PPT

第六章　唾液腺疾病

📖 学习目标

　　1. 掌握　唾液腺炎症、囊肿、良性肿瘤的临床表现和治疗原则。

　　2. 熟悉　唾液腺炎症、唾液腺损伤的病因和保守治疗方法；唾液腺恶性肿瘤的临床表现和治疗原则。

　　3. 了解　唾液腺囊肿、肿瘤的手术方法；唾液腺恶性肿瘤治疗新进展。

　　4. 学会初步诊断唾液腺炎症、唾液腺囊肿，具备初步鉴别唾液腺良、恶性肿瘤的能力。

　　唾液腺（salivary gland）又称涎腺，包括腮腺、下颌下腺、舌下腺三对大唾液腺，以及位于唇、颊、舌、腭和磨牙后区黏膜下层的小唾液腺。所有腺体均能分泌唾液，对吞咽、消化、味觉、语言、口腔黏膜保护以及龋病的预防都有重要意义。唾液腺疾病颇为常见，主要包括唾液腺炎症、损伤、肿瘤等。

第一节　唾液腺炎症

　　唾液腺炎症根据感染来源不同可以分为唾液腺化脓性、病毒性和特异性感染，其中唾液腺化脓性感染较为常见。腮腺最常见，其次为下颌下腺，而舌下腺及小唾液腺极少见。

一、急性化脓性腮腺炎

　　急性化脓性腮腺炎（acute suppurative parotitis）多见于慢性腮腺炎急性发作或邻近组织急性炎症扩散所致，偶见于腹部大手术后，故称为手术后腮腺炎。

　　【病因】急性化脓性腮腺炎的病原菌主要是金黄色葡萄球菌，链球菌和肺炎双球菌较少见。原发性急性化脓性腮腺炎的发病基本因素是机体代谢紊乱，导致唾液分泌减少或停止，唾液机械性冲洗作用降低，口腔内致病菌从导管口逆行侵入导管所致。

　　腮腺区损伤及邻近组织急性炎症扩散也可引起急性化脓性腮腺炎。腮腺淋巴结的急性化脓性炎症，破溃扩散后波及腮腺实质，引起继发性急性化脓性腮腺炎，但其病情及转归与上述原发性急性化脓性腮腺炎有明显区别。

　　【临床表现】常为单侧腮腺受累，偶见双侧腮腺同时发生。炎症早期，症状轻微或不明显，特别是并发于全身疾病或腹部大手术后者，常被全身的严重病情掩盖而被忽视。直至病情发展，腮腺区肿痛明显时方引起患者注意。

　　急性化脓性腮腺炎如能在早期浆液性炎症阶段（此时腮腺区轻微肿痛，导管口轻度红肿）得到适当处理，可以控制病情发展。如果早期急性炎症未能控制，则进入化脓、腺组织坏死期，此时疼痛加剧，呈持续性疼痛或跳痛，以耳垂为中心肿胀更为明显，耳垂被上抬。由于腮腺被筋膜分隔，脓肿常为多个、分散的小脓灶，腮腺浅面的筋膜致密，故早期无典型的波动感，而呈硬性浸润块。此期可出现轻度开口受限。腮腺导管口明显红肿，轻轻按摩腺体，可见脓液自导管口溢出（图6-1），有时甚至可见脓栓堵塞于导管口。炎症进一步发展可突破腮腺包膜，扩散到周围组织或间隙，引发蜂窝织炎，皮肤发红、水肿，触痛明显。此时患者全身中毒症状明显，体温可达40℃以上，脉搏、呼吸增快，白细胞总数增加，中性粒细胞比例明显上升，核左移，可出现中毒颗粒。

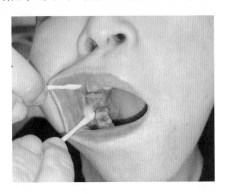

图6-1　右侧急性化脓性腮腺炎导管口溢脓
箭头示腮腺导管口

【诊断与鉴别诊断】急性化脓性腮腺炎可依靠病史及临床检查诊断，急性期不宜做腮腺造影，因造影剂可通过薄弱的导管壁进入导管周围组织，使炎症扩散。一般情况下发生的急性化脓性腮腺炎需与流行性腮腺炎、咬肌间隙感染和腮腺区淋巴结炎相鉴别。🅴微课1

【治疗】诊断一经确定，应立即采取积极的治疗措施。

1. 切开引流　当出现下列征象时应切开引流：①局部有明显的凹陷性水肿；②局部有跳痛并有局限性压痛点，穿刺抽出脓液；③腮腺导管口有脓液排出，全身感染中毒症状明显。腮腺脓肿因常为多发性脓肿，切开时应注意向不同方向分离，引流各个腺小叶的脓腔，冲洗后放置引流条，以后每天进行脓腔冲洗，更换引流条。

2. 针对病因提高机体抵抗力　维持正确出入量及保持体液平衡，纠正机体脱水和电解质紊乱。

3. 选用有效抗生素　及早使用广谱、抗革兰阳性球菌抗生素，同时取脓性分泌物做细菌培养，后根据药敏试验结果调整抗生素。

4. 其他治疗　加强口腔卫生护理和保持口腔卫生，饮用酸性饮料、口含维生素C片或口服1%毛果芸香碱，促进唾液分泌；炎症早期可局部外敷消炎散和理疗等促进炎症消散。

【预防】本病主要系脱水及逆行感染所致，故对接受腹部大手术及严重全身性疾病的患者，应保持体液平衡，加强营养及抗感染，同时加强口腔卫生，饭后漱口、刷牙，并可用过氧化氢液或氯己定溶液清洗口腔。

⊕ 知识链接

流行性腮腺炎

流行性腮腺炎俗称痄腮，是一种由流行性腮腺炎病毒引起的较常见的急性呼吸道传染病。多见于5~14岁，好发于冬春季，有接触史或流行病史，潜伏期约2周。

【临床表现】发病较急，常伴有发热、头痛及厌食等表现。病变多累及双侧腮腺，一般先从一侧开始，2~4天后另一侧也出现肿痛，也可双侧同时发病。腮腺呈弥漫性肿胀，质地较软，触痛，局部皮肤发亮，但多不红。腮腺管口不红或略红，分泌物清亮。部分患儿同时或单独累及颌下腺、舌下腺。白细胞总数正常，以淋巴细胞升高为主，血清及尿淀粉酶升高。可并发病毒性脑膜炎、睾丸炎、卵巢炎及胰腺炎。病程7~10天。

【治疗】本病为自限性疾病，一般预后较好。目前尚缺乏特效药物，主要为对症治疗及预防并发症，可给予抗病毒药物治疗，但抗生素治疗无效。

【预防】①接种腮腺炎疫苗；②常通风，勤洗手；③本病流行季节，避免到人群聚集、空气流动差的公共场所；④流腮患儿隔离至腮腺肿大完全消退为止，2~3周，避免传染。

二、慢性复发性腮腺炎

慢性复发性腮腺炎（chronic recurrent parotitis）临床上较常见，儿童和成人均可发生，但其转归很不相同。

【病因】

1. 儿童复发性腮腺炎 病因较复杂，可能与以下因素有关。

（1）腮腺发育不全 该病有遗传倾向，有的患者有典型家族史，是潜在的发病因素。

（2）免疫功能低下 儿童期免疫系统发育不成熟，免疫功能低下，发生逆行性感染。患儿免疫功能发育成熟后可以痊愈。

（3）细菌逆行感染 许多患儿腮腺肿胀发作与上呼吸道感染及口腔内炎性病灶相关，细菌通过腮腺导管逆行感染。

2. 成人复发性腮腺炎 为儿童复发性腮腺炎迁延未愈而来。

【临床表现】儿童复发性腮腺炎自婴幼儿到 15 岁均可发生，以 5 岁左右最常见。男性稍多于女性，发病可突发，也可逐渐发生。一侧或双侧腮腺反复肿胀，伴不适，肿胀不如流行性腮腺炎明显，仅有轻度水肿，皮肤可潮红。个别患儿表现为腮腺肿块，多为炎性浸润块。腮腺导管口无红肿，挤压腺体可见导管口有胶冻状液体或脓液流出，少数有脓肿形成。大多数病程持续 1 周左右。静止期多无不适，检查腮腺分泌液偶有混浊。间隔数周或数月发作 1 次不等。年龄越小，间歇时间越短，越易复发。随着年龄的增长，间歇时间延长，持续时间缩短。大多数患者青春期前不再发作。全身症状不明显。

【诊断与鉴别诊断】诊断主要根据临床表现及腮腺造影。患儿双侧或单侧腮腺反复肿胀，导管口有胶冻样分泌物或脓液；随年龄增长，发作次数减少，症状减轻，大多在青春期后痊愈。腮腺造影显示末梢导管呈点状、球状扩张，排空迟缓，主导管及腺内导管无明显异常。临床表现为单侧腮腺肿胀者，做双侧腮腺造影，约半数患者可见双侧腮腺末梢导管点状扩张，故应常规做双侧腮腺造影。

儿童复发性腮腺炎需与流行性腮腺炎相鉴别。成人复发性腮腺炎需与舍格伦综合征继发感染相鉴别。

【治疗】复发性腮腺炎具有自愈性，因此，以增强抵抗力、防止继发感染、减少发作为原则。间歇期嘱患者多饮水，每天按摩腺体帮助排空唾液；咀嚼无糖口香糖，刺激唾液分泌，用淡盐水漱口，保持口腔卫生，防止逆行感染；若有急性炎症表现，可用抗生素；腮腺造影本身对复发性腮腺炎也有一定的治疗作用。发作频繁者，可肌内注射胸腺肽，调节免疫功能。

三、慢性阻塞性腮腺炎

慢性阻塞性腮腺炎（chronic obstructive parotitis）又称腮腺管炎，以前与复发性腮腺炎一起，统称为慢性化脓性腮腺炎。

【病因】大多数患者由外伤等因素导致导管狭窄的局部原因引起，少数由导管结石或异物引起。腮腺导管系统较长、较窄，易于唾液淤滞，也是造成阻塞性腮腺炎的原因之一。由于导管狭窄或异物阻塞、唾液淤滞，使阻塞部位远端导管扩张，腺泡萎缩、导管扩张、导管腔内分泌物潴留是慢性阻塞性腮腺炎的主要病理特征。

【临床表现】大多发生于中年，男性略多于女性。多为单侧受累，也可为双侧。大多数患者起病时间不明确，多因腮腺反复肿胀而就诊。约半数患者肿胀与进食有关，发作次数变异较大，多者每次进食都肿胀，少者 1 年内很少发作。大多平均每月发作 1 次以上，发作时伴有轻微疼痛，约 1/3 的患者肿胀在 1h 内消退。有的患者腮腺肿胀与进食无明确关系，晨起感腮腺区发胀，稍加按摩后即有"咸味"液体自导管口流出，随之局部胀感减轻。

临床检查腮腺稍增大，能扪及肿大的腮腺轮廓，中等硬度，轻微压痛。导管口轻微红肿，挤压腮腺时可从导管口流出混浊的"雪花样"或黏稠的蛋清样唾液，有时可见黏液栓子。病程较久者，可在颊黏膜下扪及粗硬、呈索条状的腮腺导管。

【诊断与鉴别诊断】 诊断主要根据临床表现及腮腺造影。患者有进食肿胀史，挤压腺体，腮腺导管口流出混浊液体。有时在颊部可触及索条状导管。腮腺造影显示主导管、叶间、小叶间导管部分狭窄、部分扩张，呈腊肠样改变。部分伴有"点状扩张"，但均为先有主导管扩张，延及叶间、小叶间导管后，才出现"点状扩张"（图6-2）。

慢性阻塞性腮腺炎需与成人复发性腮腺炎及舍格伦综合征继发感染相鉴别。

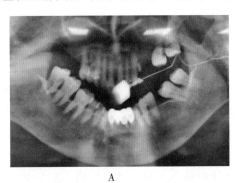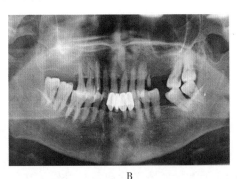

A

B

图6-2 慢性阻塞性腮腺炎造影

A. 左侧腮腺造影；B. 5min后造影剂排空

【治疗】 阻塞性腮腺炎多由局部原因引起，故以去除病因为主。导管口狭窄者，可用钝头探针插入导管内，先用较细者，再用较粗者逐步扩张导管口；有唾液腺结石者，先去除唾液腺结石；可向导管内注入药物，如碘化油、抗生素等以扩通导管和抗炎；采用唾液腺内镜冲洗和扩张导管、灌注药物等。也可采用其他保守治疗，包括自后向前按摩腮腺，促使分泌物排出；咀嚼无糖口香糖或含维生素C片，促使唾液分泌。经上述治疗无效者，可考虑手术治疗。手术方式有两种：第一种是导管结扎术，通过结扎导管，使腮腺萎缩，从而控制炎症；第二种方式是在保守治疗无效、导管结扎失败而患者有手术要求的情况下，行保留面神经的腮腺腺叶切除术。

四、唾液腺结石病及下颌下腺炎

唾液腺结石病（sialolithiasis）是在腺体或导管内发生钙化性团块而引起的一系列病变。约85%发生于下颌下腺，其次是腮腺，偶见于上唇及颊部的小唾液腺，舌下腺很少见。唾液腺结石常使唾液排出受阻，并继发感染，造成下颌下腺炎（sialadenitis of the submandibular gland）急性或反复发作。半数以上的下颌下腺炎由下颌下腺结石引起，少数是由于口底外伤后导致导管狭窄所致。

【病因】 唾液腺结石多发生于下颌下腺，与下列因素有关：①下颌下腺为混合性腺体，分泌的唾液富含黏蛋白，较腮腺分泌液黏稠，钙含量也高出2倍左右，钙盐易沉积；②下颌下腺导管自下而上走行，腺体分泌液逆重力方向流动，导管长，在口底后部有一弯曲部，导管全程曲折，这些解剖结构均使唾液易于淤滞，导致唾液腺结石形成。

【临床表现】 可见于任何年龄，但以20~40岁的中青年为多见，无性别差异。病期短者数小时、数天，长者数年甚至数十年。

小的唾液腺结石一般不造成唾液腺导管阻塞，无任何症状。导管阻塞时，则可出现排唾障碍及继发感染的一系列症状及体征。

1. 进食时，腺体肿大，患者自觉胀感及疼痛；有时疼痛剧烈，呈针刺样，称为"涎绞痛"，可伴同侧舌或舌尖痛，并放射至耳颞部或颈部。停止进食后不久，腺体自行复原，疼痛亦随之缓解或消失，反复发作。

2. 导管口黏膜红肿，挤压腺体时可见少许脓性分泌物自导管口流出。

3. 双手触诊口底常可触及硬块，即导管内的唾液腺结石，并有压痛。

4. 唾液腺结石阻塞引起腺体继发感染，并反复发作。下颌下腺因包膜不完整，组织疏松，炎症扩散到邻近组织，可引起下颌下间隙感染。有的病例导管阻塞症状不明显，一开始即表现为下颌下或舌下区的急性炎症。

慢性下颌下腺炎的临床症状较轻，就诊的主要原因是进食时反复肿胀，疼痛症状并不严重。检查腺体呈硬结性肿块，导管口可有脓性或黏稠脓性唾液流出。双手合诊常可扪及沿颌下腺主导管走行方向的条索状增粗的主导管。双手合诊常用于检查口底及颌下区病变，手法为一手的食指触摸一侧口底，另一手的食指、中指、无名指触摸同侧下颌下区，一般由后往前进行触诊（图6-3）。

【诊断与鉴别诊断】根据进食时下颌下腺肿胀及伴发疼痛的特点，导管口溢脓，双手合诊可扪及导管内结石以及腺体硬结性肿块等，临床可诊断下颌下腺结石并发下颌下腺炎。 ⓔ 微课2

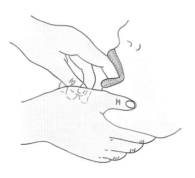

图6-3　双手合诊

影像学检查有助于诊断，包括X线平片、超声、CT和唾液腺造影等。临床上最常用的是X线平片检查，包括下颌横断殆片及下颌下腺侧位片，前者适用于下颌下腺导管较前部的唾液腺结石，后者适用于下颌下腺导管后部及腺体内的唾液腺结石。钙化程度低的唾液腺结石，即所谓阴性唾液腺结石，在X线平片上难以显示，在急性炎症消退后，可用唾液腺造影检查，结石所在处表现为圆形、卵圆形或梭形充盈缺损。超声和CT对不同位置的结石均有较高的诊断准确率。对于已确诊为唾液腺结石病者，不做唾液腺造影，以免将唾液腺结石推向导管后部或腺体内。

典型的唾液腺结石病诊断不难，通过临床检查和影像学检查可与导管狭窄或其他异物引起的阻塞性下颌下腺炎相鉴别。下颌下腺炎需与下列疾病鉴别。

1. 舌下腺和下颌下腺肿瘤　肿瘤进行性肿大，绝大多数肿瘤无进食后颌下区反复肿胀史，舌下腺的恶性肿瘤常伴有同侧舌体麻木症状，X线检查无阳性结石。

2. 慢性硬化性下颌下腺炎　是一种下颌下腺纤维化病变，即Kuttner瘤。表现为下颌下腺的硬结性肿块，其肿块虽硬但一般不大，无进行性增大的表现。

3. 下颌下淋巴结炎　反复肿大，但与进食无关，下颌下腺分泌正常，下颌下淋巴结位置较表浅，很容易扪及并常有触痛。

4. 下颌下间隙感染　患者有牙痛史并可查及病灶牙，下颌下区肿痛明显，皮肤潮红并可出现凹陷性水肿。下颌下腺导管分泌可能减少但唾液正常，无唾液腺结石阻塞症状。

【治疗】下颌下腺唾液腺结石病的治疗目的是去除结石、消除阻塞因素，尽量保留下颌下腺。但当腺体功能丧失或腺体功能不可能逆转时，则应切除腺体。

1. 保守治疗　小的唾液腺结石可用保守治疗，嘱患者口含蘸有柠檬酸的棉签或维生素C片，也可进食酸性水果或其他酸性食物，促使唾液分泌，同时用手自后向前沿下颌下腺主导管走行方向按摩，促进结石排出。

2. 切开取石术　适用于下颌下腺导管前部能扪及的结石，无下颌下腺反复感染史，腺体尚未纤维化，^{99m}Tc功能测定腺体功能存在者。对于体积较大的下颌下腺导管结石，宜行导管再通术，使唾液从正常导管口排出，有利于术后下颌下腺功能的恢复。术后可采用催唾剂，促进唾液分泌及导管系统通畅，避免导管再次阻塞（图6-4）。

3. 唾液腺内镜辅助取石术　唾液腺内镜通过导管口进入下颌下腺导管，可以在明确诊断唾液腺结石及其位置的同时，采用钳子或套石篮取出结石。适用于位于下颌下腺导管、腺门及部分腺内导管、体积不大以及多发性结石。对于导管后段及腺门部的大结石，可在唾液腺内镜辅助下行切开取石。唾液腺内镜可以同期诊断和治疗，是一种微创的手术方法。腺体功能评估表明，术后腺体功能明显高于术前，目前在临床上被广泛应用。

4. 腺体切除术　适用于以上方法无法取出的唾液腺结石，以及下颌下腺反复感染或继发慢性硬化性下颌下腺炎、腺体萎缩，已失去摄取及分泌功能者（图6-5）。

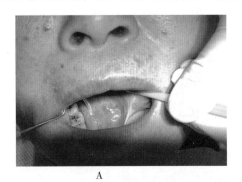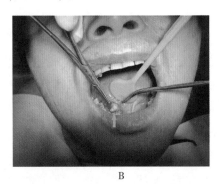

图6-4　右侧下颌下腺导管结石

A. 术前显示结石位置；B. 术中显示结石

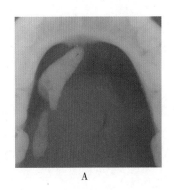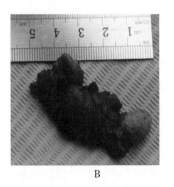

图6-5　下颌下腺导管结石伴腺体纤维化

A. 口底咬合片显示结石；B. 术后标本（摘除的结石及腺体）

第二节　唾液腺损伤

一、唾液腺涎瘘

唾液腺涎瘘（salivary fistula）是指唾液腺及其导管因外伤、感染或不正确的手术切口形成的腺体瘘（涎液自腺体外渗）或导管瘘（涎液自主导管处外渗）。临床主要指外涎瘘，唾液流至面颊部，而内涎瘘唾液流入口腔，妨碍不大。多发生在腮腺及其导管部，因腮腺位置表浅，其导管在皮下，易受损伤。下颌下腺及舌下腺由于有下颌骨的保护，受到损伤的机会较少。

【临床表现】腮腺涎瘘根据瘘口所在的位置，可分为腮腺腺体瘘和导管瘘。

1. 腺体瘘　腮腺区皮肤可见点状瘘孔，流出少量透明液体，周围皮肤潮红或有瘢痕。在进食、咀嚼、嗅到或思及美味食品时，唾液流出量明显增加。口腔内由导管口流出的唾液基本正常。

2. 导管瘘　发生于导管断端，如导管完全断裂则唾液经瘘口全部流向面部，如未完全断离，口腔内仍可有部分唾液流出。严重涎瘘时，瘘口周围皮肤潮红、糜烂，伴发湿疹。

【诊断】　除临床表现外，唾液腺造影有助于诊断及手术治疗的选择，造影显示导管系统完整者为腺体瘘；主导管中断，造影剂外溢者为导管瘘，瘘口的后方有导管扩张、导管炎的表现。

【治疗】　要根据损伤的不同类型及伤后时间采取不同的处理方式。早期损伤用非手术治疗方法较多。若损伤时间较久，瘘管上皮已经形成，则应手术治疗。

1. 非手术治疗　主要适用于腺体瘘，新鲜创口直接加压包扎。陈旧者用电凝固器烧灼瘘道及瘘口，同时用副交感神经抑制剂阿托品，限制唾液分泌。避免进食酸性或刺激性食物，大多可以愈合。

2. 手术治疗　导管瘘主张手术治疗。常用手术方法为导管端端吻合术及再造术（图 6-6）、导管改道术、瘘管封闭术和腮腺浅叶切除术。腺体瘘若非手术治疗失败也可考虑瘘道封闭术和组织瓣转移封闭瘘口。

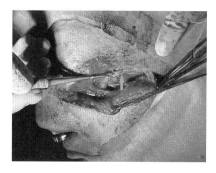

图 6-6　左侧腮腺导管损伤端－端吻合术

二、放射性唾液腺损伤

放射性唾液腺损伤是头颈部恶性肿瘤放射治疗后常见的并发症之一，主要是由于放射治疗的射线作用引起唾液腺腺泡细胞变性、凋亡坏死，腺实质萎缩，导管扩张等，导致唾液腺分泌和排空功能发生改变，引起一系列临床症状。

【临床表现】　头面部放射治疗引起唾液腺炎症、唾液腺结构损伤与分泌功能降低，使唾液显著减少，甚至无唾液。患者出现口腔干燥、味觉异常、进食固体食物困难，以至于患者不断喝水以缓解口干症状。严重者引起一系列继发症状，如放射性龋、放射性骨坏死、咀嚼困难、语言障碍、张口受限等，而且口干症状会持续数年或数十年，甚至伴随终生，严重影响患者的生活质量。

【治疗】　目前对唾液腺放射性损伤无特效治疗方法。人工唾液或润滑液可缓解口干症状，无糖咀嚼胶体也可减轻症状。药物治疗包括盐酸毛果芸香碱或乌拉胆碱可刺激唾液腺分泌，细胞保护剂保护正常组织免受放疗中的急性和迟发效应等。此外，还可行下颌下腺自体移植、干细胞治疗等。

【预防】　放射治疗中唾液腺防护是减少唾液腺损伤的重要措施。目前对唾液腺放射防护的研究主要集中在放射防护剂、放射技术、精准放疗等多个方面。

第三节　唾液腺黏液囊肿

唾液腺黏液囊肿（mucocele）是较为常见的唾液腺瘤样病变，广义的唾液腺黏液囊肿包括小唾液腺黏液囊肿及舌下腺囊肿。

一、小唾液腺黏液囊肿

【临床表现】　小唾液腺黏液囊肿是最常见的小唾液腺瘤样病变，可发生于下唇、颊、舌尖腹侧黏膜，而以下唇及舌尖腹侧较多见。小唾液腺黏液囊肿位于黏膜下，约黄豆大小，多呈半透明或浅蓝色的小泡，无触压痛，质软而有弹性。囊肿易于咬伤而破裂后可流出蛋清样透明黏稠液体，囊肿消退，但不久又可复发。多次复发后，囊肿表面常因瘢痕而呈灰白色（图 6-7）。

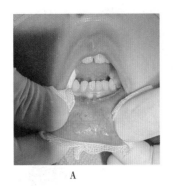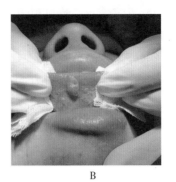

A   B

图 6 - 7　小唾液腺黏液囊肿

A. 下唇黏液囊肿；B. 舌尖黏液囊肿

【治疗】最常用的治疗方法是外科手术切除术，也可行碘酊注入疗法。

1. 手术摘除囊肿　局麻下纵向切开黏膜，完整剥出囊肿和摘除周围小唾液腺腺泡，如曾反复发作、囊壁粘连，则可做梭形切口将囊肿连同表面黏膜一并切除。

2. 碘酊注入疗法　注射前先抽出囊液，然后注入 2% 碘酊 0.2～0.5ml 于囊腔内停留 2～3min，再将碘酊抽出。

二、舌下腺囊肿

【临床表现】最常见于青少年，临床上可分为三种类型。

1. 单纯型　最常见，为典型的舌下腺囊肿表现。囊肿位于一侧口底舌下区，呈浅紫蓝色、半透明状，触诊柔软有波动感，无压痛。囊肿很大时，可将舌抬起，状似"重舌"，可影响说话、吞咽甚至呼吸。囊肿破裂时，溢出淡黄色或蛋清样黏稠液体，囊肿暂时消失，但可复发，囊肿又长大如前（图 6 - 8）。

2. 口外型　又称潜突型，主要表现为下颌下区肿物，而口底囊肿表现不明显。触诊柔软，边界清楚，与皮肤无粘连，不可压缩。穿刺可抽出蛋清样黏稠液体（图 6 - 9）。

3. 哑铃型　为上述单纯型和口外型的混合，即在口内舌下区及口外下颌下区均可见囊性肿物。

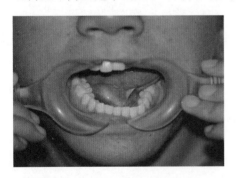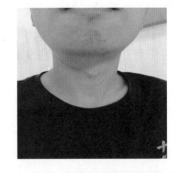

图 6 - 8　右侧舌下腺囊肿（单纯型）   图 6 - 9　右侧舌下腺囊肿（口外型）

【诊断与鉴别诊断】舌下腺囊肿需与口底皮样囊肿及下颌下区大囊型淋巴管畸形相鉴别。

1. 口底皮样囊肿　位于口底正中，呈圆形或卵圆形，边界清楚，表面黏膜颜色正常，囊内含半固体状皮脂分泌物，触诊似面团样感，无波动，可通过穿刺鉴别。

2. 下颌下区大囊型淋巴管畸形　常见于婴幼儿，扪之柔软，有波动感，不可压缩，透光试验阳性，穿刺检查见囊内液体稀薄，淡黄清亮，涂片镜检可见淋巴细胞。

【治疗】根治舌下腺囊肿的方法是摘除舌下腺，残留部分囊壁不致造成复发。对全身情况不能耐受舌下腺切除的患者及婴儿，可做简单的袋形缝合术，待全身情况好转或婴儿长至 4～7 岁后再行舌下腺切除术。

第四节 唾液腺肿瘤

⇒ **案例引导**

案例 患者，男，45 岁，右耳垂下肿物 10 余年。患者 10 余年前无意中发现右侧耳垂下一花生米样大小的无痛肿物，肿物逐渐长大，药物治疗无效，近来由于包块体积较大，影响患者生活前来就诊。检查见：患者面部不对称，右腮腺区可触及约 10cm×5cm 大小的肿物，无痛，质韧，活动，包块部分与皮肤粘连，表面呈结节状，患者无口角歪斜等症状，右颈部未触及肿大淋巴结。

讨论 1. 该患者的临床诊断是什么？诊断的依据是什么？

2. 鉴别诊断是什么？

3. 应该如何处理？

唾液腺肿瘤是唾液腺组织中最常见的疾病，可来源于大唾液腺（腮腺、下颌下腺和舌下腺），也可来源于小唾液腺（腭腺、唇腺、颊腺、舌腺等）。在唾液腺的不同解剖部位中，腮腺肿瘤的发生率最高，约占 80%，下颌下腺肿瘤占 10%，舌下腺肿瘤占 1%，小唾液腺肿瘤（最常见于腭腺）占 9%。肿瘤良恶性比例在不同腺体中发病率不一样，在大唾液腺肿瘤发病中，唾液腺腺体越小，发生恶性肿瘤的可能性越大，发生在腮腺的良性肿瘤占 75%，下颌下腺的良性肿瘤占 60%，发生在舌下腺的恶性肿瘤高达 90%。良性肿瘤以多形性腺瘤和沃辛瘤多见，恶性肿瘤以黏液表皮样癌和腺样囊性癌最为常见。

腮腺与下颌下腺肿瘤一般术前不做活组织检查，术中可行快速冰冻切片检查，肿瘤确诊常依赖于石蜡切片诊断。任何年龄均可发生唾液腺肿瘤，成人唾液腺肿瘤良性多于恶性，但儿童唾液腺肿瘤恶性多于良性。唾液腺肿瘤种类繁多，可谓全身器官中组织学表现最复杂者，其中绝大多数系唾液腺上皮性肿瘤，间叶组织来源的肿瘤较少。不同类型的肿瘤在临床表现、影像学表现、治疗和预后等方面均不相同。

一、多形性腺瘤

多形性腺瘤（pleomorphic adenoma）又名混合瘤（mixed tumor）是唾液腺肿瘤中最常见的上皮性肿瘤。多形性腺瘤内除上皮、变异肌上皮成分外，还常有黏液、软骨样组织混合构成。根据其成分比例，可分为细胞丰富型及间质丰富型。一般认为，细胞丰富型相对较易恶变，间质丰富型相对较易复发。80% 以上的多形性腺瘤发生在腮腺，其中 80% 以上位于腮腺浅叶，其次以腭部小唾液腺及下颌下腺较为常见。

【临床表现】多见于 30～50 岁，女性多于男性。一般无明显自觉症状，肿瘤生长缓慢，病程可达数年甚至数十年之久。肿瘤多表现为实性肿块，可有囊性变，表面呈结节状，边界清楚，中等硬度，与周围组织不粘连，可活动，无压痛。但位于硬腭部或下颌后区者可固定不动。若肿瘤出现下述情况：肿瘤增长突然加快，移动性减少甚至固定，出现疼痛或同侧面瘫等，应考虑有恶变可能（图 6-10）。

【治疗】多形性腺瘤的治疗以外科手术彻底切除为原则。多形性腺瘤的包膜常不完整，有时瘤细胞可侵入包膜或包膜外组织，若切除不彻底则易复发。故手术时不宜采用剜除肿瘤的方法

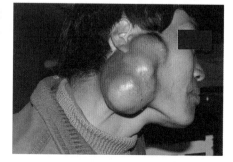

图 6-10 右腮腺多形性腺瘤

而应将多形性腺瘤连同其周围的腺体组织一并切除。术中要注意保护面神经。如有恶性变，应按恶性肿瘤的治疗原则处理。

二、沃辛瘤

沃辛瘤（Warthin tumor）又称腺淋巴瘤（adenolymphoma）或乳头状淋巴囊腺瘤（papillary cystadenoma lymphomatosum），其组织发生与淋巴结有关。在胚胎发育时期，腮腺和腮腺内的淋巴组织同时发育，腺体组织可以迷走到淋巴组织中。这种迷走的腺体组织发生肿瘤变，即为沃辛瘤。

【临床表现】沃辛瘤几乎仅发生于腮腺，沃辛瘤有以下特点：①多见于男性，男女比例约为6∶1；②好发于40~70岁的中老年；③患者常有吸烟史；④可有消长史；⑤绝大多数肿瘤位于腮腺后下极；⑥肿瘤呈圆形或卵圆形，表面光滑，质地较软，有时有弹性；⑦肿瘤常呈多发性；⑧术中可见肿瘤呈紫褐色，剖面可见囊腔形成，内含干酪样或黏稠液体；⑨^{99m}Tc核素显像呈"热"结节，具有特征性（图6-11）。

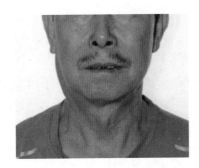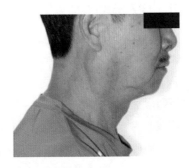

图6-11　右腮腺腺淋巴瘤（正侧面）

【治疗】沃辛瘤唯一的治疗方法是手术切除。由于肿瘤常位于腮腺后下极，可考虑做连同肿瘤以及周围0.5cm以上正常腮腺切除的腮腺部分切除术，这种方式不同于剜除术，不会造成复发，但可保留腮腺导管及大部分腮腺的功能。术中应同时切除腮腺后下极及其周围淋巴结，以免出现新的肿瘤。

三、黏液表皮样癌

黏液表皮样癌（mucoepidermoid carcinoma）是最常见的唾液腺恶性肿瘤。根据黏液细胞的比例、细胞的分化、有丝分裂像的多少，以及肿瘤的生长方式，将黏样表皮样癌分为高分化和低分化两类。分化程度不同，肿瘤的生物学行为及预后大不一样。

【临床表现】可发生于任何年龄，以30~50岁多见，女性多于男性。发生在腮腺者最多，其次为腭部及下颌下腺，其他部位如磨牙后区、颊部、上唇、下唇等部位则少有发生。黏液表皮样癌的临床表现与临床的分化程度关系密切。

1. 高分化黏液表皮样癌　较常见，属低度恶性肿瘤。一般为无痛性肿块，生长较慢，病程较长。肿瘤体积大小不一，质中偏硬，表面光滑或呈结节状。可为囊性，亦可为实性。腮腺肿瘤侵犯面神经时，可出现面瘫。发生于腭部或磨牙后区者，可见肿块位于黏膜下呈淡蓝色或暗紫色，黏膜光滑，质地软，穿刺可抽出少量血性紫黑色液体。患者术后生存率较高，预后较好（图6-12）。

2. 低分化黏液表皮样癌　较少见，属高度恶性肿瘤。肿瘤生长较快，常伴疼痛。边界不清楚，与周围组织有粘连，可破溃而继发感染，形成经久不愈的溃烂面，并有淡黄色黏稠分泌物。有时可形成涎瘘。发生于腮腺者，累及面神经时可发生面神经瘫痪症状及面肌抽搐症状。发生于腭部者，可破坏硬腭。术后易复发，预后较差。

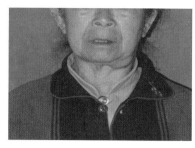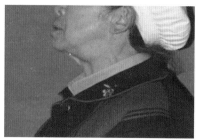

图 6 - 12　左侧下颌下腺高分化黏液表皮样癌

【治疗】以手术治疗为主。手术应按恶性肿瘤切除的原则进行。高分化者应尽量保留面神经，因颈部淋巴结转移率低不必做选择性颈淋巴结清扫术。低分化者常累及面神经，颈淋巴结转移率高，且可出现血行转移，术后易于复发，因此术中应做选择性颈淋巴结清扫术，术后宜加用放疗。

四、腺样囊性癌

腺样囊性癌（adenoid cystic carcinoma）曾称"圆柱瘤"，也是最常见的唾液腺恶性肿瘤之一。根据其组织学形态，可以分为腺样/管状型及实性型，前者分化较好，后者分化较差。

【临床表现】最常见于腭部小唾液腺及腮腺，其次为下颌下腺。发生于舌下腺的肿瘤，多为腺样囊性癌。腺样囊性癌的临床病理特点为：①肿瘤浸润性极强；②肿瘤易沿神经扩散；③肿瘤易侵入血管，血行转移率高达 40%；④颈部淋巴结转移率很低；⑤肿瘤易沿骨髓腔浸润；⑥腺样囊性癌除实性型以外，一般生长缓慢，肺部转移灶也进展缓慢，患者可以长期带瘤生存（图 6 - 13）。

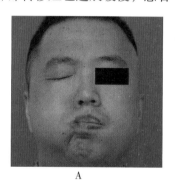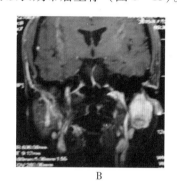

A　　　　　　　　　　　　　B

图 6 - 13　右腮腺腺样囊性癌

A. 左面部面瘫；B. MRI 示左侧腮腺区包块

【治疗】应根据其临床病理特点做相应处理：肿瘤与周围组织无界限，肉眼看来似正常的组织，在显微镜下却常见瘤细胞浸润，有时甚至可以是跳跃性的。手术中很难确定正常周界，除手术设计时应常规扩大手术正常周界外，术中宜行冰冻切片检查，以确定周界是否正常。术后常需配合放疗，以杀灭残存的瘤细胞。术后可选用化疗，以预防血行转移。

目标检测

答案解析

1. 发生在小唾液腺的多形性腺瘤好发于（　　）

　　A. 唇部　　　　　　　　B. 舌部　　　　　　　　C. 颊部

　　D. 牙龈　　　　　　　　E. 腭部

2. 腮腺导管的体表投影在（   ）

    A. 耳垂至鼻翼与口角间中点连线前1/3段　　B. 耳垂至鼻翼与口角间中点连线中1/3段

    C. 耳垂至鼻翼与口角间中点连线后1/3段　　D. 耳垂至鼻翼连线的中1/3段

    E. 耳屏至鼻翼连线的后1/3段

3. 下列腺体好发涎石病的是（   ）

    A. 舌下腺　　　　　　　B. 下颌下腺　　　　　　C. 腮腺

    D. 小涎腺　　　　　　　E. 唇腺

4. 下颌下腺炎常见的原因是（   ）

    A. 牙槽脓肿　　　　　　B. 淋巴结炎　　　　　　C. 结石阻塞导管

    D. 冠周炎　　　　　　　E. 血源性感染

5. 腮腺"临界瘤"中最常见的是（   ）

    A. 圆柱瘤　　　　　　　B. 多形性腺瘤　　　　　C. 腺淋巴瘤

    D. 腺瘤　　　　　　　　E. 神经纤维瘤

6. 下颌下腺炎长期反复发作，保守治疗无效，下颌下能触及硬块，导管及腺体交界处证明有结石，应采取（   ）

    A. 结石摘除　　　　　　B. 下颌下腺摘除　　　　C. 全身抗生素应用

    D. 拔除邻近龋坏及松动牙　E. 物理疗法

7. 沃辛瘤的临床特点不包括（   ）

    A. 好发于中老年　　　　B. 好发于腮腺后下极　　C. 患者常有吸烟史

    D. 女性患者好发　　　　E. 包块可多发

8. 急性化脓性腮腺炎最常见的病因是（   ）

    A. 血源性　　　　　　　B. 损伤性　　　　　　　C. 逆行性

    D. 牙源性　　　　　　　E. 医源性

9. 腺样囊性癌的特征是（   ）

    A. 生长缓慢　　　　　　B. 包块边界清楚　　　　C. 容易发生淋巴结转移

    D. 不易发生血行转移　　E. 生长在腮腺的易发生面瘫

10. 舌下腺囊肿治疗措施正确的是（   ）

    A. 完整摘除囊肿　　　　B. 完整摘除舌下腺　　　C. 囊肿内注射2%碘酊

    D. 囊肿进行切开引流　　E. 以上均不正确

（何　苇）

书网融合……

本章小结　　　　　微课1　　　　　微课2　　　　　题库

第七章　口腔颌面部先后天畸形

PPT

第一节　口腔颌面部先天性畸形

先天性口腔颌面部发育畸形（congenital developmental deformities of oral and maxillofacial region）包括唇裂、腭裂、面横裂、正中裂、面斜裂和牙槽突裂。其中唇裂和腭裂最为常见，根据发病机制和临床表现（是否伴有全身其他先天畸形）不同，可将先天性唇腭裂分为综合征型唇腭裂（约30%）和非综合征型唇腭裂（约70%）。

一、发病因素

口腔颌面部先天性发育畸形的致病因素目前尚未完全明确，可能与遗传和环境等多个因素有关。

（一）遗传因素

遗传学研究认为，综合征型唇腭裂多为单基因突变引起，而非综合征型唇腭裂属于多个基因相互作用和环境因素共同影响的多基因易感性疾病。近年来的研究发现了多个先天性唇腭裂易感基因，但对不同人群研究所得结果不尽相同。

（二）环境因素

1. 营养因素　妇女怀孕期间维生素 A、维生素 B_2 及泛酸、叶酸等的缺乏。

2. 感染与损伤　妇女妊娠早期罹患风疹等病毒感染性疾病或怀孕初期子宫及邻近部位的损伤。

3. 药物因素　服用苯二氮䓬类、皮质类固醇激素、沙利度胺、抗惊厥和抗肿瘤药物等。

4. 内分泌因素　孕妇因生理性、精神性及损伤性等原因引起的体内肾上腺皮质激素分泌增加。

5. 物理因素 怀孕初期频繁接触放射线或微波等。

6. 烟酒因素 孕妇大量吸烟及酗酒等。

以上因素均可能影响胚胎的发育而成为畸形发生的诱因。

二、形成机制

胎儿在口腔颌面部发育过程中，特别是发育形成的前12周，如果受到某种因素的影响而使各胚突的正常发育及融合受到干扰时，可能使胎儿发生各种不同的相应畸形。例如：左右两侧下颌突未能融合，则产生下唇正中裂或下颌裂。一侧上颌突未能与内侧鼻突融合，则产生单侧唇裂；如在两侧发生，则形成双侧唇裂。两个内侧鼻突未能融合则发生上唇正中裂。上颌突与下颌突未能融合则形成面横裂。上颌突与外侧鼻突未能融合则形成面斜裂（图7-1）。继发腭突未能与对侧继发腭突融合则形成不完全性腭裂，如同时与原发腭突也未能融合则形成了完全性腭裂，如仅在前颌部分未能融合，则形成牙槽突裂（图7-2）。

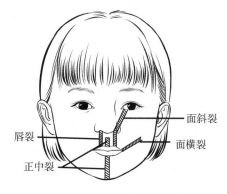

图7-1 唇、面裂形成的部位

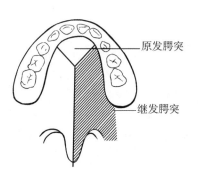

图7-2 腭裂形成的部位

三、唇裂

唇裂（cleft lip）是口腔颌面部最常见的先天畸形，常与腭裂伴发。据不完全统计，在我国唇裂1996年以前发病率约1：1000，而1996年以后发病率约1.625：1000，男女性别比约1.5：1。

（一）唇裂的分类

临床上，根据裂隙部位可将唇裂分为以下几类。

1. 国际上常用的分类法

（1）单侧唇裂（图7-3） ①单侧不完全性唇裂：裂隙未裂至鼻底。②单侧完全性唇裂：整个上唇至鼻底完全裂开。

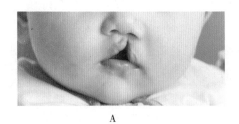
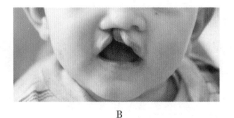

图7-3 单侧唇裂的类型
A. 不完全性唇裂；B. 完全性唇裂

（2）双侧唇裂（图7-4） ①双侧不完全性唇裂：双侧裂隙均未裂至鼻底。②双侧完全性唇裂：双侧上唇至鼻底完全裂开。③双侧混合性唇裂：两侧畸形类型不同，例如一侧完全裂，另一侧不完全裂。

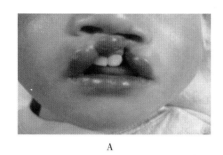 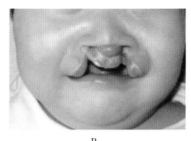 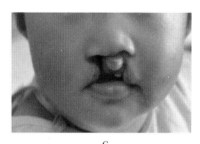

A　　　　　　　　　　　　　B　　　　　　　　　　　　　C

图 7 - 4　双侧唇裂的类型

A. 双侧不完全性唇裂；B. 双侧完全性唇裂；C. 双侧混合性唇裂

2. 国内常用的分类法

（1）单侧唇裂

Ⅰ度唇裂：仅限于红唇部分的裂开。

Ⅱ度唇裂：上唇部分裂开，但鼻底尚完整。

Ⅲ度唇裂：整个上唇至鼻底完全裂开。

（2）双侧唇裂　按单侧唇裂分类的方法对两侧分别进行分类，如双侧Ⅲ度唇裂、双侧Ⅱ度唇裂、左侧Ⅲ度右侧Ⅱ度混合唇裂等。

（二）唇与唇裂的解剖学特点

正常上唇的形态特点是：唇红缘明显，唇弓两侧对称；上唇下 1/3 部微向前翘；唇红中部稍厚呈珠状微向前下突起；上下唇厚度、宽度比例协调；鼻小柱及鼻尖居中，鼻底宽度适中，两侧鼻翼和鼻孔呈拱状，鼻孔大小位置对称（图 7 - 5）。

单侧唇裂时，患侧唇峰裂开，其裂开后偏健侧部分和人中切迹上移；患侧口轮匝肌的连续性发生中断，异常附着于鼻小柱基部和患侧鼻翼基部，致鼻小柱偏向健侧（中隔随前颌骨一起被拉向非裂隙侧），鼻翼塌陷，鼻翼基部向下、后、外方扩展，鼻中隔软骨呈扭曲状，患侧鼻孔大而扁平。双侧唇裂时两侧口轮匝肌因不能在中线连接而附着在两侧鼻翼基部，牵拉两侧鼻孔外展，前唇较为短小，鼻小柱过短或缺失。在伴有双侧腭裂时，还会出现前唇翻转上翘。

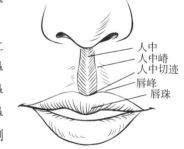

人中
人中嵴
人中切迹
唇峰
唇珠

图 7 - 5　正常上唇的表面解剖标志

（三）唇裂的手术治疗

1. 手术年龄　唇裂整复术的年龄需掌握三个 "10"，即：体重超过 10lbs（1lbs = 0.4536kg），年龄大于 10 周，血红蛋白超过 10g（100g/L）。进行唇裂修复术的年龄要根据各手术医师及所在医院的设施以及患者的全身情况而定，尤其在早产儿、体质弱、喂养困难等患儿，年龄可适当放宽。单侧唇裂整复术最适宜的年龄为 3 ~ 6 个月，双侧唇裂为 6 ~ 12 个月。

2. 手术方法　唇裂的修复方法有很多种，其手术设计大体经过了三个阶段的演变，即从最初的直线或曲线法的手术设计和随后的几何图形的手术设计发展到目前的两大经典术式 Millard 旋转推进瓣手术和 Tennison 下三角瓣手术以及在此基础上的多种改良修复术式。

以下以旋转推进法为例介绍唇裂的手术方法（图 7 - 6）。 微课

（1）定点　在健侧唇峰定点 1，人中切迹定点 2，健侧裂隙唇缘上定点 3，应使点 2—1 等于点 2—3 的距离。在患侧唇缘唇红最厚处即相当于唇峰处定点 4，此点的位置比较灵活，应兼顾唇高及唇峰口角

距。在健侧鼻小柱基部定点 5，可向外侧延伸但不能超过健侧人中嵴。于患侧鼻底裂隙两旁的唇红与皮肤交界处定点 6 和点 7。使点 6 至鼻小柱基部的距离与点 7 至患侧鼻翼基部的距离之和等于健侧鼻底的宽度。在相当于鼻底水平线之外下方定点 8。从点 5 向点 3 画一弧线，此线下段约与健侧人中嵴平行。再从点 3 沿皮肤黏膜交界线向上至点 6 连线，从点 7 分别向点 4 和点 8 连线。

（2）切开　在健侧沿点 3—6 线和点 3—5 线，在患侧沿点 8—7—4 连线全层切开。

（3）缝合　将 C 瓣向上旋转并推进插入点 7—8 连线切开后所形成的三角形间隙内，将 B 瓣向下旋转并推进插入至点 5—3 切开后所形成的三角形间隙内，分层缝合。

（4）唇红修复　将两侧唇红修整后向中线靠拢对位缝合，如有凹陷，可做小对偶三角瓣交叉缝合。也可用患侧唇红末端组织形成的三角瓣，插入健侧唇红沿干湿唇交界线切开的切口中，修复唇红。

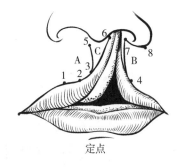 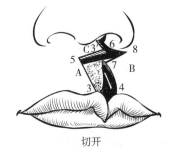 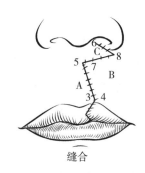

定点　　　　　　　　　　切开　　　　　　　　　　缝合

图 7 - 6　单侧唇裂旋转推进瓣手术示意图

（四）唇裂的术后护理

1. 患儿在全麻未醒前，应使患儿平卧，将头偏一侧，以免误吸。

2. 全麻患儿清醒后 4h 给予少量流汁饮食，应用汤匙喂养，不能吮乳喂养。

3. 唇裂手术后，当天切口须覆盖敷料。术后第 1 天开始切口暴露，以便保持局部清洁，减少感染机会。

4. 唇裂术后应适量给予抗生素，预防感染。

5. 一般唇裂术后 5～7 天拆线，口腔内缝线可更迟些拆除或让其自然脱落。

6. 为了减少瘢痕形成，术后半年或在瘢痕软化前均需要减少切口张力，早期可以使用唇弓，后期可使用拉合胶布。

7. 术后嘱咐家长防止患儿跌跤，以免伤口裂开。

四、腭裂

腭裂（cleft palate）可单独发生也可与唇裂同时伴发。

（一）腭裂的临床分类

1. 国际上常用的分类法（图 7 -7）

（1）软腭裂　软腭裂开，但有时仅限于腭垂。

（2）不完全性腭裂　软腭完全裂开伴有部分硬腭裂开。

（3）单侧完全性腭裂　裂隙自腭垂至一侧切牙孔完全裂开，并斜向外侧直达牙槽突。

（4）双侧完全性腭裂　裂隙在前颌骨部分，各向两侧斜裂，直达牙槽突。

2. 国内常用的分类法

Ⅰ度裂：只是悬雍垂裂。

Ⅱ度裂：部分腭裂，裂开未到切牙孔；根据裂开部位又分为浅Ⅱ度裂，仅限于软腭；深Ⅱ度裂，包括一部分硬腭裂开（不完全性腭裂）。

Ⅲ度裂：全腭裂开，由悬雍垂到切牙区，包括牙槽突裂，常与唇裂伴发。

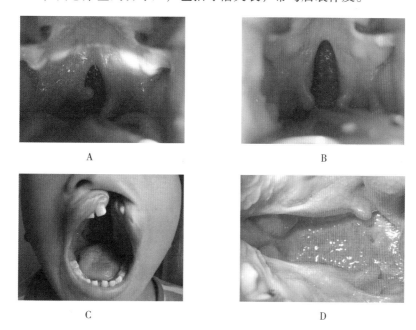

图7-7　腭裂的临床分类

A. 软腭裂；B. 不完全性腭裂；C. 单侧完全性腭裂；D. 双侧完全性腭裂

（二）腭裂的解剖与生理特点

正常腭部分为硬腭和软腭两个部分：硬腭由上颌骨的腭突和腭骨的水平部构成；软腭前部经腭腱膜与硬腭后缘相连，软腭后部游离，主要由腭咽肌、腭舌肌、腭帆张肌、腭帆提肌和腭垂（悬雍垂）肌五对肌肉组成。软腭与分布于咽侧壁及咽后壁的咽上缩肌的肌纤维相连，形成一个完整的腭咽肌环。在发非鼻辅音时，由于这些肌群的收缩，使软腭处于抬高状态，软腭与咽后壁、咽侧壁靠拢，将口咽腔与鼻咽腔暂时隔开，形成"腭咽闭合"。腭咽闭合是正常人发音时的必备条件之一。

腭裂患者腭部裂开，存在有程度不等的裂隙，造成口、鼻腔相通及软腭肌群异常附着在硬腭后缘和后鼻嵴，使腭裂患者无法形成腭咽闭合，从而导致语音、吸吮及听力等多种功能障碍（图7-8）。

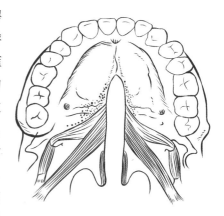

图7-8　腭裂的解剖形态

（三）腭裂的临床表现和特点

1. 腭部解剖形态异常　软硬腭完全或部分由后向前裂开，使腭垂一分为二。完全性腭裂牙槽突有不同程度的裂开。

2. 吸吮功能障碍　由于患儿腭部裂开，口鼻腔相通，口腔内难以形成负压，以致发生吸食母乳困难，或在进食时乳汁易从鼻孔溢出，常导致营养不良。

3. 腭裂语音　这种语音的特点是过度鼻音、鼻漏气、辅音减弱或消失及替代性语音等。

4. 口鼻腔自洁环境的改变　由于腭裂使口鼻腔直接相通，鼻内分泌物可流入口腔，容易造成口腔卫生不良；同时在进食时，食物往往逆流到鼻腔和鼻咽腔，既不卫生，又易引起局部感染。

5. 牙列错乱　完全性腭裂患儿牙槽突裂隙两侧可不在同一平面上。裂隙两侧牙弓前部牙常错位萌出，出现牙列错乱。

6. 听力功能的影响 腭裂患者软腭肌群的异常附着可导致咽鼓管开放能力的改变，影响中耳气流平衡，易患中耳炎。进食时常伴有食物反流，也易引起咽鼓管及中耳的感染。

7. 颌骨发育障碍 腭裂患者常伴有上颌骨发育不足，导致面中部凹陷畸形及反𬌗或开𬌗。

（四）腭裂的手术治疗

1. 手术年龄 腭裂整复术合适的手术年龄至今仍有争议。早期（8~18 个月）进行手术有助于患儿养成正常的发音习惯。待上颌骨发育基本完成后（5~6 岁）进行手术可以减少上颌骨发育不足，同时也可减少麻醉和手术的风险。目前多主张早期手术。

2. 手术方法 大致可分为两大类手术：一类是以封闭裂隙、保持和延伸软腭长度、恢复软腭生理功能为主的腭成形术，常见的术式包括单瓣半后推术、两瓣后推术、提肌重建手术、软腭逆向双 Z 形瓣移位术和岛状瓣手术等；另一类手术是以缩小咽腔、增进腭咽闭合为主的咽成形术，常见的术式有咽后壁组织瓣转移术和腭咽肌瓣转移术。

不管何种腭成形术，除切口有所不同外，其基本操作和步骤大致相同（图 7-9）。

（1）患儿平卧，头后仰垫肩。

（2）在腭黏膜下注射含适量肾上腺素的生理盐水或利多卡因以减少术中出血和便于黏骨膜瓣的剥离。

（3）从腭舌弓外侧勿超过翼下颌韧带绕过上颌结节的后内方至硬腭，距牙龈缘内侧 1~2mm 处向前切开黏骨膜至裂隙边缘。

（4）沿裂隙边缘自前向后剖开直抵悬雍垂尖端。

（5）以骨膜剥离器插入松弛切口，将硬腭黏骨膜组织全层剥离，使松弛切口与裂隙缘切口完全相通。

（6）在松弛切口的后端，上颌结节的后上方，推开和凿断翼钩，或仅解剖绕在翼钩上的腭帆张肌附着，以解除腭帆张肌的张力，便于两侧腭瓣组织向中央推移。

（7）将黏骨膜瓣游离后掀起，显露两侧腭大孔，用血管分离器从腭大孔后缘小心插入，提起血管神经束根部，小心游离血管神经束 0.5~1.5cm。

（8）在硬软腭交界处，将黏骨膜瓣拉向外后侧，显露腭腱膜，沿腭骨后缘剪断腭腱膜。

（9）沿裂隙边缘切口鼻腔面插入剥离器，充分游离鼻腔黏膜。

（10）将两侧腭黏骨膜瓣及软腭后推并向中央靠拢后分层缝合。

（11）在两侧松弛切口内填塞碘仿纱条或仅放置止血纱布。

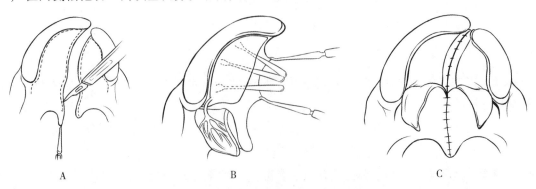

A   B   C

图 7-9 腭成形术的基本操作

A. 切开；B. 翻瓣，游离血管神经束，分离鼻腔黏膜；C. 缝合

3. 术后并发症

（1）咽喉部水肿　由于手术和气管内插管的损伤，可致咽喉部水肿，造成呼吸和吞咽困难，甚至发生窒息。在术后需密切观察，可适量给予激素，以减轻或预防水肿，必要时应行气管切开术。

（2）出血　术后的早期出血（原发性出血）多由术中止血不完善所致，较晚期的出血（继发性出血）则常由创口感染所致。常见的出血部位包括腭腱膜外侧基部、下鼻甲、破损的腭降血管和鼻腭动脉及其分支、黏骨膜瓣的创缘以及梨骨瓣和鼻腔侧的创面。少量渗血可行压迫止血或以 1% 麻黄碱经鼻孔滴入。有明显的活动性出血点时，应返回手术室探查后缝扎或电凝止血。如系凝血因素障碍而引起的出血，应予全身治疗，并请相关科室会诊。

（3）窒息　腭裂术后患儿的腭咽腔明显缩小，加上局部的肿胀，需积极预防窒息的发生。尤其对那些手术时间长或伴小下颌患者，更应加以注意。腭裂术后患儿应平卧，头偏向一侧，以免发生误吸。一旦发生窒息，应迅速清除口、鼻腔及咽喉部异物，速行气管插管，进行抢救。

（4）感染　腭裂术后的感染可见于患儿抵抗力低下、术中创伤大以及手术时间过长等原因。因此，应掌握好手术适应证，术中注意减少创伤，不易缝合过密，术后应鼓励患儿饮食后多喝水，保持口腔卫生，防止食物残留创缘，常规用抗生素 2～4 天。

（5）创口裂开或穿孔　腭裂术后创口可发生裂开或穿孔（图 7-10），其原因主要是术中减张不够。如两侧黏骨膜瓣松弛不够，腭大神经血管束游离过少，腭腱膜未从硬腭上完全游离，均妨碍组织瓣向中线靠拢，而使缝合张力过大。另外，硬软腭交界处组织薄弱，将黏骨膜瓣从硬腭后缘掀起时，容易造成该区组织撕裂，加之该区缝合后空虚，不利于创口愈合。裂开或穿孔的部位最常见于硬软腭交界或腭垂处，也可发生在硬腭部位，极少数情况下可发生创口全部裂开

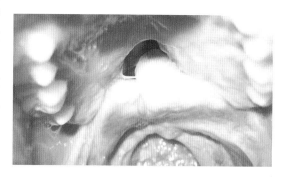

图 7-10　腭裂术后穿孔

或腭部的远心端坏死。腭裂术后穿孔或复裂，一般在术后 6～12 个月行二期修复。

🌐 **知识链接**

腭裂术后穿孔的修复方法

1. 硬腭穿孔如位于中部，可先切除瘘孔周围的瘢痕组织，然后在两侧做松弛切口，将所形成的黏骨膜瓣向中线推移拉拢缝合。位于一侧的穿孔可用局部黏骨膜瓣转移法修复。尽可能保证修复的组织有两层，一层为衬里（鼻腔面），一层为盖面（口腔面），两层之间形成瓦合。鼻腔面可以是翻转的裂隙边缘缝合，也可以是犁骨瓣、前庭黏膜瓣。

2. 位于硬软腭交界处裂隙小的穿孔可以采用兰氏术，通过两侧的松弛切口减张缝合；裂隙大的穿孔，则需要行两瓣或单瓣法腭成形术重新整复。

3. 软腭部的穿孔通过两侧的松弛切口一般可直接拉拢，分层缝合。

五、唇腭裂的多学科综合序列治疗

20 世纪 30 年代英国 H. K. Cooper 提出唇腭裂综合序列治疗（the cleft lip and palate team approach）的概念，认为唇腭裂患儿的临床治疗应由一组专家（team）来完成，大家共同协作，对患儿不同时期的状况做出评估诊断，并给予持续渐进的治疗。也就是在唇腭裂患者生长发育的不同阶段和整个治疗周期

内，组织包括口腔颌面外科、口腔正畸科、儿童口腔科、麻醉科、耳鼻喉科、儿科、语言病理学、护理学、遗传学、心理学等多学科的专门医护人员及社会工作者，根据患者的畸形程度和各类型唇腭裂患者的治疗时序表，由治疗组制订有序的治疗计划，安排最合理的治疗方案，按序进行治疗，并对患者的每阶段治疗结果进行实时动态评价，及时修订治疗计划和技术方案。唇、腭裂序列治疗的程序一般如下。

（1）出生后　患儿喂养方法及及对家长的心理干预。

（2）1周~2月龄　唇腭裂整复术前鼻牙槽矫形治疗。

（3）3~6月龄　单侧唇裂整复术。

（4）6~12月龄　双侧唇裂整复术。

（5）1~2岁　腭裂整复术和中耳功能检查与治疗。

（6）3~5岁　语音和语言发育评估；腭裂语音训练。

（7）学龄前　维持良好口腔卫生、破除口腔不良习惯、唇裂术后继发畸形的整复及腭裂腭咽闭合不全的矫治。

（8）9~11岁　牙槽突裂植骨术及术前正畸治疗。

（9）12~13岁　唇裂鼻畸形的二期整复和腭裂错𬌗畸形正畸治疗。

（10）16~18岁　正颌外科牙颌面骨性继发畸形的整复；遗传咨询。

第二节　口腔颌面部后天性畸形

PPT

口腔颌面部后天畸形和缺损是指由于疾病或损伤等引起的畸形或组织缺损，也称获得性畸形和缺损（acquired deformity and defect）。

一、病因

颌面部肿瘤本身或肿瘤的手术切除和放射治疗均可造成不同程度的缺损或畸形，是获得性畸形和缺损的主要原因。近年来交通事故引起的口腔颌面部畸形与缺损日趋增多。生活外伤，如儿童期的跌落伤可造成颞下颌关节损伤并继发偏颌或小颌畸形甚至真性颞下颌关节强直。此外，颌面骨的炎症，往往由于死骨形成与分离造成不同程度的颌面部畸形。特异性炎症，包括梅毒、结核等均可引起颌面部软硬组织缺损与畸形，如梅毒可导致腭部穿孔和鞍鼻。

二、组织移植

口腔颌面部后天畸形和缺损需要合理选用整复外科技术进行组织移植，以最大程度地恢复外观和生理功能。

（一）皮肤移植

皮肤移植可分为游离皮片移植和皮瓣移植两大类。皮瓣移植又可分为带蒂、游离及管状皮瓣移植三种类型。

1. 游离皮片移植　适用于大面积浅层组织缺损的修复，根据其厚度不同分为表层皮片、中厚皮片和全厚皮片（图7-11）。表层皮片包括表皮层和很薄一层真皮最上层的乳头层，厚度在成年人为0.2~0.25mm。中厚皮片包括表皮及一部分真皮层，厚度在成年人为0.35~0.80mm，也即相当于皮肤全厚的1/3~3/4厚度，前者又称薄中厚皮片（0.35~0.5mm），后者又称厚中厚皮片（0.62~0.80mm）。全厚皮片包括表皮及真皮的全层。皮片随着其厚度增加，其抗感染能力和成活能力降低，其收缩率也随之下降，色素沉着变轻微，抗磨擦能力增强。面颈部的植皮多采用厚中厚或全厚皮片；口腔内植皮，一般采用薄中厚皮片；有感染的肉芽创面或骨面只能采用表层皮片移植。

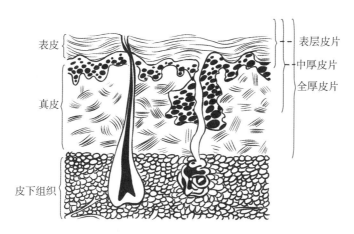

图 7-11 皮肤的解剖层次

断层皮片切取后，供皮区所遗留的创面可用温热生理盐水纱布压迫创面止血，然后用油性纱布敷于创面，外加数层纱布与棉垫，再用绷带加压包扎。全厚皮片移植后，供皮区所遗留的创面可直接拉拢缝合，受皮区可行油纱布反包扎加压固定。

2. 皮瓣移植 皮瓣是由皮肤的全厚层及皮下组织所构成。皮瓣移植既可用于浅层组织缺损的修复，也可用于深层组织缺损的修复，对覆盖和保护重要组织和器官也具有重要意义。皮瓣必须有与供区组织相连的蒂，或行血管吻合，才能保证移植皮瓣的血供和成活。带蒂者称带蒂皮瓣，血管吻合者称游离皮瓣。

（1）带蒂皮瓣 按转移形式与血供来源可分为随意皮瓣和轴型皮瓣。

1）随意皮瓣 此类皮瓣的特点是蒂部没有知名的血管供血，营养皮瓣的血供由皮下血管网提供。因此在设计皮瓣时，其长宽比例要受到一定限制。在肢体与躯干部位，长宽之比以 1.5∶1 以内比较安全。在面部，由于血液循环丰富，可放宽到（2~3）∶1，在血供特别丰富的部位可达 4∶1。由于血供和距离的限制，随意皮瓣常设计在缺损的邻近部位，应用局部转移达到修复目的。按转移形式又分为三类。

①转位皮瓣：即对偶三角瓣或 Z 成形术。是由皮肤两个相对的三角形皮瓣连接成 Z 形，而后彼此交换位置后缝合。两皮瓣的侧切口与中切口所形成的角度不应小于 30° 或超过 90°，一般以 60° 为常用，此时，交叉转移换位后，可增加其中轴长度的 75%，从而达到松解挛缩、恢复功能的目的。这种皮瓣多应用于狭长的瘢痕挛缩的修复及较长切口的关闭，也可用于错位的组织或器官的复位。此外尚可设计成连续的多 Z 形对偶三角瓣（图 7-12）。

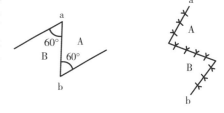

图 7-12 Z 形对偶三角瓣

②推进皮瓣：又名滑行皮瓣。在接近缺损部位形成皮瓣后，利用组织的弹性，将其滑行到缺损部位以整复创面。V-Y 成形术即属于滑行皮瓣的一种，常用于延长或缩短某一组织的长度和宽度。在皮肤上做 V 形切口，然后做 Y 形缝合，可以延长皮肤的长度，缩短其宽度。反之，做 Y 形切口后做 V 形缝合，则可缩短皮肤的长度，增加其宽度（图 7-13）。

③旋转皮瓣：即将缺损附近的皮瓣，旋转一定的角度以修复缺损。设计时应注意皮瓣的旋转中心和旋转半径的长度，皮瓣的蒂部在转移时也不宜过度旋转。

2）轴型皮瓣（axial flap） 又称动脉皮瓣（arterial flap），即皮瓣内含有知名动脉及伴行的静脉，并以此血管作为皮瓣的轴心，使之与皮瓣的长轴平行。在血管的长轴内设计皮瓣，一般可不受长宽比例的限制。按转移形式又分为两类。

①岛状皮瓣：指蒂部仅含有一条长血管的皮瓣。如由面动脉分支颏下动脉恒定供血的颏下岛状瓣。

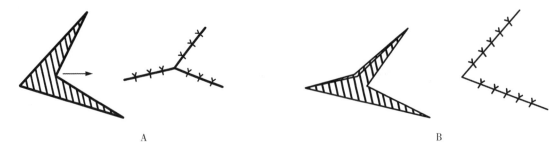

图 7 - 13　V - Y 成形术

A. V 形切开，Y 形缝合；B. Y 形切开，V 形缝合

②隧道皮瓣：指皮瓣蒂部横径与皮瓣横径一致，通过皮下或深部组织进行转移，其在通过隧道的部分被去除了表皮。在颌面部缺损修复中，额部的隧道皮瓣应用较多。

（2）游离皮瓣　系将身体远处的轴型皮瓣应用显微血管外科技术移植到颌面部缺损处。根据血供解剖上的不同，目前可将游离皮瓣分为以下四种类型。

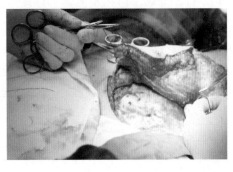

图 7 - 14　胸大肌皮瓣

1）直接皮肤血管皮瓣　营养皮肤的血管主干较浅，不经肌肉，在穿出深筋膜后平行皮肤表面走行于皮下组织内，沿途发出分支供养皮下组织和皮肤。腹股沟皮瓣、胸三角皮瓣均为此种类型。

2）肌皮血管皮瓣　称肌皮瓣。其主要特点是深部动脉主干发出肌皮动脉，其分支除供养肌肉外还继续浅出肌肉，垂直穿透深筋膜至皮下组织及皮肤。这种皮瓣在移植时决不能将皮瓣与其深面肌分离，否则不能成活。胸大肌皮瓣、背阔肌皮瓣等均为此种类型（图 7 - 14）。

3）动脉干网状血管皮瓣　其主要特点是有一条动脉主干贯穿皮瓣全长，沿途发出分支组供养皮瓣。我国创用的前臂皮瓣即属此种类型（图 7 - 15）。

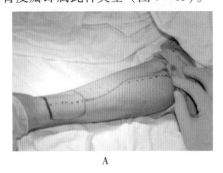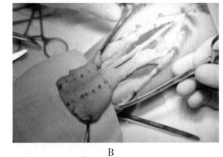

图 7 - 15　前臂皮瓣

A. 前臂皮瓣的设计；B. 前臂皮瓣的制取

4）肌间隙血管皮瓣　其特点是发出皮血管的主干血管位置较深，行走于肌间隔内，通过结缔组织间隙发出分支穿深筋膜达皮下组织内供养皮肤。上臂内、外侧皮瓣及小腿外侧皮瓣均属此种类型。

在皮瓣类型的选择上，应根据组织畸形和缺损的部位、类型、范围以及患者的全身情况、要求和医疗技术条件等因素综合决定，对于口腔颌面部软组织缺损的修复，首选前臂游离皮瓣，其次是股前外侧皮瓣、肩胛皮瓣、足背皮瓣等。较大的复合组织缺损，则以选用胸大肌皮瓣和背阔肌皮瓣等肌皮瓣为佳。复杂类型缺损的修复可选用串联皮瓣和嵌合皮瓣。应遵循损伤小、重建效果好、成活可靠、操作简单易行等原则，针对每个患者进行"个性化"的皮瓣筛选。

皮瓣转移后，应将供皮区创面直接缝合或用中厚断层游离皮片移植，需断蒂者，一般在术后 14～21 天进行。游离皮瓣术后要合理放置负压管，防止骑跨压迫或负压过大导致血流不畅。要保持室温在 25℃左右，以防血管痉挛，同时应用低分子右旋糖酐、丹参等扩张血管及抗凝药物。头颈部体位要适当制动以免压迫静脉回流。术后 72h 内是游离皮瓣最容易发生血管危象的时期。应密切观察皮瓣颜色、温度、皮纹及质地的变化，必要时行针刺出血试验或用便携式多普勒超声仪进行监测，以尽早发现微循环障碍并及时手术探查，抢救危象皮瓣。

⊕ **知识链接**

血管危象

　　游离皮瓣移植后吻合血管受各种因素的影响而出现循环障碍，从而危及其存活，临床上称为血管危象。根据循环障碍发生的血管，可分为动脉血管危象和静脉血管危象。根据危象发生的成因可分为血管痉挛和血管栓塞。由于动脉与静脉在血流速度及血管壁结构上的差异，动脉危象多由血管痉挛所致，常发生在术中或术后早期，少数可由术中损伤、血管内膜的质量或动脉硬化等因素导致血管栓塞。静脉由于壁薄、血流速度慢，危象发生多由血管栓塞所致，常与血管吻合质量、吻合的血管受压或牵拉、扭曲、血肿或负压引流压迫有关，且发生时间较动脉危象迟，一般在术后 72h 内发生。

（二）骨及软骨移植

1. 骨移植术　主要应用于颌面部硬组织缺损的修复以恢复颌骨的连续性、面部外形和咀嚼、语言功能。骨骼来源一般为自体肋骨、髂骨的髂嵴、腓骨和颅骨。肋骨有足够的长度，对侧肋骨的形态与下颌骨相似，可同时取两肋，供骨来源丰富。常取的是对侧第 6、7、8 肋。取肋区不需要特殊处理，但取肋时要避免损伤胸膜而形成气胸。髂骨由皮质骨和含量丰富的松质骨组成，可提供较大移植骨量，且位置表浅，继发骨缺损部位隐蔽，远期并发症少，也是口腔颌面外科医师理想的供骨区。应用于颌面部的骨移植术可分为单纯游离骨移植术、成形性松质骨移植术、带肌蒂的骨移植术和血管吻合游离骨移植术。其中血管化骨移植术的最大优点是不中断骨质的血供，移植骨质的抗感染能力较强，可以获得骨的早期愈合。临床上目前应用最广泛的是腓动脉供血的腓骨移植和旋髂深动脉供血的髂骨移植。尤以血管化腓骨血管蒂长，血管口径大，骨量较充足，可行三维塑形，利于种植义齿的修复，是重建下颌骨节段性缺损的理想方法，也是上颌骨重建的最佳选择（图 7 – 16）。

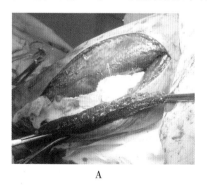
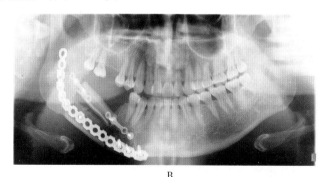

A　　　　　　　　　　　　　　　　　　　B

图 7 – 16　腓骨移植
A. 腓骨的制取；B. 腓骨移植的术后影像

2. 软骨移植　软骨质韧，易于塑形，移植后能保持活组织的特性及结构，是一种优良的充填和支持材料。多用于充填骨组织缺损所形成的凹陷和恢复颞下颌关节功能。也可用作软组织支架如鼻再造、耳郭再造等。软骨移植最常使用的是肋软骨和耳郭软骨。

(三) 其他组织移植

1. 真皮及脂肪移植　真皮系去除了上皮层（表皮层）的皮肤组织，临床上常作为组织充填材料而使局部丰满，主要用于颜面部凹陷畸形的修复及包裹颞下颌关节强直截骨术后的骨断端。脂肪移植主要用作修复颌面部软组织缺损和凹陷畸形及修复半侧颜面萎缩，也可用于颜面部美容手术如鼻唇沟过深等。目前多主张采用血管吻合血液循环重建的真皮脂肪复合移植，或用带蒂的脂肪瓣转移移植。

2. 黏膜移植　分游离移植及带蒂移植两类。颊黏膜因其上皮层较厚并富含弹性蛋白，固有层薄而血供丰富，具有较强的抗摩擦能力且容易再血管化，使用较多。有时也可用唇、舌、腭部黏膜及鼻中隔黏膜。

3. 筋膜移植　筋膜系人体坚韧且具有一定弹性的致密结缔组织，颌面部常用的有大腿阔筋膜和颞肌筋膜。常作为颞下颌关节成形术时断端间的隔离组织，也常以悬吊式筋膜移植方法用于治疗面瘫及上睑下垂等。还可用于整复面部塌陷畸形，或作为腮腺手术后的间置物以预防发生味觉出汗综合征。

4. 神经移植　主要是用自体神经移植修复周围神经缺损。一般是用感觉神经修复运动神经的缺损，在口腔颌面整复术中，神经移植主要用于整复损伤或手术后面神经、舌下神经、迷走神经及下牙槽神经的部分缺损。如对面瘫患者可以行耳大神经或腓肠神经的移植修复。

5. 复合组织移植　是皮肤、筋膜、肌肉、骨和神经等两种或两种以上组织同时进行移植。如将肌与皮肤同时移植（肌皮瓣），也可将肌、皮肤与骨骼同时移植（骨肌皮瓣）。移植方式也是带蒂移植与血液循环重建的游离移植两种。胸大肌皮瓣和背阔肌皮瓣在修复大面积复合缺损常被采用，大范围复合组织缺损的救治性手术常需要多个游离组织瓣联合修复重建。

6. 组织工程化组织移植　组织工程学是一门以细胞生物学和材料科学相结合，进行体外或体内构建组织或器官的新兴学科。组织工程学的 4 要素分别是种子细胞、生物材料、细胞与生物材料的整合以及植入物与体内微环境的整合。人工合成材料是组织工程领域研究的热点之一，其主要包括：聚乳酸和聚乙醇酸、聚 β - 羟基丁酸酯、羟基磷灰石、β - 磷酸三钙和生物活性玻璃等。尽管目前在组织工程化骨及软骨方面取得了较大进展，但离临床的要求还有差距。种子细胞如何向体内移植并根据需要完成生物转化仍有待进一步研究解决。

(四) 计算机辅助外科在组织移植中的应用

将患者 CT、MRI、DSA 和 PET 等影像图像数据导入软件，通过手术设计软件结合临床评估，设计手术切除范围，虚拟手术，制定出较为完善的手术方案，选择最佳的手术路径，并预测手术效果。再将数据导入快速成型机，利用 3D 打印技术打印出下颌骨修复后重建模型，并制作各类手术导板，辅助进行颌骨切除、移植骨的切取和塑形固定等关键操作步骤，并精确指导钛板定位，帮助医师完成精确的颅颌面骨切除和重建手术（图 7 - 17）。

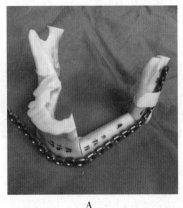
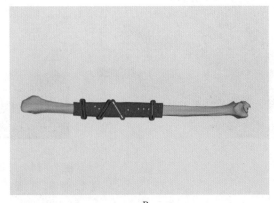

A　　　　　　　　　　　　　B

图 7 - 17　计算机辅助外科在组织移植中的应用

A. 3D 模型上预弯成型钛板；B. 设计腓骨截骨塑型导板

目标检测

答案解析

1. 与唇腭裂的发生无关的是（　　）

 A. 遗传因素   B. 孕妇缺乏维生素 A、B₂、叶酸等

 C. 黄曲霉素   D. 妊娠初期的病毒感染

 E. 母体内异常增高的肾上腺皮质激素

2. 唇腭裂序列治疗开始的时间是（　　）

 A. 出生后尽早开始 B. 3 个月   C. 6 个月

 D. 12 个月   E. 24 个月

3. 参与形成腭咽肌环的肌肉不包括（　　）

 A. 腭舌肌   B. 咽中缩肌   C. 腭帆提肌

 D. 腭帆张肌   E. 咽上缩肌

4. 以下术式属于咽成形术的是（　　）

 A. 两瓣后推术   B. 提肌重建手术

 C. 咽后壁组织瓣转移术 D. 软腭逆向双 Z 形瓣移位术

 E. 岛状瓣手术

5. 腭裂的临床表现和特点不包括（　　）

 A. 吸吮功能障碍   B. 语音功能障碍   C. 听力功能的影响

 D. 味觉功能的改变   E. 颌骨发育障碍

6. 在有感染的肉芽创面上植皮，宜选用（　　）

 A. 表层皮片   B. 全厚皮片   C. 薄中厚皮片

 D. 厚中厚皮片   E. 保存真皮下血管网全厚皮片

7. 游离皮片越厚，则（　　）

 A. 收缩越大   B. 越能耐受摩擦   C. 色泽变化越大

 D. 越容易成活   E. 质地越脆

8. 颌面部随意皮瓣，其长宽比例最大的可达（　　）

 A. 2：1   B. 3：1   C. 4：1

 D. 5：1   E. 6：1

9. Y - V 成形术属于（　　）

 A. 岛状皮瓣   B. 滑行皮瓣   C. 移位皮瓣

 D. 旋转皮瓣   E. 隧道皮瓣

10. 游离皮瓣最容易发生血管危象的时期是（　　）

 A. 术后 24h 内   B. 术后 48h 内   C. 术后 72h 内

 D. 术后 1 周内   E. 术后 2 周内

（徐文华）

书网融合……

本章小结

微课

题库

第八章　颞下颌关节与神经疾患

📖 学习目标

1. **掌握**　颞下颌关节正常运动的解剖基础；三叉神经痛的临床表现；贝尔麻痹的临床表现、预后与预防原则。

2. **熟悉**　颞下颌关节紊乱病的临床表现；三叉神经痛的检查、诊断、鉴别诊断及治疗原则。

3. **了解**　颞下颌关节脱位、颞下颌关节强直的发生机制；三叉神经痛、贝尔麻痹的病因；永久性面神经麻痹、面肌痉挛的病因、临床表现和治疗原则。

4. 学会三叉神经痛的定分支检查，具备面神经麻痹的临床思辨能力；依据患者临床表现，具备初步判断颞下颌关节相关疾病的能力。

第一节　颞下颌关节疾病

PPT

颞下颌关节（temporomandibular joint，TMJ）作为口颌系统的关键组成部分，是下颌运动的轴心，也是全口咬合重建的起点。颞下颌关节是人体所有关节中唯一的双侧联动关节，结构复杂、生理功能众多。正常的盘突结构及关系是颞下颌关节行使正常生理运动的基础，一旦发生异常，即可造成颞下颌关节的相关疾病。本章主要介绍颞下颌关节紊乱病、颞下颌关节脱位和颞下颌关节强直。

一、颞下颌关节正常运动的解剖基础

（一）颞下颌关节正常解剖

1. 颞骨关节面　颞骨关节窝（glenoid fossa）及关节结节（articular eminence）合称颞骨关节面。关节结节为颧弓根部斜向前下的突起，分为较小的前斜面和较大的后斜面。后斜面是关节的功能面，与髁突前斜面共同为关节的负重区。关节结节向后延伸组成关节窝，关节窝向后与外耳道和中耳道相邻，向内上与颅中窝相邻，髁突在关节窝内发生运动。

2. 髁突（mandibular condyle）　是下颌骨升支两个骨性突起之一，呈椭圆形，内外径长，前后径短，在髁突顶部有一横嵴，将髁突分为较小的功能前斜面和较大的后斜面，两侧横嵴的延长线向后交于枕骨大孔前缘，角度为145°~160°。髁突外侧端有粗糙面，是关节盘和关节韧带的附着处。髁突颈部较细，其前方有关节翼肌窝，为翼外肌下头止点附着处。

3. 关节盘（articular disc）　呈双凹面的卵圆形，内外径大，前后径短。关节盘由前向后分为3个带：前带厚约2mm，向前与颞前附着和下颌前附着及翼外肌上头止点相延续；中间带最薄厚约1mm，位于关节骨性功能界面即关节结节后斜面和髁突前斜面之间；后带最厚约3mm。

关节盘后带向后为双板区，分为上板和下板。上板由胶原纤维和粗大的弹力纤维组成，止于颞后附着；下板由粗大的胶原纤维和细小的弹力纤维组成，止于下颌后附着。上下板之间的疏松结缔组织内有丰富的血管和神经。

4. 关节囊（articular capsule）　上起关节结节和关节窝周围，向下附着于髁突的颈部，由上至下

形成封套包绕整个颞下颌关节。关节盘将关节囊分为上下不相通的两个关节腔，分别为关节上腔和关节下腔。关节囊内表面为滑膜，可分泌滑液，增加关节润滑，营养关节内软骨。

5. 关节囊外韧带（temporomandibular ligament）　围绕颞下颌关节的韧带起悬吊下颌骨和维持下颌在正常运动范围内的作用，主要有颞下颌韧带、蝶下颌韧带、翼下颌韧带、茎突下颌韧带以及盘锤韧带。

（二）颞下颌关节正常运动

1. 颞下颌关节正常运动的基础　正常的盘突结构及关系是颞下颌关节正常运动的基础。正常的盘突关系为：正中颌位时，关节盘中间带位于髁突前斜面2点钟方向，此时，关节盘后带后缘位于髁突顶12点钟方向前后15°以内。基于下颌前附着的胶原纤维，髁突在运动过程中可以带动关节盘一起运动；基于颞后附着的弹力纤维，髁突可向前下运动至关节结节顶点的前下方，同时，颞后附着向后牵拉关节盘，使关节盘在髁突向前下运动过程中，盘突关系位置关系由2点钟位转变到12点钟位；且基于颞后附着的胶原纤维，髁突及关节盘无法在生理状态下过度向前下运动；此外，基于颞前附着的平衡作用和关节窝后壁的制约，髁突无法在生理状态下过度向后运动。

2. 颞下颌关节运动的动力来源　下颌在升颌肌群和降颌肌群的牵拉带动下，以双侧颞下颌关节构成为轴心，进行张闭口等运动。

（1）主要的升颌肌群　有颞肌、咬肌、翼内肌，其起点均为相对固定的颅骨，止点均为相对运动的下颌骨，其收缩时可产生向上的作用力，提拉下颌骨做升颌运动。

（2）主要的降颌肌群　翼外肌下头的作用为牵引髁突沿关节结节后斜面产生向前下及同侧方的运动；舌骨上肌群的二腹肌前腹、下颌舌骨肌与颏舌骨肌止于下颌骨，可牵拉下颌骨下降做开颌运动。

3. 正常的颞下颌关节运动形式　颞下颌关节运动的基本形式为开闭口运动、前伸后退运动和侧方运动。在开口运动的初期，约20mm以内的小开口范围内，舌骨上肌群的二腹肌前腹、下颌舌骨肌与颏舌骨肌牵拉下颌骨下降，髁突在关节下腔做转动；在开口运动的中期，翼外肌下头牵拉髁突沿关节结节后斜面向前下滑动，达到关节结节顶点为大张口；继而髁突还可以在关节下腔做部分转动，即为最大张口；此时，若双侧翼外肌下头过度收缩，继续牵拉髁突超过关节结节顶点，造成髁突嵌顿而无法自行返回，即造成颞下颌关节脱位；闭口运动时，升颌肌群收缩，牵拉下颌骨循原轨迹返回。

二、颞下颌关节紊乱病

颞下颌关节紊乱病（temporomandibular disorders，TMDs）是口腔临床中除龋病、牙周病、错𬌗畸形之外最常见的疾病；好发于青、中年，以20~40岁患病率、就诊率最高。TMDs是指一组病因尚未完全明确，以颞下颌关节弹响或杂音、关节和（或）咀嚼肌疼痛、下颌运动异常等相同或相似症状为主的疾病总称。

【临床表现】

1. 咀嚼肌紊乱疾病类　是关节外的疾病，关节的结构本身尚属正常。主要为咀嚼肌肌痛、翼外肌功能亢进及咀嚼肌痉挛等。

（1）咀嚼肌肌痛　主要表现为局限性肌痛、播散性肌筋膜痛及牵涉性肌筋膜痛。

（2）翼外肌功能亢进　主要表现为弹响和开口过大呈半脱位。弹响发生于开口末，也可发生于开口末及闭口初。一侧发生弹响，开口型在开口末偏向健侧；双侧弹响时，开口型不偏或偏向翼外肌收缩力弱的一侧。

（3）咀嚼肌痉挛　主要表现为严重的开口受限，开口痛和咀嚼痛不明显，无弹响和杂音。患者可伴头疼。病程长，数周甚至1年。

2. 颞下颌关节结构紊乱疾病类 这是一类关节本身的疾病，又称关节内紊乱，其特点为关节盘、髁突和关节窝之间的正常结构紊乱。主要包括各种关节盘移位、关节盘各附着松弛或撕脱、关节囊扩张等。

（1）可复性盘前移位 以关节弹响和开口型异常为主要症状。关节X线片显示关节前间隙变宽，后间隙变窄；关节造影以及磁共振可见闭口位关节盘后带位于髁突横嵴的前方，开口位时关节盘与髁突关系恢复正常。

病变早期关节弹响发生在开口初、闭口末，开口型异常，关节无疼痛也无开口受限。随着关节盘前移的程度加重，弹响可发生在开口中期或末期。有的患者有开闭口往返弹响。

由于原本存在于骨性关节间隙之间的关节盘完全掉至骨性关节间隙之前，造成骨性关节间隙变小，因此开口型在弹响发生前偏向患侧；由于较厚的关节后带需要发生反跳经过狭小的骨性关节间隙，因此弹响发生瞬间开口型偏向健侧；由于关节盘后带发生反跳后，即已恢复正常的盘突关系，因此，弹响发生后又回到中线。

（2）不可复性盘前移位 影像学检查可见关节盘在开、闭口位始终位于髁突前方，甚至出现关节盘变形，部分病例可见关节骨质破坏。根据病程可分急性期和慢性期。急性期开口受限，开口末下颌中线偏向患侧，关节疼痛明显，无关节弹响。当急性期变为慢性期时，开口度可逐渐增大，关节表面发生退行性改变，在临床上可闻及摩擦音，关节区有压痛。

（3）关节半脱位 关节X线平片可见开口位时，髁突位于关节结节的前下方，关节造影证实为关节囊扩张以及关节盘附着松弛等。主要表现为开口度过大，超过45mm以上。大张口时可出现钝响及关节停顿。快速运动下颌时弹响明显，多发生在开口末和闭口初。侧向与前伸运动时一般无弹响，当向上推下颌，令患者大张口时弹响可减弱，不做大张口运动时可不出现弹响。开口型可出现偏斜。患者一般无关节疼痛，但有不适感。

3. 炎性疾病类 是指不是由细菌引起的感染性疾病，而是由各种原因造成的过大开口或外伤，引起颞下颌关节滑膜以及关节囊出现炎症反应，主要包括急、慢性滑膜炎及关节囊炎。主要症状为关节运动时发生关节局部疼痛和开口受限。

4. 骨关节病（osteoarthrosis） 又称骨关节炎（osteoarthritis），也称为退行性关节病，通过影像学检查可以发现关节结构的退行性改变，包括髁突、关节结节及关节窝的退行性改变及关节盘移位、变形、变性乃至穿孔。主要症状除了可同时出现以上几类的症状外，关节运动时可闻及连续的摩擦音或破碎音。

【治疗原则】马绪臣、张震康提出以保守治疗作为TMDs的主要治疗方法。在治疗过程中应首先采用可逆性保守治疗方法，如药物治疗、理疗、封闭和咬合板等；然后采用不可逆性保守治疗方法，如调𬌗、正畸矫治等；最后选用关节镜外科和各种手术治疗。外科手术治疗在颞下颌关节紊乱病总体治疗策略中的作用有限。建议慎重使用可能对患者造成损害的外科手术以及以治疗颞下颌关节紊乱病而实施的改变患者天然牙列的全口咬合重建、大范围调𬌗等不可逆性的治疗方法。

三、颞下颌关节脱位

颞下颌关节脱位（dislocation of temporomandibular joint）是指髁突滑出关节窝以外，不能自行回复到正常的位置。按部位分为单侧脱位和双侧脱位；按性质分为急性脱位、复发性脱位和陈旧性脱位；按脱位方向分为前方脱位、后方脱位、上方脱位和侧方脱位。临床上急性前脱位、复发性脱位和陈旧性脱位多见。

（一）急性前脱位

【临床表现】双侧急性脱位的主要症状为：①下颌运动失常，患者呈开口状，不能闭口，唾液外流，语言不清，咀嚼和吞咽均有困难，检查时可见前牙呈开𬌗、反𬌗，仅在磨牙区有部分接触；②下颌前伸，两颊变平，因此脸形也相应变长；③因髁突脱位，耳屏前方触诊有凹陷，在颧弓下可触到脱位的髁突。X线片可见髁突脱位于关节结节前上方。

单侧急性前脱位患者开口困难，颏部中线及下颌切牙中线偏向健侧，健侧后牙呈反𬌗。

【治疗】手法复位，一般常用口内复位法。请患者端坐在椅子上，头部紧靠墙壁。下颌牙𬌗面的位置应低于术者两臂下垂时肘关节水平。术者立于患者前方，两拇指缠以纱布伸入患者口内，放在下颌后牙𬌗面上，并应尽可能向后，其余手指握住下颌体部下缘，复位时拇指压下颌骨向下，力量逐渐增大，其余手指将颏部缓慢上推，当髁突移到关节结节水平以下时，再轻轻将下颌向后推动，此时髁突即可滑入关节窝而得以复位（图8-1）。有时在复位瞬间，能听到清脆的弹响声。当下颌复位时，由于咀嚼肌反射性收缩，使上下牙闭合甚紧，可能咬伤术者的拇指，故在即将复位闭口时，术者拇指应迅速滑向颊侧口腔前庭，以避免咬伤。当两侧复位有困难时，可先复位一侧接着复位另一侧。

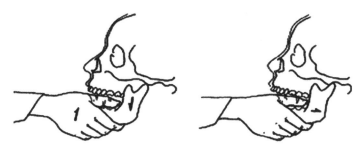

图8-1 颞下颌关节口内复位法

临床上，有时由于脱位时间长，咀嚼肌发生严重痉挛，关节局部水肿、疼痛，或者由于患者不能很好配合，手法复位常较困难，此时，宜先行局部热敷或行关节周围和咬肌神经封闭后，再用上述方法才能得到复位。个别情况脱位长达数日或数周，一般复位方法常无效，此时可使用全身麻醉，配合肌肉松弛药进行复位。

下颌复位后，为了使被牵拉过度受损的韧带、关节盘诸附着和关节囊得到修复，必须在复位后固定下颌20天左右，限制开颌运动，开口不超过1cm。固定的方法以采用颅颌绷带最为简便、适用。如果复位未得到固定，或固定时间太短，被撕裂的组织未得到完全修复，可以继发复发性脱位及颞下颌关节紊乱病。

⊕ **知识链接**

颞下颌关节口外复位法

患者和术者的体位同口内法。复位时，术者两拇指放在患者两侧突出于颧弓下方的髁突之前缘，然后用力将髁突向下方挤压。此时，患者感觉下颌酸麻；术者同时用两手的示、中指托住两下颌角，以无名指、小指拖住下颌体下缘，各指配合，使下颌角部和下颌体部推向上前方，此时，髁突下降并可向后滑入关节窝而得以复位。

（二）复发性脱位

复发性脱位常发生在急性前脱位后未予以适当治疗；关节韧带、关节囊松脱，也可造成复发性脱位；老年人、慢性长期消耗性疾病、肌张力失常、韧带松弛也常发生顽固性、复发性脱位。对于复发性关节脱位，单纯限制下颌活动不能达到防止再脱位的目的。一般可注射硬化剂，如硬化剂治疗无效，可采用手术治疗。

【临床表现】在大哭、打哈欠、进食等大开口时，患者突然感到下颌骨不能自如运动，前牙不能闭合，其临床表现与急性前脱位相同。由于患者惧怕关节脱位，不敢说话，经常用手托着颏部。关节造影可见关节囊扩大，关节盘诸附着松脱。

（三）陈旧性脱位

急性关节前脱位或复发性脱位，如数周尚未复位者，髁突长期脱位于关节结节前上方，关节局部组织受到撕拉、挤压，造成关节周围常有不同程度结缔组织增生，尤以关节后部更甚，并且相应咀嚼肌群也有不同程度痉挛。脱位时间愈久，这些变化愈严重。由于陈旧性脱位已有组织学改变，手法复位比较困难，其治疗一般应以手术复位为主。

四、颞下颌关节强直

由于疾病、损伤或外科手术导致长期开口困难或完全不能开口者，称为颞下颌关节强直（temporomandibular joint ankylosis）。临床可分为两类：一类是由于一侧或两侧关节内发生病变，最后造成关节内的纤维性或骨性粘连，称为关节内强直，又称真性关节强直；另一类病变是发生在关节外上下颌间皮肤、黏膜或深层组织，称为颌间挛缩或关节外强直，也称假性关节强直。

（一）关节内强直

关节内强直多发生于儿童和青少年，80%以上继发于关节创伤，髁突矢状骨折是最常见的损伤类型。另一个常见原因是炎症，多由于邻近器官的化脓性炎症扩散而来，其中以化脓性中耳炎最常见。

【临床表现】

1. 开口困难 关节内强直的主要症状是进行性开口困难或完全不能开口。纤维性强直一般可有一定的开口度，而骨性强直则可完全不能开口。开口困难造成进食困难，病史较长。

2. 面下部发育障碍畸形 多发生在儿童，表现为面容两侧不对称，颏部偏向患侧。下颌畸形随年龄的增长而日益严重。患侧面部丰满，健侧下颌由于生长发育正常，相应面部扁平、狭长，因而常常容易误诊健侧为强直。双侧强直者，表现为特殊的小颌畸形面容。发病年龄愈小，颜面下部发育障碍畸形愈严重。尤其是幼儿，可伴有上呼吸道狭窄，以至于引起阻塞性睡眠呼吸暂停综合征。除有下颌发育障碍外，下颌角向下突出显著，下颌角前切迹凹陷明显（图8-2）。

3. 𬌗关系错乱 由于下颌骨发育障碍，上下颌间的垂直距离变短，牙弓变窄小，造成咬合关系紊乱，下颌磨牙向舌侧倾斜，下颌切牙向唇侧倾斜呈扇形分开。患者做开闭口运动和侧

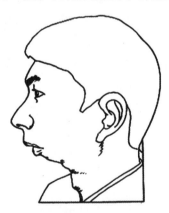

图8-2 双侧颞下颌关节强直的小颌畸形

方运动时，患侧髁突没有动度或者动度很小，而健侧则活动明显。

4. X线检查 纤维性强直的正常关节解剖形态消失，关节间隙模糊，关节窝及髁突骨密质有不规则破坏，临床上可有轻度开口运动。骨性关节强直可见关节间隙消失，髁突和关节窝融合成很大的致密团块，呈骨球状。严重者致密的骨性团块可波及下颌切迹，正常冠突、颧弓、下颌切迹影像消失。在下颌支侧位X线片上，下颌支和颧弓甚至可完全融合呈"T"型。

【治疗】关节内强直的治疗一般都需采用手术治疗，包括髁突切除术和下颌关节成形术。髁突切除

术适用于纤维性强直的病例。颞下颌关节成形术又称假关节形成术，适用于骨性强直病例。还可行骨移植以及人工关节置换术。关节强直伴颌骨畸形性行正颌手术、牵张成骨术、颏前徙术等。

（二）关节外强直

关节外强直的常见病因也是损伤，如面颊部创伤，上颌结节部、下颌支部位的开放性骨折或火器伤，颜面部各种物理、化学的重度烧伤后等。临床上因其他口腔内手术时创面处理不当而后遗关节外瘢痕挛缩；鼻咽部、颞下窝肿瘤放射治疗后，颌面软组织广泛的纤维性变，也可造成颌间瘢痕挛缩。

【临床表现】

1. 开口困难　关节外强直的主要症状是开口困难或完全不能开口。

2. 口腔或颌面部瘢痕挛缩或缺损畸形　颌间挛缩常使患侧口腔龈颊沟变浅或消失，并可触到范围不等的索条状瘢痕区，但当瘢痕发生在下颌磨牙后区以后的部位时，则不易被查到。由坏疽性口炎引起者，常伴有软组织缺损畸形，牙排列错乱（图 8－3）。

3. 髁突活动减弱或消失　多数挛缩的瘢痕较关节内强直的骨性粘连有伸缩性，所以开颌运动时，患侧髁突尚可有轻微动度，尤其在侧方运动时，活动更为明显；但如颌间瘢痕已骨化，呈骨性强直时，则髁突的活动消失。

4. X 线检查　在关节侧位 X 线片上，髁突、关节窝和关节间隙清楚可见。在下颌骨或颧骨后前位上，有些病例可见到上颌与下颌支之间的颌间间隙变窄，密度增高，甚至上、下颌骨之间或下颌骨与颧骨、颧弓之间形成骨性粘连，这时可称为骨性颌间挛缩。

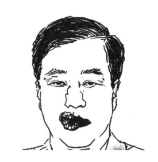

图 8－3　坏疽性口炎引起的唇颊瘢痕挛缩和缺损畸形

【治疗】关节外强直的治疗一般都需要采用手术治疗。手术的基本方法是切断或切除颌间挛缩瘢痕后用皮片（薄层或全层皮肤）、各种肌皮瓣及游离皮瓣修复，恢复开口度。

第二节　颌面部神经疾病

PPT

颌面部神经疾病主要包括三叉神经痛、面神经麻痹和面肌痉挛。

一、三叉神经痛

三叉神经痛（trigeminal neuralgia，TN）是颌面外科临床常见的一种神经病理性疼痛，指在三叉神经分布区域内周期性发作的阵发性、电击样剧烈疼痛，历时数秒到数分钟，间歇期无症状。疼痛可由口腔或颌面部的任何刺激引起。以中老年人多见，多数为单侧性。临床上通常将三叉神经痛分为原发性和继发性两种。

【病因】

1. 原发性三叉神经痛

（1）中枢病变学说　认为三叉神经痛是因三叉神经的中枢通路中发生了感觉性癫痫样（猝发性高频）的放电所致。还有人认为可能是一种丘脑综合征，因为病例常伴有高血压、心血管疾病等。

（2）周围病变学说　认为小脑脑桥角畸形的微动脉或微静脉压迫三叉神经感觉根入脑桥区，造成神经根和周围分支的脱髓鞘改变，成群的神经纤维脱髓鞘后其轴突互相接触形成"伪突触传递"，致使传入纤维和传出纤维之间发生短路，传出冲动不停地向传入冲动转化，这些异常的冲动在三叉神经脊束核内集聚并快速叠加，从而诱发疼痛。

2. 继发性三叉神经痛　可能是颅内肿瘤、多发性硬化症、动静脉畸形及邻近部位炎症病变所致。

【临床表现】

1. 疼痛的性质　主要表现为三叉神经分布区域内骤然发生的短暂、剧烈、浅表的锐痛。疼痛的程度令人难以忍受，常沿着神经分支放射，但一般不超越中线。疼痛可自发，也可由轻微的非伤害性刺激如进食、说话、刷牙、轻触面部皮肤等引起。每次疼痛发作持续数秒至数分钟不等，持续的时间随着病程而相对地延长，可突然消失。两次发作之间的间隙期可无症状，也可有轻微的继发痛。

2. 扳机点　是该病的特有表现，即三叉神经分布范围内某个固定局限的区域，对此处稍加触碰，疼痛迅即发作，并向四周放射。扳机点可远离感觉疼痛的部位。

3. 伴随症状　原发性三叉神经痛无神经系统阳性体征，继发性三叉神经痛可因病变部位的不同，伴有面部皮肤感觉减退、角膜反射减退、听力降低等神经系统阳性体征。

【检查】

1. 定分支检查　定分支首先寻找扳机点，各分支的扳机点部位有：①眼支，可检查眶上孔、上眼睑、眉、前额、颞部等；②上颌支，可检查眶下孔、下眼睑、鼻唇沟、上颌结节、口角区等；③下颌支，可检查颏孔、下唇、口角区、耳屏部、颊黏膜、舌颌沟等。

对上述扳机点按顺序进行检查，由轻至重。拂诊以棉签或示指轻拂扳机点；触诊用示指触摸扳机点；压诊用较大压力进行触诊；揉诊对可能的扳机点进行连续性回旋式重揉动作。

2. 三叉神经功能检查　原发性三叉神经痛一般不影响患侧的神经功能，如出现下述神经功能性改变则需考虑神经通路上的占位性改变。

（1）感觉功能　检查患者的触觉、痛觉和温度觉。用探针和盛冷、热水的试管，连续测试面部皮肤的触觉、痛觉和温度觉，注意两侧对比，评价有无感觉过敏、感觉减退或感觉缺失。

（2）角膜反射　正常反应为双侧眼球的瞬目动作。如一侧三叉神经受损，刺激患侧角膜双侧均无反应，而刺激健侧，双侧均有反应。

（3）腭反射　用探针轻刺软腭边缘，可引起软腭上提。当一侧反射消失，表明该侧上颌神经的分支腭后神经或蝶腭神经受损。

（4）运动反射　三叉神经运动支的功能障碍表现为咀嚼肌麻痹，咬紧牙时咬肌松弛无力，当下颌舌骨肌与二腹肌前腹麻痹，吞咽动作时患侧此两肌松弛。

【诊断】根据病史、疼痛部位、性质、发作表现和神经系统无阳性体征，一般诊断为原发性三叉神经痛，但要排除继发性三叉神经痛。继发性三叉神经痛疼痛不典型，常呈持续性。怀疑继发性要做进一步临床检查（颅骨 X 线片、CT、MRI 等）。

【鉴别诊断】

1. 牙源性疼痛　牙髓炎引起的疼痛常为持续性，夜间疼痛加剧，冷热刺激敏感，有病灶牙；髓石引起的疼痛，有体位性改变，多无扳机点存在，无周期性发作；牙周炎、颌骨骨髓炎等引起的疼痛为持续性、深在的钝痛，无扳机点存在，有明显病灶。

2. 神经源性疼痛　舌咽神经痛为舌咽神经分布区域出现的阵发性疼痛，如行咽部、扁桃体和舌根部的表面麻醉能止痛即可确诊。蝶腭神经痛的部位在一侧眼眶及其上下区域而不超越中线，刺激中鼻甲后黏膜可引起发作。耳颞神经痛为一侧耳颞区阵发性疼痛，常伴有耳颞神经分布区内皮肤潮红、出汗、患侧唾液分泌增加等自主神经症状。

3. 非典型面痛　疼痛不局限于某一感觉支支配区域，不易定位，疼痛范围广，深在或弥散，无扳机点存在，常伴自主神经症状。

4. 邻近组织的疾病　眼、耳、鼻、腺体的炎症、外伤或颌面部肿瘤、茎突过长等均可引起面部疼痛。如鼻窦炎多在感冒后发生，疼痛为持续性，不如三叉神经痛剧烈，持续时间长，皮肤常有红、肿、压痛等症状。X线片显示鼻窦腔密度增高。

5. 颞下颌关节紊乱病　一般在咀嚼或大张口时出现疼痛，常伴有关节弹响及杂音、关节受限等关节症状。

6. 颅内病变所致的疼痛　早期为间断性，后发展为持续性头痛，进行性加重，可伴有颅内高压的症状和体征，位于三叉神经感觉根入脑桥区的肿瘤可引起三叉神经分布区的疼痛。

【治疗】

1. 药物治疗

（1）卡马西平　是治疗三叉神经痛的首选药。初始剂量为100mg，2次/日，如不能止痛，以后每日增加100mg，直到能控制疼痛为止，但不超过1200mg/d，找出最小有效剂量服用，一般为300～800mg/d。可以引起包括中枢神经系统和心血管系统在内的全身多系统的副作用，不良反应有眩晕、嗜睡、恶心、皮疹、疲倦、记忆力减退、步态异常、消化障碍以及骨髓抑制等，应定期检查血、尿常规及肝功能。

（2）奥卡西平　是卡马西平的衍生物，不良反应较轻，适用于使用卡马西平无效或不能耐受卡马西平不良反应的情况。

（3）苯妥英钠　对多数病例有效，一般剂量为每次50～100mg，2～3次/日，其极量为1次300mg，500mg/d。

（4）氯硝西泮　在以上药物无效时使用，一般剂量为每次0.5mg，3次/日，其极量为20mg/d，维持量为4～6mg/d。

（5）山莨菪碱　对各种神经痛均有一定疗效，一般剂量为每次5～10mg，3次/日。

（6）七叶莲　为中成药，用于治疗三叉神经痛，每次3片（每片含生药约5g），4次/日，针剂每次4ml（每2ml含生药约5g），2～3次/日。

2. 针刺疗法　按循经穴位于神经分布的解剖位置相结合的原则，选择邻近神经干的穴位，以患者有强烈针刺感为宜。

3. 注射治疗　将维生素B_{12}、无水乙醇和阿霉素等药物准确的注射到罹患部位的周围神经干或三叉神经半月节。

4. 半月神经节射频温控热凝术　是通过温控加热选择性破坏三叉神经的痛觉神经纤维，减少外周传入，使疼痛症状得到改善。止痛效果好，复发率低，可重复治疗。

5. 手术疗法　应用于药物治疗无效，或出现无法忍受药物副作用及症状复发的患者。

（1）病变性骨腔清除术　根据病史、症状和所累及的三叉神经分支，在扳机点部位的相应区域。

（2）三叉神经周围支切断撕脱术　主要适用于下牙槽神经痛和眶下神经痛。

（3）微血管减压术（microvascular decompression，MVD）　对于已明确三叉神经痛是由血管压迫所引起的，而其他治疗方法效果不理想，经患者同意后可采用微血管减压术。该术式通过将压迫三叉神经根的微血管移除或分隔开，去除血管对神经根刺激以达到止痛效果。

6. 立体定向放射外科治疗　对于药物治疗失败但不适合手术的患者，可选择立体定向放射外科治疗（stereotactic radiosurgery therapy，SRS），包括伽玛刀、直线加速器和射波刀。这三者都是通过射线作用于三叉神经根入脑桥区，阻断疼痛信号的传导而到达治疗的目的。

7. 经皮穿刺机械球囊压迫治疗　适应证主要为不愿意接受开颅手术、或是全身情况较差而难以耐受手术治疗的患者。利用充气的球囊对三叉神经半月节内节细胞和神经纤维进行压迫、损坏、阻断痛觉纤维的传导作用，达到止痛的目的。

二、面神经麻痹

面神经麻痹（facial paralysis）是指部分或完全丧失面神经功能，主要表现为面部表情肌群运动功能障碍，也称面瘫。分中枢性面神经麻痹和周围性面神经麻痹。

1. 中枢性面神经麻痹（面神经核上性） 其临床特点如下。

（1）病变对侧睑裂以下的颜面部表情肌瘫痪。

（2）常伴有与面瘫同侧的肢体瘫痪。

（3）无味觉和唾液分泌障碍。

2. 周围性面神经麻痹（核性或核下性） 其临床特点如下。

（1）病变侧全部表情肌瘫痪（但提上睑肌除外，因受动眼神经支配）。

（2）可伴有听觉改变、舌前2/3的味觉减退以及唾液分泌障碍，其中最多见的是贝尔麻痹。

（一）贝尔麻痹

贝尔麻痹也称为特发性面神经麻痹，定义为不明原因的急性单侧面神经麻痹，需要排除其他导致面神经麻痹的原因。

【病因】目前确切病因尚不明确。可能原因包括寒冷刺激/神经血管缺血、病毒感染/再激活、面神经解剖结构异常等。

【临床表现】

1. 起病急，伴随面神经功能减弱，在1～3天内进行性加重，可发展为完全性面瘫。60%的患者会有外耳道或耳后疼痛。

2. 面瘫的典型症状为患侧口角下垂，健侧向上歪斜。上下唇不能紧闭，出现鼓腮、吹气等功能障碍；上下眼睑不能闭合，用力闭眼时，眼球转向外上方。表情肌瘫痪症状在功能状态时更为突出。

3. 面瘫症状还取决于损害的部位。如发生在茎乳孔外，一般不会发生味觉丧失和泪液、唾液、听觉等方面的变化。

【治疗】贝尔麻痹的治疗可分为急性期、恢复期、后遗症期三个阶段。

1. 急性期 起病1～2周内。此阶段主要控制组织水肿，改善局部血液循环，减轻神经压力。早期应用皮质类固醇激素是首选的治疗方法，其与抗病毒药物联合使用可改善症状严重患者的预后。为促进神经鞘修复，可给予维生素B_1、维生素B_{12}。此外，可做局部按摩和热敷，不可应用强烈的针刺、电刺激等。嘱患者注意保护眼睛，以防暴露性结膜炎。

2. 恢复期 第2周末至第2年。此期治疗主要尽快使神经传导功能恢复和加强肌收缩。除继续给予维生素B_1、维生素B_{12}外，还可给予烟酸、地巴唑等药物及面部电刺激、电按摩等。根据病情进行面肌的运动锻炼。

3. 后遗症期 2年后面瘫仍未恢复者可按永久性面神经麻痹处理。

（二）永久性面神经麻痹

【病因】较常见的有颅内肿瘤、中耳、颞骨手术或外伤损伤面神经。此外，可由颌面部外伤、火器伤及颌面部肿瘤等因手术不可避免的损伤引起。少数的贝尔麻痹治疗无效，也可后遗永久性面神经麻痹。

【临床表现】与其他原因所致的中枢性或周围性面神经麻痹相同，不同的只是面部表情肌功能未恢复。

【治疗】永久性面瘫的治疗主要是手术治疗。

1. 面神经减压术 对于面神经功能改善不明显的贝尔面瘫患者，经颅中窝入路和经乳突迷路上入路的面神经减压术是一种可行的治疗选择。

2. 面神经吻合术 此法最好在手术显微镜下进行。适用于神经无缺损或缺损不大，直接缝合无明显张力者。而神经损伤较长，吻合后张力过大或无法缝合者，不宜采用此法。

3. 神经游离移植术 适用于损伤或手术造成面神经部分缺损者，用于移植的神经常采用自体耳大神经、腓肠神经、股内侧皮神经前支、股外侧皮神经和颈丛的皮支。

三、面肌痉挛

面肌痉挛又称半面痉挛（hemifacial spasm，HFS），以面神经所支配的肌肉间断发作性不自主抽搐为特点。典型的 HFS 一般开始于眶周眼轮匝肌，随后可发展到口周、颈阔肌和其他面部表情肌肉。本病多在中年后发生，常见于女性。

【病因】

1. 神经血管压迫理论 桥小脑角区责任血管压迫面神经根出脑干区造成该区域的脱髓鞘病变，使传出传入的神经纤维之间的动作电流发生"短路"，从而引发异常的面部肌肉活动。

2. 疾病因素 在面神经传导通路上的某些部位，病理性刺激性病变可诱发此病。临床常见的如中耳乳突炎症和肿瘤，桥小脑角的占位性病变（胆脂瘤和听神经瘤）及脑炎、蛛网膜炎、Paget 病和颅凹陷症等。

3. 其他因素 面部受凉或病毒感染导致的面部神经受损。

【临床表现】病程初期多为一侧眼轮匝肌阵发性不自主的抽搐，逐渐缓慢扩展至一侧面部的其他面肌，以口角肌肉的抽搐最为明显，严重者甚至可累及同侧的颈阔肌，但额肌较少累及。抽搐的程度轻重不等，为阵发性、快速、不规律的抽搐。初起抽搐较轻，持续仅几秒，以后逐渐增长，而间歇时间逐渐缩短，抽搐逐渐频繁加重。严重者呈强直性，致同侧眼不能睁开，口角向同侧歪斜，无法说话，常因疲倦、精神紧张、自主运动而加剧，但不能自行模仿或控制其发作。入眠后多数抽搐停止。少数患者于抽搐时伴有面部轻度疼痛，个别病例可伴有同侧头痛、耳鸣。

【诊断】主要依据临床症状和体征。对于临床症状不典型的患者，电生理检查具有非常重要的辅助诊断意义。

⊕ **知识链接**

侧方扩散反应

侧方扩散反应（lateral spread response，LSR）又称异常肌肉反应，是诊断面肌痉挛的特异性标志，表现为当刺激 HFS 患者面神经一个分支，可以在同侧其他分支支配的肌肉上记录到一种迟发性的电活动。通常选择刺激 HFS 患者患侧面神经颞支或下颌缘支时在额肌和颏肌记录到的阵发性高频自发电位（可达 150Hz）。LSR 在微血管减压术中对责任血管的判断也有一定的指导作用，如术中推开面神经出脑干处的血管，LSR 消失，回位血管，LSR 再现，可证实此血管即为责任血管。此外，如术中 LSR 波形消失提示减压充分，预示手术疗效好。

【治疗】

1. 药物治疗 可选的药物有奥卡西平、卡马西平、巴氯芬、氯硝西泮、加巴喷丁、左乙拉西坦和唑尼沙胺等，此类药物能降低面神经元的兴奋性来缓解症状，但不能产生令人满意的疗效。

2. 肉毒素注射 是治疗 HFS 的有效方法，多数患者能在 1 周内生效，但药效仅能持续约 12 周。

3. 射频温控热凝疗法 通过温控加热，使神经热凝变性，以减少传导异常冲动的神经纤维。

4. 手术治疗 微血管减压术（microvascular decompression，MVD）可通过移动责任血管，释放被压迫的面神经,达到消除神经纤维异常冲动的目的。其他手术治疗方法还包括面神经干压榨和分支切断术、面神经垂直段梳理术、颅内面神经干梳理术等。

目标检测

答案解析

1. 可复性关节盘脱位开口初期的弹响发生时,下颌偏向( )侧
   A. 患侧   B. 健侧   C. 正中
   D. 不确定   E. 其他位置

2. 可复性关节盘脱位开口初期的弹响发生前,下颌偏向( )侧
   A. 患侧   B. 健侧   C. 正中
   D. 不确定   E. 其他位置

3. 可复性关节盘脱位开口初期的弹响发生后,下颌偏向( )侧
   A. 患侧   B. 健侧   C. 正中
   D. 不确定   E. 其他位置

4. 通常所说的颞下颌关节强直指的不是( )
   A. 真性关节强直   B. 关节内强直   C. 关节内骨粘连
   D. 颌间挛缩   E. 关节内纤维粘连

5. 关节脱位后的主要临床表现不包括( )
   A. 牙关紧闭   B. 大张口   C. 不能闭合
   D. 咬合关系错乱   E. 流涎

6. 典型的三叉神经痛不包括( )
   A. 阵发性电击样剧烈疼痛   B. 夜间痛多见
   C. 有扳机点   D. 疼痛一般不超越中线
   E. 病程呈周期性发作

7. 中枢性面神经麻痹表现为( )
   A. 病变侧全部表情肌瘫痪
   B. 病变对侧脸裂以下表情肌瘫痪
   C. 除提上睑肌外病变侧全部表情肌瘫痪
   D. 一侧面瘫+味觉丧失+涎腺分泌障碍+听觉障碍
   E. 一侧面瘫+味觉丧失+涎腺分泌障碍+听觉障碍+泪腺分泌障碍

8. 下列关于三叉神经痛的叙述中,错误的是( )
   A. 三叉神经痛分原发性和继发性两种
   B. 疼痛可自发,也可由刺激扳机点引起
   C. 半月神经节射频温控热凝术可重复治疗
   D. 继发性三叉神经痛可因病变部位的不同,伴有面部皮肤感觉减退、角膜反射减退、听力降低等神经系统阳性体征
   E. 目前治疗三叉神经痛的首选药物是苯妥英钠

9. 患者,男,52岁,晨起漱口时发现口角漏水,左侧口角下垂,右侧口角向上歪斜,其最可能的诊断是( )

A. 右侧中枢性面神经麻痹

B. 左侧核上性面神经麻痹

C. 右侧贝尔麻痹

D. 左侧贝尔麻痹

E. 右侧面肌痉挛

10. 贝尔麻痹的急性期治疗措施不包括（　　）

A. 早期应用皮质类固醇激素

B. 抗病毒药物治疗

C. 给予维生素 B_1、维生素 B_{12}

D. 保护眼睛，使用眼膏

E. 针刺、电刺激治疗

（朱震坤　徐文华）

书网融合……

本章小结　　　　题库

第九章 口腔麻醉与牙槽外科

PPT

📖 学习目标

1. 掌握 局部麻醉的定义；常用局麻药物，局部麻醉的全身并发症防治；拔牙的适应证和禁忌证；阻生牙的定义。

2. 熟悉 局麻药的分类，局部麻醉方法，局部麻醉的局部并发症防治；拔牙的基本步骤，拔牙后并发症处置。

3. 了解 不同局部麻醉麻醉范围，镇静、镇痛在口腔治疗中的应用；拔牙中并发症，牙根和各类阻生牙的拔除方法；其他常见牙槽外科手术。

4. 学会口腔常用局部麻醉方法及拔牙的适应证和禁忌证，具备常见局麻并发症及常见拔牙后并发症的处置能力。

第一节 口腔麻醉

➡ 案例引导

案例 患者，男，22岁，右下智齿处肿胀疼痛2周，口内可见48部分萌出，龈瓣覆盖部分牙冠形成盲袋，软组织红肿，龈沟溢脓。影像学检查提示48近中阻生。余牙未见明显异常，全口卫生状况尚可，无全身系统疾病史。

讨论 1. 该患者当前最佳治疗方案是什么？为什么？

2. 该患者当前是否符合拔除48的适应证？最佳的拔除时机是什么？

3. 拔除该患牙可选择哪些局麻药物？最合适的局麻方法是什么？

麻醉是指用药物或其他方法使患者整个机体或机体一部分暂时失去知觉，以减少或消除因各种治疗引起的疼痛。各类口腔治疗最常用的麻醉方式是局部麻醉，本节将重点介绍口腔治疗常用的局麻药物、方法及常见并发症。全身麻醉在口腔颌面外科手术时也常用到，本节不作专门介绍，可参阅相关外科学或麻醉学教材。近年来，镇静与镇痛在口腔治疗中的作用也日益受到重视，本节也将予以介绍。

一、局部麻醉

应用局部麻醉药物暂时阻断身体某一区域的神经传导而产生的麻醉作用，称为局部麻醉（local anesthesia），简称局麻。感觉神经功能被阻滞后，局部的痛觉及感觉被抑制或消失；运动神经被阻滞则可产生肌肉运动减弱或松弛。这种阻滞作用是可完全恢复的、可逆的。

（一）局部麻醉药

能够完全、暂时地阻滞神经传导功能的药物称为局部麻醉药（local anesthetics）。按局麻药的化学结构可以分为酯类和酰胺类。国内常用的酯类局麻药有普鲁卡因和丁卡因；酰胺类局麻药有利多卡因和布比卡因。

1. 利多卡因

（1）特性 酰胺类中效局麻药。具有起效快、弥散力强、麻醉强度大、水溶液稳定的特性。

（2）毒性 对血管平滑肌无明显舒张作用，可用于治疗室性心律失常，但对原有室内传导阻滞者应慎用。

（3）应用 0.25% ~0.5% 可用于局部浸润麻醉；1% ~2% 可用于阻滞麻醉；2% ~4% 可用于表面麻醉。成人一次最大量为 350 ~400mg。为口腔临床最常用的神经阻滞局麻药。

2. 阿替卡因 在口腔临床中，用渗透性更强、浓度较高、毒性更小的局麻药进行局部浸润麻醉来代替阻滞麻醉是未来发展的方向。阿替卡因肾上腺素注射液是近年来用于口腔临床的专用局麻药，含 4% 阿替卡因和 1：100000 肾上腺素，主要用于口腔局部浸润麻醉。

3. 丁卡因

（1）特性 酯类长效局麻药。具有脂溶性高、渗透力强的特性，但起效慢，作用时效长。

（2）毒性 对中枢系统有明显抑制作用，对心肌抑制较强，对血管平滑肌有松弛作用。代谢产物主要由肾脏排泄，少量以原型随尿液排出。

（3）应用 主要用于口腔黏膜、咽喉部、鼻腔及气管内黏膜的表面麻醉。表面麻醉浓度为 1% ~2%。成人一次剂量不超过 100mg。目前口腔临床不常用。

4. 布比卡因

（1）特性 酰胺类长效局麻药。麻醉性能强，作用持久。

（2）毒性 毒性较大，以心脏明显，往往心脏虚脱与惊厥同时发生。

（3）应用 无表面麻醉作用。0.125% ~0.25% 可用于局部浸润麻醉；0.25% ~0.5% 可用于神经阻滞麻醉。成人一次用量不超过 150mg。目前口腔临床不常用。

5. 普鲁卡因

（1）特性 短效酯类局麻药。具有脂溶性差、蛋白结合率低和麻醉强度低的特性，作用时间短，弥散能力差。普鲁卡因偶能产生过敏反应。

（2）毒性 静脉注射小剂量 ［<0.2mg/（kg·min）］ 可用于镇痛、止痒；全麻中，虽大剂量使用亦不引起毒性反应，可维持一定的全麻深度。其血管扩张作用较明显，故临床应用时常加入少量肾上腺素。

（3）应用 不适用表面麻醉。0.5% 或 1% 浓度可用于局部浸润麻醉；2% 浓度可用于阻滞麻醉。成人一次最大剂量为 1g。目前口腔临床不常用。

（二）影响麻醉效果的因素

1. 剂量 增加药物剂量和浓度对神经阻滞的显效速度、麻醉强度和作用持续时间均有正性增强作用。在应用中，要掌握各种局麻药的最大使用剂量，以免导致因注射剂量过大而引起毒性反应。

2. 血管收缩药 局麻药中加入适量的血管收缩药，可通过减少血液对局麻药的吸收，达到延长作用时间、增强麻醉效果和减少毒性反应的目的。而且，可收缩浸润麻醉时周围组织内的血管，减少出血，使视野清晰。肾上腺素是临床中常用的血管收缩药，局部浸润麻醉时以 1：50000 ~1：200000 为宜，最大剂量不超过 200μg。近来研究认为，在局麻药中加入微量肾上腺素不会引起血压的明显改变，反而通过收缩血管，能取得较好和持续的麻醉效果，可减少因疼痛而引起的紧张及血压波动，即使对心血管患者和甲状腺功能亢进患者一般也不会引起不良反应。

3. 组织内 pH 值 常用局麻药制剂都是能溶于水的复合盐，在水溶液中存在已解离的阳离子和未解离的碱基两种形式。碱基具有脂溶性，进入细胞膜的局麻药分子多少取决于碱基的浓度。只有局麻药进入细胞后才能使与碱基发生再平衡的阳离子发挥关闭钠离子通道的作用。pH 值越高，碱基浓度越高，局麻作用越强。临床中，如果组织处于急性感染阶段或脓肿形成，因组织内部会产生大量乳酸等酸性代谢产物，降低局部 pH 值，从而影响局麻药碱基产生的作用，导致麻醉效果不良，甚至失败。

4. 局麻药联合应用 一般以起效快的短效药和起效慢的长效药联合应用，使其优缺点互补，增加临床应用效果。

（三）口腔局部麻醉方法

1. 表面麻醉 是利用渗透性强的局麻药涂抹或喷雾在手术区表面，使该区域表面的神经末梢被阻滞的一种麻醉方法。常用药物为 1%～2% 丁卡因和 2%～4% 利多卡因。

表面麻醉主要用于黏膜的麻醉，如浅表的黏膜下脓肿切开、松动牙的拔除、气管插管前的气管黏膜麻醉等。上颌窦根治术时进行下鼻道开窗前的鼻黏膜表面麻醉，腭部、舌根手术、鼻腔内、口咽部检查时实施喷雾表面麻醉，可减少操作时的不适感。

注意事项：表面麻醉前需将黏膜擦干，用表面涂抹或喷雾的方式喷于术区。

2. 浸润麻醉 将局麻药注射于术区组织内麻醉神经末梢，使痛觉消失的方法。适用于简单牙拔除术、局部牙槽外科手术、外伤清创缝合、囊肿摘除、牙体制备、牙髓治疗、牙周手术等。常用方法如下。

（1）骨膜上浸润法 注射针穿透黏膜后沿骨膜面滑行向根尖方，注射麻药 1～1.5ml，为避免注射到骨膜下引起不适和疼痛，当针头触及骨面后，后退 2mm 再注射。

（2）骨膜下浸润法 骨膜上浸润麻醉效果不佳时，可追加骨膜下浸润麻醉，将针尖直接刺入骨膜下，注射药物 1ml。

（3）牙周膜注射法 直接在治疗牙的近远中刺入牙周膜，深约 0.5cm。分别注射局麻药 0.2ml。但是此方法注射时疼痛明显，因此不常使用，对伴有血友病或类似出血倾向的患者，牙科治疗时可应用此方法，或作为阻滞或浸润麻醉效果不佳时的追加麻醉方法。

注意事项：使用时可适当加压，使局麻药液在组织内形成张力性扩散，扩大麻醉范围，增强麻醉效果。但进针时不应穿过感染灶和肿瘤，避免造成炎症扩散和肿瘤细胞种植。

3. 阻滞麻醉 将局麻药注射到神经干或其主要分支附近，以阻断神经末梢传入的刺激，使被阻滞的神经分布区域产生麻醉效果。

（1）上牙槽后神经阻滞麻醉 注射局麻药于上颌结节，以麻醉上牙槽后神经。

注射方法：一般以上颌第二磨牙远中颊侧口腔前庭沟为进针点；在上颌第二磨牙尚未萌出的儿童，以第一磨牙的远中颊侧前庭沟为进针点；在上颌磨牙已缺失的患者，以颧牙槽嵴部的前庭沟为进针点。注射时，患者取坐位，头微后仰，上颌牙平面与地平面呈 45°，半张口，术者用口镜将口颊向后上方牵开，以显露针刺点。注射针与上颌牙的长轴呈 40°，向上后内方刺入。进针时针尖沿着上颌结节弧形表面滑动，深 15～16mm，回抽无血，即可注入麻醉药液 1.5～2ml，注意针尖刺入不宜过深，以免刺破上颌结节后方的翼静脉丛引起血肿。

麻醉区域：除第一磨牙颊侧近中根外的同侧磨牙、牙槽突及其相应的颊侧软组织可被麻醉。注意上颌第一磨牙颊侧近中根由上牙槽中神经支配。本法使用于拔除上颌磨牙以及相应的颊侧牙龈、黏膜和上颌结节部的手术。

（2）眶下神经阻滞麻醉 将局麻药注入眶下孔或者眶下管，以麻醉眶下神经及其分支。麻药注入眶下管后可麻醉上牙槽前、中神经。适用于同侧上颌切牙至前磨牙的拔除、牙槽突修整及上颌囊肿摘除术、唇腭裂整复术等。

注射方法有口外注射法和口内注射法。

1）口外注射法 眶下孔位于眶下缘中点下方0.5~1cm处。注射时用左手食指扪出眶下缘，右手持注射器，注射针自同侧鼻翼旁约1cm处刺入皮肤；使注射针与皮肤呈45°，向上、后、外进针约1.5cm，可直接刺入眶下孔，有时针尖抵触骨面不能进入管孔，可注射少量麻药，使局部无痛，然后移动针尖寻找眶下孔，直到感觉阻力消失，表明已经进入孔内。随即注射麻药约1ml。一般3~5min后显效。注意注射针进入眶下管不可过深，以防损伤眼球。

2）口内注射法 牵引上唇向前向上，注射针与上颌中线呈45°，于侧切牙根尖相应部位的口腔前庭沟刺入，向上、后、外进针即可到达眶下孔，但不易进入眶下管。

麻醉区域：同侧下眼睑、鼻、眶下区、上唇、上颌前牙、前磨牙以及这些牙的唇侧或颊侧的牙槽突、骨膜、牙龈和黏膜等组织。

（3）腭前神经阻滞麻醉 将局麻药注射入腭大孔或其附近以麻醉腭前神经，也称为腭大孔注射法。

注射方法：患者头后仰，大张口，上颌平面与地平面呈60°。注射针在腭大孔的表面标志黏膜凹陷稍前处刺入腭黏膜，往上后方推进至腭大孔，注入局麻药0.3~0.5ml。

麻醉区域：同侧磨牙、前磨牙腭侧的黏骨膜、牙龈及牙槽突等组织被麻醉。腭前神经与鼻腭神经在尖牙腭侧相吻合，如手术涉及尖牙腭侧组织时，应同时做鼻腭神经麻醉，或行尖牙腭侧黏骨膜局部浸润麻醉。

（4）鼻腭神经阻滞麻醉 将局麻药注入切牙孔（腭前孔），以麻醉鼻腭神经，也称为腭前孔注射法。

注射方法：腭前孔的解剖位置在左右尖牙连线与腭中线的交点上，表面有梭形的腭乳头覆盖。前牙缺失者，以唇系带为准，超过牙槽突往后0.5cm，即为腭乳头。患者头后仰，大张口，注射针自腭乳头侧缘刺入黏膜，然后将针摆向中线，使之与中切牙的长轴平行，向后上方推进约0.5cm。可进入腭前孔。该处组织致密，注射麻药时需用较大的力量，一般注射量为0.25~0.5ml。

麻醉区域：两侧尖牙腭侧连线前方的牙龈、腭侧黏骨膜和牙槽突。尖牙腭侧远中的组织有腭前神经交叉分布，常补充局部浸润麻醉。

（5）下牙槽神经阻滞麻醉 将局麻药注射到翼下颌间隙内，也称翼下颌注射法。针尖一般应达到下颌小舌平面以上的下颌神经沟附近，局麻药扩散后麻醉下牙槽神经。

注射方法：患者大张口时，可见磨牙后方、腭舌弓之前，有纵行的黏膜皱襞，即翼下颌皱襞，其深面为翼下颌韧带。另在颊部有一由脂肪组织突起形成的三角形颊脂垫，其尖端正居翼下颌韧带中点而稍偏外处。此二者即为注射的重要标记。若遇颊脂垫尖不明显或磨牙缺失的患者，可在大张口时，以上下颌牙槽突相距的中点线与翼下颌皱襞外侧3~4mm的交点，作为注射标志。进针2~2.5cm可达下颌神经沟附近，回抽无血后注射麻药1~1.5ml。

麻醉区域：同侧下颌骨、下颌牙、牙周膜、前磨牙至中切牙唇颊侧牙龈、黏骨膜及下唇。

（6）舌神经阻滞麻醉

注射方法：在行下牙槽神经阻滞口内注射后，将注射针退出1cm，注射局麻药0.5~1ml，即可麻醉舌神经；或在退针时，边退边注射麻药，直到针尖退至黏膜下为止。

麻醉区域：同侧下颌舌侧牙龈、黏骨膜、口底黏膜及舌前2/3部分。

（7）颊（长）神经阻滞麻醉

注射标志和方法：由于行下牙槽神经阻滞麻醉的进针点在翼下颌韧带中点外侧2~3mm处，此进针点周围正是颊神经分布的区域，并接近颊神经干。所以，可在下牙槽神经阻滞麻醉过程中，针尖退至肌层，黏膜下时注射局麻药0.5~1ml，即能麻醉颊长神经；还可以在拟拔除磨牙的远中根口腔前庭沟处行局部浸润麻醉。

麻醉区域：同侧下颌磨牙的颊侧牙龈、黏骨膜、颊部黏膜、颊肌和皮肤可被麻醉。

4. 冷冻麻醉 使用沸点低而极易挥发的药物喷射于局部组织，借局部温度迅速降低来削弱神经的传导功能，从而达到局部镇痛的目的。适用于浅表而局限的脓肿切开。常用药物为氯乙烷。

注意事项：氯乙烷的组织刺激性强，使用时注意保护周围黏膜和组织，可涂布凡士林或遮盖洞巾，待组织表面变白时即可实施手术。

（四）局部麻醉并发症

1. 晕厥 是一种突发性、暂时性意识丧失，通常是由于一时性中枢缺血所致。

【病因】常见原因多是紧张、恐惧、焦虑等精神心理因素。穿刺针、手术器械、出血等造成的视觉不良刺激可诱发。如遇环境闷热、疲劳、空腹、疼痛及体位不良时也易发生晕厥。

【临床表现】前驱症状有头晕、胸闷、面色苍白、全身冷汗，严重时有短暂的意识丧失、脉搏缓慢无力、血压下降等症状。

【预防】麻醉前做好思想解释工作，指导患者全身放松，用语言转移患者过于集中的注意力。对出现晕厥的患者，应立即停止注射，放平椅位，松解衣领，保持呼吸通畅，并且给以安慰。对于较轻的晕厥，不需特殊治疗，一般可逐渐缓解。对于失去知觉的重症晕厥，可嗅氨水、乙醇刺激患者呼吸；压迫或针刺人中穴有助意识恢复；心率、血压降低者可静脉注射阿托品 0.5mg、麻黄碱 15～30mg，必要时吸氧。

2. 过敏反应（变态反应） 是指曾接受过局麻药注射并无不良反应，当再次使用该药时却出现不同程度的中毒样反应。

【病因】酯类麻醉药可出现过敏反应，尤其以普鲁卡因引起变态反应的报道较多。普鲁卡因的代谢产物对氨基苯甲酸和局麻药中的防腐剂对羟基甲苯酸甲酯有成为过敏原的可能。

【临床表现】分为延迟反应和即刻反应。延迟反应常是血管神经性水肿，偶见荨麻疹、药疹、哮喘和过敏性紫癜；即刻反应是用极少量药液后，立即发生极严重的中毒样反应，突然惊厥、昏迷，呼吸、心搏骤停而死亡。

【预防】术前详细询问有无酯类局麻药如普鲁卡因过敏史，对酯类局麻药过敏或过敏体质者可改用酰胺类局麻药，并预先做皮内过敏试验。轻症变态反应可静脉注射 10% 葡萄糖酸钙 10ml、地塞米松 5～10mg、异丙嗪 10～20mg；重者给予吸氧；哮喘和血压下降时静脉注射肾上腺素 0.5～1mg，并按休克治疗原则进行处理。

3. 中毒反应 血液中麻醉剂的浓度超过机体耐受浓度时引起的中枢神经系统各种临床症状。

【病因】单位时间内进入血循环的局麻药量超过分解速度时，血内浓度升高，达到一定的浓度时即出现中毒症状。

【临床表现】分为兴奋型和抑制型两类：兴奋型表现为烦躁不安、多话、颤抖、恶心、呕吐、气促、多汗及血压上升，严重者出现全身抽搐、缺氧、发绀；抑制型上述症状不明显，迅速出现脉搏细弱、血压下降、神志不清，随即呼吸、心跳停止。局麻药中毒的早期最典型症状之一是口周麻木。

【预防】了解各种局麻药毒性大小和一次最大用量，颌面和颈部血管丰富，吸收药物较快，应适当减少局麻药用量。麻醉前应用地西泮或巴比妥类药可提高机体对局麻药的耐受能力。对可能发生高敏反应的患者，应尽量排除影响因素，术前给予适当镇静药，并减少局麻药剂量，降低药液浓度和注药速度。局麻药中加入缩血管药，以延缓吸收时间。注射麻药前必须回抽无血，避免将麻药注入血管内。用较大剂量行神经阻滞时，可联合应用局麻药，因各局麻药的血药浓度峰值出现时间不同，其毒性不致完全叠加，可在一定程度上减少中毒反应的发生。

4. 血肿

【病因】注射针刺破血管，使血液渗透到组织间隙内。

【临床表现】较常见于上牙槽后神经、眶下神经阻滞麻醉，特别在刺伤静脉丛后，可发生组织内出血，在黏膜下或皮下出现紫红色瘀斑或肿块。数天后，血肿处的颜色逐渐变浅呈黄绿色，并缓慢吸收消失。

【预防】保证针尖锐利无倒钩，避免反复穿刺动作。出现血肿后，应立即压迫出血部位，并予以冷敷，必要时给予止血药物，出血后期可行热敷，促进血块吸收，并且酌情应用抗感染药物。

5. 感染

【病因】注射针被污染、进针区消毒不严或注射针穿过感染灶，均可将感染带入深层组织，引起颞下、翼下颌间隙、咽旁间隙等感染。

【临床表现】一般在注射后 1~5 天局部红肿、热、痛明显，甚至有张口受限或吞咽困难，偶尔引起全身症状。

【预防】防止注射针被污染，严格消毒进针区。如果口腔内为两个进针点麻醉时，可各用一个注射针或者先选深部的注射点，后选浅层注射点，注射时避免穿过或直接在炎症区注射，如有感染发生，应按感染治疗原则处理。

6. 暂时性面瘫　一般多见于下牙槽神经口内阻滞麻醉时。

【病因】注射点偏向后方，针头未能触及骨面，或偏上超过乙状切迹，致使麻药注入腮腺内麻醉面神经而发生暂时性面瘫；也偶尔见于咀嚼肌神经阻滞注射过浅。

【处置】待麻醉药作用消失后，神经功能即可恢复，故不需特殊处理。但对患者需做好解释工作，并对不能闭眼者给予眼保护措施。

7. 感觉异常

【病因】注射针刺入神经或注入混有乙醇、防腐剂的溶液，可能造成神经损伤，出现感觉异常，部分或完全麻木。

【处置】轻者数日后即可恢复，无需治疗；严重的神经损伤则恢复较慢，甚至不能完全恢复。出现术后麻木症状未自行恢复者，应早期给予积极处理，促进神经功能的完全恢复。可以采用针刺、理疗、给予激素（损伤早期）、维生素 B_1 或维生素 B_{12} 等。

8. 暂时性牙关紧闭　牙关紧闭或张口受限，可发生于下牙槽神经口内阻滞麻醉时，但较为罕见。

【病因】麻醉药注入翼内肌或咬肌内，使肌肉失去收缩和舒张的功能，并停滞收缩状态，因而出现牙关紧闭。

【处置】除感染所致的牙关紧闭外，一般都是暂时性的。大多在 2~3h 内自行恢复。

二、镇静与镇痛

（一）镇静

镇静是指通过各种途径给药的方式减轻患者焦虑躁动，减轻或消除患者紧张、恐惧情绪。在口腔诊疗过程中，患者普遍存在不同程度恐惧心理，较为严重的情况可诊断为牙科恐惧症，多见于儿童患者。镇静手段的应用可使这部分患者在较为平静的状态下接受治疗，更利于保障医疗安全和质量。

常用的镇静方式包括口服或静脉注射苯二氮䓬类药物，如地西泮、咪达唑仑等。近年来笑气-氧气吸入镇静技术越来越成熟，在口腔治疗领域也正在得到越来越广泛的应用。

（二）镇痛

规范化的疼痛管理是口腔诊疗的重要环节，贯穿术前、术中及术后。术前规范应用非甾体抗炎药，术中正确、足量应用局部麻醉药物（详见本节第一部分），并尽可能采用各种无痛注射技术，术中镇静手段的运用、术后适当给予各类镇痛药物，都是疼痛管理的常用手段，应根据患者具体情况综合运用，将患者对口腔诊疗的不悦体验降到最低。

第二节　牙槽外科

牙及牙槽外科（dental and alveolar surgery）是口腔颌面外科最基础和常用的部分，也是必须掌握的基本技术。

一、牙拔除术

（一）拔牙的适应证和禁忌证

1. 适应证

（1）牙体疾病　因龋病造成的牙体广泛缺损，已丧失保守治疗时机的患牙残根、残冠。在决定拔牙适应证时，可参考牙体牙髓病科、口腔修复科及口腔种植科医生的意见。

（2）牙周病　晚期牙周病，牙槽骨吸收明显，松动明显，已无牙周治疗保留可能的患牙。

（3）根尖周病　根管治疗及根尖周手术治疗无效的患牙，根尖周病变广泛，松动明显的患牙。

（4）阻生牙　对于不能正常萌出，并已龋坏或反复诱发冠周炎症，可能导致邻牙龋坏或吸收，或压迫神经出现疼痛者，应予以拔除。

（5）错位牙　影响美观、功能，导致口腔疾病，且不考虑或不能正畸治疗的患牙。

（6）多生牙　异形、异位，影响美观、功能且无他用的多生患牙。

（7）乳牙　乳牙疾病已累及恒牙胚者，或为滞留乳牙者，应予拔除。

（8）病灶牙　患牙为口腔颌面部间隙感染、颌骨骨髓炎、颌骨囊肿等的致病牙时，或疑为肾炎、风湿病、眼病等全身疾病的致病因素时，可予拔除。

（9）治疗需要　口腔颌面部放疗前预防性拔牙，良性肿瘤不可保留性拔牙，正畸治疗需要拔牙等。

（10）外伤　外伤后牙根暴露松动，影响骨折愈合时，可拔除患牙；外伤折断后剩余牙体组织不足以满足修复需要的患牙，应予拔除。

2. 禁忌证　要综合考虑患者全身状态，具有相对性。禁忌证经过治疗后也可成为拔牙适应证。

（1）心脏病　心脏病患者是否能拔牙取决于所患心脏病的类型和严重程度。近 6 个月内有心肌梗死病史；近期心绞痛频繁发作；充血性心力衰竭，心功能 III ～ IV 级；心脏病合并高血压者，血压≥180/110mmHg 时；严重心率不齐，有三度或二度 2 型房室传导阻滞、双束支阻滞、阿 - 斯综合征史者应视为拔牙禁忌证。

（2）高血压　血压≥180/100mmHg，有高血压自觉症状，如头晕、头痛的患者，尤其是合并有脑、心、肾等器质性损害时，应视为禁忌证。

（3）血液病　主要包括贫血、白血病、血小板减少性紫癜、血友病等类型。

贫血是否成为拔牙禁忌证取决于贫血程度及发生发展的速度。严重或急性发作的贫血，伴有全身乏力、口唇睑结膜色白、心悸、气促等全身症状时，须经血液内科会诊，再行决定拔牙与否。

急性白血病病程短、起病急，多伴有高热、出血、贫血等表现，多见于儿童，拔牙可导致出血不止和严重感染，应视为拔牙禁忌证；慢性白血病起病缓慢，有贫血和一般虚弱症状，伴脾大、异常血象、骨髓象，常见于中老年人，如拔牙需加强抗感染和止血措施。

血小板减少性紫癜患者一般可以拔牙，但术前需输入新鲜血液或血小板，使血小板计数和出血时间达到或接近正常后再行拔牙，同时加强局部和全身止血措施。

血友病患者可采用凝血因子补充疗法，使凝血因子浓度达正常值的20%～30%，凝血时间正常，是可以拔牙的，有条件者可选择住院拔牙。

（4）糖尿病　空腹血糖控制在8.88mmol/L（160mg/dl）以下可进行拔牙操作。

（5）甲状腺功能亢进　患者基础代谢率控制在+20%以下，心率不超过100次/分时可进行拔牙操作，注意慎用肾上腺素，术后加强抗感染措施。

（6）肾病　重症肾炎患者若出现肾功能衰竭、尿毒症，应禁忌拔牙，病情平稳后可拔牙，但需使用足量抗生素预防菌血症和术后感染。

（7）肝病　急性肝炎和慢性肝炎活动期应暂缓拔牙，病情控制后才可进行，手术前后给予足量维生素K、维生素C予以保肝，并加用止血药物预防出血不止。乙型慢性肝炎患者拔牙时，需注意预防医源性交叉感染。

（8）妊娠期和月经期　妊娠期第4～6个月进行拔牙较为安全。注意避免一切不良刺激，保证拔牙无痛，麻药中不加肾上腺素。月经期一般应暂缓拔牙。

（9）恶性肿瘤　位于恶性肿瘤范围内的牙应与肿瘤一同切除，防止因单纯拔牙造成的肿瘤扩散和转移。位于放疗照射区域的患牙，需在放疗前7～10天拔除，放疗治疗时及放疗治疗后3～5年内不能拔牙，避免发生放射性颌骨骨髓炎。

（10）感染急性期　感染急性期是否进行拔牙操作要根据感染的部位、波及的范围、病程的发展阶段、细菌的种类和毒力、拔牙创伤大小、患者的全身状况、有无并发症等因素综合考虑。如感染是牙源性的，已通过治疗使感染控制局限，拔牙有利于去除病灶和引流，未发生全身并发症，拔牙难度较低，可在有效的抗生素控制下拔除患牙，术后应严密观察。

（二）拔牙的基本步骤

在充分肯定局麻效果，并再次核对需拔牙牙位后，进行如下操作。目的是通过外科手术操作将患牙与牙周组织之间的连接完全分离，扩大牙槽窝后将患牙取出。

1. 分离牙龈　将牙龈分离器贴紧牙面深入牙龈与牙颈部之间，直达牙槽嵴顶，与骨面接触，先分离颊舌侧，再分离邻面，将牙龈推离根面。在此过程中还可进一步判断麻醉是否完全，以及患者的出凝血情况。

2. 挺松患牙　将挺喙插入牙根与牙槽骨之间，以牙槽嵴为支点，通过旋转、撬动和向根尖部楔的力量，使牙周膜断裂，牙槽窝扩大，牙齿松动。对于已松动或较易拔除的牙齿，可省略此步骤，直接上牙钳。

3. 拔除患牙　依据不同牙位，选择合适的牙钳，使钳喙的长轴与牙齿的长轴一致，紧贴牙冠的颊舌侧牙面深入，避免误夹牙龈，深度达牙颈部。紧紧夹住牙齿，避免钳喙滑动，然后根据各类牙齿的解剖特点，合理使用摇动、扭转、牵引三种力量，最终使其脱位。

4. 处理拔牙窝　牙齿拔出后，首先检查牙根的完整性，有无牙龈撕裂，然后用刮匙搔刮牙槽窝，压迫牙槽骨壁复位，修整牙槽嵴，最后在拔牙窝上置消毒纱布卷，嘱患者紧咬30min。

5. 术后医嘱　紧咬纱布卷30min后吐出，2h后方可进饮食，尽量进温凉细软食物，24h内切勿用舌舔创口、反复吸吮、刷牙、用力漱口、大力吐口水，避免牙槽窝内血块脱出，延缓拔牙创愈合。术后一般无需用药。

（三）牙拔除术的并发症

1. 术中并发症

（1）晕厥　多发生于过度紧张、饥饿等情况下。

（2）牙根折断　是拔牙术中最常出现的并发症，多由临床经验不足造成。

（3）软组织损伤　主要为牙龈损伤，多发生于未完全分离牙龈的情况下；其次为邻近软组织损伤，多由牙挺滑脱造成。

（4）骨组织损伤　主要为牙槽突骨折，多由牙挺支点位置不当造成；其次为下颌骨骨折，多发生于拔除阻生的下颌第三磨牙时，暴力劈冠造成下颌角骨折。

（5）邻牙损伤　多因使用牙挺时错用邻牙当支点造成。

（6）神经损伤　拔牙过程中有可能损伤的神经有颏神经、舌神经、鼻腭神经、颊神经和下牙槽神经。

（7）颞下颌关节损伤　多由于操作时间过长、张口过大、时间过长而造成脱位或肌肉拉伤。

（8）断根移位　常见移位于上颌窦腔内或下颌口底，多由取根过程中盲目操作所致。

（9）口腔上颌窦交通　多由断根移位于上颌窦内，穿通窦底黏膜所致。交通口 >7mm，可用邻近组织瓣关闭创口。

2. 术后并发症

（1）拔牙后出血　牙拔除术后 15min，出血即应停止，当患者在拔牙 30min 后吐出压迫止血的纱布卷时，仍有明显鲜血流出，应诊断为拔牙术后出血。

处置：应根据不同的出血原因进行治疗。对造成出血的较大血管，应予以结扎；对撕裂的软组织，应予以缝合；对残留的炎性肉芽组织应彻底刮除；对牙槽窝或骨缝渗血者，可用骨蜡或碘仿纱条填塞止血；对因拔牙创过大造成的出血，应重新压迫牙槽骨复位，并用水平褥式缝合法拉拢缝合两侧牙龈，以缩小拔牙创。局部处理结束后，应使鲜血重新填满拔牙创，置纱布卷压迫止血 30min，观察无继发出血后可让患者离去。对于由于全身因素造成的出血，除加强局部止血措施外，还需配合对全身疾病的治疗。

（2）拔牙后感染　常规拔牙后急性感染少见，多为牙齿碎片、肉芽组织、牙石等异物残留引起的慢性感染，X 线检查常可见拔牙创内有高密度残留物影像。

处置：局麻下彻底清创，使拔牙窝内重新充满新鲜血液，以利正常愈合。

（3）干槽症　表现为拔牙后 2~3 天后有剧烈疼痛，呈持续性，可向同侧耳颞部放射，一般镇痛药物不能止痛，拔牙窝内空虚或有腐败坏死物质存积，可闻及恶臭味。

处置：局麻下，彻底清创，暴露正常骨面，用大量双氧水和生理盐水交替冲洗后，填塞碘仿纱条 10 天，彻底隔离外界刺激，促进肉芽组织再生。

（4）术后疼痛和肿胀　一般疼痛和肿胀是牙拔除术后一种正常反应，但是过度的疼痛和肿胀会给患者带来很大痛苦，并影响拔牙创愈合，增加感染机会，应视为拔牙术后并发症。

处置：可适当给予镇痛药和抗生素，缓解疼痛，预防继发感染。肿胀明显者，术后 24h 内可使用冷敷，48~72h 后可改用热敷，以促使肿胀消退。

（四）牙根拔除术

临床上需要拔除的牙根主要有两种：一种是残根，为长期龋坏造成牙冠全部破坏后余留于牙槽窝内的牙根；另一种是断根，为拔牙过程中或外伤造成的牙根折断。

根据残根或断根不同的牙位、不同的断面位置、是否为多根牙、是否有牙槽间隔等情况，可采用根钳、根挺等特殊工具拔除牙根，也可采用骨凿、高速手机、超声骨刀等设备器械去除阻碍牙根脱位的牙槽骨，或针对断面位于根分叉以上的多根牙，将其分成多个独立牙根，然后拔除。

（五）阻生牙拔除术

阻生牙是指由于邻牙、骨和软组织的阻碍而只能部分萌出或完全不能萌出、且以后也不能萌出的牙。阻生的主要原因是随着人类的进化，颌骨的退化和牙量的退化不一致，导致骨量相对小于牙量，颌骨缺乏足够的空间容纳全部牙。常见的阻生牙有上、下颌第三磨牙和上颌尖牙。

阻生牙的拔除因其阻生位置特殊、邻近重要解剖结构、与邻牙关系密切，而造成手术难度较大。阻生牙拔除的基本设计思路是通过各种器械和方法，解除阻生牙周围的软组织阻力、邻牙阻力、冠部骨阻力及根部骨阻力，达到可以使牙脱位的程度。

1. 下颌阻生第三磨牙拔除术 下颌第三磨牙是阻生牙中最常见的，临床上常引起冠周炎。对于有症状或引起病变的下颌阻生第三磨牙均主张拔除。 微课

（1）适应证和禁忌证

1）适应证 包括下颌阻生第三磨牙反复引起冠周炎者；下颌阻生第三磨牙本身有龋坏或引起第二磨牙龋坏；引起第二磨牙与第三磨牙之间食物嵌塞；因压迫导致第二磨牙牙根或远中骨吸收；已引起牙源性囊肿或肿瘤；因正畸需要拔除；可能为颞下颌关节紊乱病诱因的下颌阻生第三磨牙；因完全骨阻生而被疑为某些原因不明的神经痛病因者，或可疑为病灶牙者亦应拔除。

对于下列情况者可预防性拔除，包括：预防第二磨牙牙周破坏、预防龋病、预防冠周炎、预防邻牙牙根吸收、预防牙源性囊肿及肿瘤发生、预防发生疼痛、预防牙列拥挤。

对下列情况可考虑保留，包括：①正位萌出达邻牙平面，经切除远中覆盖的龈片后，可暴露远中冠面，并与对颌牙可建立正常咬合关系者；②当第二磨牙已缺失或因病损无法保留时，可保留做修复的基牙，避免游离端缺失；③虽邻牙龋坏可以治疗，但因牙间骨质吸收过多，拔除阻生第三磨牙后邻牙可能松动者；④完全埋伏于骨内，与邻牙牙周无相通，无压迫神经引起疼痛症状者；⑤下颌第三磨牙牙根尚未形成，下颌其他磨牙因病损无法保留时，第二磨牙拔除后，如下颌第三磨牙牙根未完全形成，可以自行前移替代第二磨牙，配合正畸治疗与上颌磨牙建立良好咬合关系；⑥8～10岁的儿童第一恒磨牙龋坏无法保留，如第三磨牙非颊舌位，拔除第一磨牙后的间隙可能因第二、第三磨牙的自然调整而消失，配合正畸治疗，可获得更好的关系。

2）禁忌证 和一般牙拔除术的禁忌证相同。

（2）下颌阻生第三磨牙的临床分类 根据其与下颌升支的位置关系可分为Ⅰ类、Ⅱ类、Ⅲ类；根据其在颌骨内的深度，可分为高位阻生、中位阻生、低位阻生；根据其长轴方向，可分为垂直阻生、水平阻生、近中阻生、远中阻生、颊向阻生、舌向阻生、倒置阻生等类型。

（3）阻力分析、手术设计和拔牙步骤 下颌阻生智牙拔除时的阻力产生于三个部位。

1）冠部阻力 包括软组织阻力和骨组织阻力。软组织阻力来自第三磨牙上方覆盖的龈片。解除软组织阻力的方法是切开；骨阻力的来源是包裹牙冠的骨组织，主要是牙冠外形高点以上的骨质。解除冠部骨阻力主要是用去骨法，有时截冠或增隙也可达到去除冠部骨阻力的目的。

2）根部阻力 来自牙根周围的骨组织。根部骨阻力可根据X线片分析。去除根部骨阻力的方法有分根、去骨、增隙。多根牙可用劈开或钻磨的方式分开后，分别取出。术中应综合利用各种方法。

3）邻牙阻力 是第二磨牙在拔除智牙时产生的妨碍脱位运动的阻力。邻牙阻力视第二磨牙与阻生智牙的接触程度和阻生的位置而定。邻牙阻力的解除可采取分冠和去骨的方法。

拔除下颌阻生第三磨牙的步骤通常包括麻醉、切开、翻瓣、去骨、分牙、增隙、拔出阻生牙、拔牙创处理、缝合、压迫止血等步骤。

2. 上颌阻生第三磨牙拔除术

（1）适应证 包括牙本身龋坏；与邻牙之间食物嵌塞；无对颌牙而过长；部分萌出，反复诱发冠周炎；咬颊或摩擦颊黏膜；有囊肿形成；妨碍下颌喙突运动；压迫第二磨牙，产生龋坏或疼痛；妨碍义齿的制作及戴入。

（2）上颌阻生第三磨牙的临床分类 与下颌阻生第三磨牙类似，上颌阻生第三磨牙根据在颌骨内

的深度同样分为低位、中位、高位；根据患牙长轴方向分为垂直阻生、水平阻生、近中阻生、远中阻生、倒置阻生、颊向阻生、舌向阻生；根据其与牙弓之间的关系分为颊侧错位、舌侧错位、正中错位。另外，上颌阻生第三磨牙与上颌窦的关系也可作为分类依据。

（3）拔除方法　上颌第三磨牙阻生垂直位占63%，远中阻生占25%，近中阻生占12%，其他位置极少；并且颊侧错位及颊向阻生，或者二者均有的情况甚为常见；加之上颌结节的骨质疏松，易于挺出。

患者取半开口位，以便拉开颊部更好暴露。多选用近、远中角形切口，翻黏骨膜瓣，去除冠部骨质，主要是颊侧骨质及咬合面骨质，以能插入牙挺、远中面高点暴露为度。牙挺自近中颊角插入，将牙向颊侧、远中方向挺出。

拔除上颌阻生第三磨牙时应注意其与上颌窦的关系、与邻牙牙根的距离、牙本身牙根的变异弯曲情况。

二、其他牙槽外科

（一）义齿修复前外科

义齿修复前外科又称修复前外科，是指根据义齿修复要求，为了使义齿及其基托良好地行使功能或消除义齿引起的压痛及其他并发症等原因而在牙槽骨及其周围组织进行的手术。

口腔是消化系统的重要组成部分，它具有咀嚼、语言等复杂功能。在防治口腔疾病时，不仅应该考虑到它和全身健康的关系，也应该注意到口腔内各种组织之间的相互作用。当患者有牙齿缺失时，常伴有牙槽骨及唇、颊系带的畸形，这时就应该先行义齿修复前手术，才能为义齿修复创造必要的条件。

修复前外科手术根据进行的时间不同而分为初期准备手术和二期准备手术。初期准备手术在手术时或手术后修复前进行，又可分为矫正软组织缺陷和矫正硬组织缺陷两类。软组织准备手术包括系带矫正、瘢痕切除、高附着的肌肉矫正，以及重新准备牙槽骨表面和新的软组织覆盖等手术。硬组织准备手术包括牙槽突修整术、隆突修整术、锐嵴修整术等。此外，还有软硬组织的联合准备手术，如上颌结节修整术。二期准备手术是矫正长期戴用义齿引起的牙槽骨过度萎缩、瘢痕组织形成、因牙槽骨及覆盖组织形态改变而发生的损伤等。

⊕ 知识链接

义齿修复对口腔内软硬组织的要求

1. 有足够的骨组织和软组织支持义齿基托。
2. 颊、舌沟有足够的深度。
3. 无倒凹、无悬突、无尖锐的嵴突或骨尖。
4. 无妨碍义齿就位及固位的系带、纤维条索、瘢痕或肥大的肌肉附着。
5. 牙槽嵴、前庭沟、腭部及口腔其他部位没有软组织皱襞及增生性组织；上下颌牙槽嵴的关系良好。

除修复前外科外，舌系带矫正术、口腔上颌窦瘘修补都是常见的牙槽外科手术。

（二）舌系带矫正术

先天性舌系带过短主要表现为舌不能自由前伸，勉强前伸时舌尖成W形；同时舌尖上抬困难；出现卷舌音和舌腭音发音障碍。先天性舌系带异常的矫正术在2岁时进行为宜。手术可在局麻下进行，用刀片或剪刀从舌系带中央垂直切开。切开线从前向后，与口底平行，拉拢缝合横行切开出现的菱形创面，使之成为纵行线状的缝合创口。

（三）口腔上颌窦瘘修补术

口腔上颌窦瘘多数由拔牙术中牙根移位造成，或在即刻修补口腔上颌窦交通后创口开裂，也可能出现于上颌囊肿术后。新发生的口腔上颌窦交通如前所述。如口腔上颌窦交通形成慢性瘘管，即口腔上颌窦瘘，应首先控制上颌窦感染。可经瘘口行上颌窦冲洗，同时给予滴鼻剂和抗生素。选用抗生素时，应考虑有厌氧菌感染的可能。治疗后瘘口常缩小。仍不愈合者，可用颊或腭瓣关闭瘘口。

目标检测

答案解析

1. 口腔局部麻醉药物不包括 （　　）

    A. 普鲁卡因　　　　　　　B. 利多卡因　　　　　　　C. 阿替卡因

    D. 肾上腺素　　　　　　　E. 丁卡因

2. 常用的局部麻醉方法不包括 （　　）

    A. 表面麻醉　　　　　　　B. 骨膜上浸润麻醉　　　　C. 笑气麻醉

    D. 阻滞麻醉　　　　　　　E. 骨膜下浸润麻醉

3. 局麻药物中肾上腺素的适宜浓度是 （　　）

    A. 1：500～1：2000　　　B. 1：5000～1：20000　　C. 1：500000～1：2000000

    D. 1：50000～1：200000　E. 1：500000～1：1000000

4. 局部麻醉的全身并发症是 （　　）

    A. 感染　　　　　　　　　B. 过敏反应　　　　　　　C. 血肿

    D. 暂时性面瘫　　　　　　E. 感觉异常

5. 拔牙的禁忌证不包括 （　　）

    A. 1个月前发生过心肌梗死　　　　　　　　　　B. 血压190/110mmHg

    C. 糖尿病患者血糖控制在7.2mmol/L　　　　　　D. 急性白血病患者

    E. 急性肝炎

6. 拔牙的适应证不包括 （　　）

    A. 发生龋坏的阻生牙

    B. 发生浅龋的乳磨牙

    C. 无法修复的残根、残冠

    D. 晚期牙周病，牙槽骨吸收至根尖且严重松动的患牙

    E. 影响继承恒牙萌出的松动乳牙

7. 拔牙后并发症不包括 （　　）

    A. 出血　　　　　　　　　B. 感染　　　　　　　　　C. 干槽症

    D. 晕厥　　　　　　　　　E. 术后疼痛

8. 引起恒牙阻生的常见阻力不包括 （　　）

    A. 对颌牙阻力　　　　　　B. 软组织阻力　　　　　　C. 邻牙阻力

    D. 骨阻力　　　　　　　　E. 冠部阻力

9. 口腔治疗最常用的麻醉方式是（　）

　　A. 局部麻醉　　　　　　B. 全身麻醉　　　　　　C. 镇静麻醉

　　D. 冷冻麻醉　　　　　　E. 药物麻醉

10. 拔除下颌阻生第三磨牙的主要适应证不包括（　）

　　A. 下颌第三磨牙阻生反复引起冠周炎

　　B. 下颌第三磨牙阻生引起第二磨牙远中龋坏

　　C. 下颌第三磨牙阻生且发生龋坏

　　D. 正畸治疗需推磨牙向远中

　　E. 下颌第三磨牙正位萌出至邻牙平面，并与对颌牙建立咬合

（张　亮）

书网融合……

　　本章小结　　　　　　微课　　　　　　题库

第十章 牙体与牙髓病

PPT

学习目标

　　1. 掌握 龋病病因的四联因素学说、龋病的临床表现和分类；牙髓疾病和根尖周疾病的分类、临床表现、诊断和治疗原则。

　　2. 熟悉 龋病的诊断；非龋性牙体硬组织疾病的分类、临床表现及治疗原则。

　　3. 了解 充填修复治疗；根管治疗术。

　　4. 学会根据龋病、牙髓病和根尖周病的临床表现进行诊断，具备初步鉴别龋病、牙髓病和根尖周病的能力。

案例引导

　　案例 患者，男，41岁，5年前发现左上后牙龋坏，行充填治疗。半年来该患牙出现咬物疼痛，1天前出现患牙剧烈自发疼痛、夜间痛及冷热刺激痛，疼痛放射至头面部，无法准确定位患牙。检查见：左上颌第一磨牙银汞充填体边缘有龋坏，叩痛（＋），热测引起剧痛，放散至左颞部。

　　讨论 1. 该患牙最可能的诊断是什么？诊断依据是什么？

　　　　　2. 处理原则是什么？

第一节 牙体硬组织疾病

一、龋病

　　龋病（dental caries）是人类最古老的疾病之一。早在公元前14世纪的殷墟甲骨文中，就有将龋病以象形文字的"虫"和"齿"合并组成"龋"字的记录，所以民间一直将龋病称为"虫牙"。龋病是在以细菌为主的多种因素影响下，发生在牙体硬组织的一种慢性进行性破坏性疾病。龋病可以造成牙齿颜色、形态、质地的改变，影响牙齿的咀嚼、发音、语言、美容等功能。未经治疗的龋病可以发展为牙髓病和根尖周病，会给患者带来剧烈的疼痛。我国民间俗语"牙疼不算病，疼起来真要命"就是这种情况的真实写照。此外，龋病作为牙源性病灶，与全身健康有密切的关系，甚至可以引起远隔脏器相关疾病。

　　【病因】 龋病是一种多因素疾病，由四种因素的相互作用而形成的，即龋病的四联因素理论，这四种因素分别是细菌、食物、宿主和时间，四种因素同时存在的条件下，龋病才能发生。

　　1. 细菌 人类口腔中目前已发现的微生物超过700余种，包括细菌、真菌、病毒等。口腔微生物群落以牙菌斑生物膜的形式定植于口腔黏膜及牙齿表面，细菌在牙菌斑生物膜中生长、繁殖和衰亡，并在其中进行复杂的代谢活动。其中，血链球菌是最早黏附于牙面的细菌。

　　大量证据证实，微生态平衡与龋病的发生发展密切相关。正常情况下，口腔细菌之间保持稳定的动态平衡，一旦这种平衡被打破，龋病相关细菌成为优势菌，龋病就容易发生。目前认为龋病相关菌主要有链球菌属、乳杆菌属和放线菌属等。

2. 食物 有学者发现，在食物中几乎不含蔗糖的非洲班图人等农业群体中，龋病的发病率极低。而随着饮食中蔗糖含量的增加，龋齿的发生率也开始上升，蔗糖的消耗与龋病流行呈正相关。蔗糖作为细菌代谢的底物，为细菌的代谢提供营养，其代谢产生的酸又可造成牙齿硬组织脱矿，逐渐形成龋坏。各种糖类致龋能力不尽相同，蔗糖的致龋力最大，其次是葡萄糖、麦芽糖、果糖等。虽然膳食纤维也是一种碳水化合物，但膳食纤维能增强对牙齿的摩擦自洁作用，刺激唾液分泌，减少致龋风险。

3. 宿主 包括牙齿的形态、结构、排列，唾液的成分、流量，全身状况。比如牙齿矿化程度低比较容易发生龋，牙齿𬌗面窝沟较深、牙齿排列不齐、拥挤、不易清洁，都有利于菌斑和细菌滞留而易发生龋。唾液的流速、缓冲系统抗菌蛋白及多肽等对维持口腔微生态正常的 pH、保持牙面完整性、促进牙齿再矿化等方面具有重要作用。唾液腺因各种因素遭到破坏后，容易发生龋病。

4. 时间 龋病发生的每个过程都需要一定的时间。从清洁的牙面到获得性膜的形成，再到细菌黏附，代谢碳水化合物产酸造成釉质脱矿等均需一定的时间。只有当口腔微生态失衡，龋病相关细菌代谢碳水化合物持续产酸，菌斑 pH 长期低于牙面临界 pH 时，才能最终导致牙体硬组织脱矿，形成龋齿，从细菌黏附到牙齿色、形、质的损害，需要一定的时间，因此，时间也是龋病发生的一个重要因素。

【临床表现】龋病的主要临床表现为患牙发生色、形、质的渐进性变化，并逐渐出现感觉异常。

1. 色泽变化 是龋坏牙齿在临床上最早出现的变化，龋病首先累及釉质，釉柱和柱间羟基磷灰石微晶体脱矿溶解，脱矿后的有机物质受各种酶的作用而分解，使结构破坏，病变区失去半透明而成为无光泽的白垩色；随时间的推移，当损害达釉质深层时出现由表及里的组织缺损，吸附外来色素，患区即可能呈现棕色、褐色斑。随着病损的进一步发展，在窝沟处表现为浸墨样改变，这提示我们：龋损深度达到了牙本质层。一旦病损发展到牙本质，则进展速度加快，组织不断被破坏、崩解而逐渐形成龋洞。

2. 外形改变 随着病变的不断进展，牙体硬组织会逐渐崩解而形成龋洞，这也是龋病最显著的特征性表现。

3. 质地改变 由于牙体硬组织被破坏，感染脱矿的组织和食物残渣充满龋洞，脱矿的牙体组织质软，探诊时可与正常牙体组织区别。

4. 感觉异常 局限于牙釉质的早期龋损，通常没有疼痛和不适的症状。当病损进展到牙本质层，患牙会出现一过性的冷热刺激敏感、食物嵌塞痛等症状，一旦刺激消失，症状也随之消失。

流行病学调查资料表明，乳牙龋病的好发牙位以上颌乳切牙、下颌乳磨牙多见，其次是上颌乳磨牙、上颌乳尖牙，下颌乳尖牙和下颌乳切牙较少。牙位的好发顺序在不同的调查中略有差异，但大致类同。在恒牙列中，患龋最多的牙位为下颌第一磨牙，顺次为下颌第二磨牙、上颌第一磨牙、上颌第二磨牙、前磨牙、第三磨牙、上前牙，患龋最少的是下前牙。

同一个患牙上，龋病发病最多的部位称为好发牙面，首先是𬌗面，其次是邻面、颊（唇）面，最后是舌（腭）面。𬌗面是点隙裂沟滞留区最多的牙面，其患龋也最多，特别是儿童中。邻面触点区在接触紧密和龈乳头正常时，龋病不易发生。

【临床分类】根据龋损病变的侵入深度、发病情况和进展速度，以及龋损发生在牙体硬组织的不同部位进行如下分类。

1. 按龋损破坏深度分类 可以分为浅龋、中龋和深龋，此分类方法在临床上最常用（图 10 - 1）。

（1）浅龋（superficial caries） 指牙冠部釉质龋和牙根部牙骨质龋。龋损局限于釉质或牙骨质浅层，患者一般无症状，仅在检查时发现局部有颜色改变。窝沟浅龋初期没有形态和质地的改变，继续发展出现黄褐色、黑棕色改变。

（2）中龋（intermediate caries）　龋病从釉质发展到了牙本质浅层，称为中龋。牙本质的成分中矿物质含量明显少于釉质，因牙本质小管的存在，易于被细菌侵入，龋病横向沿釉牙本质界迅速扩展，纵向顺牙本质小管深入，脱矿的牙本质变软变色，使龋坏部位上方形成无基釉，随着龋损不断扩展，无基釉不胜咀嚼负荷而折裂、崩塌，暴露出下方已龋坏的牙本质，形成龋洞。龋坏着色较深，呈黑褐色，探诊时质软，患者常对甜、酸、冷、热刺激敏感。

（3）深龋（deep caries）　指龋损已发展到牙本质深层。此时刺激症状明显，检查时常可见较深的龋洞。深龋牙本质暴露较多，深洞底仅剩余薄层牙本质，病变区已接近牙髓，外界刺激通过牙本质－牙髓复合体的传导和反应，可能出现牙髓组织的病变。患牙有较深的龋洞，并可有较明显的自觉症状，主要对冷、热刺激敏感，特别是冷刺激敏感，刺激去除后症状能很快消失。另外，食物嵌塞进龋洞可引起疼痛。深龋有时也可能症状不明显，直至感染牙髓后，产生疼痛，引起注意。X线片上深龋区域呈明显透射影像。

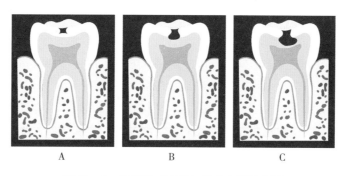

图 10 - 1　龋病按病变侵入深度分类示意图
A. 浅龋；B. 中龋；C. 深龋

2. 按龋损破坏的进展速度分类

（1）急性龋（acute caries）　多见于儿童或青年人。病变进展速度较快，病变组织颜色较浅，呈浅棕色，质地较软且湿润，很容易用挖器剔除，又称湿性龋。急性龋病变进展较快，修复性牙本质尚未形成或者形成较少，容易波及牙髓组织，产生牙髓病变。病变组织湿、软、色淡是急性龋诊断的主要依据。其中，猛性龋（rampant caries）是一种特殊龋病，是急性龋的一种类型，破坏速度快，多数牙在短期内同时患龋，常见于颌面部及颈部接受放射治疗的患者，又称放射性龋。患有舍格伦综合征（SJögren syndrome，SS）的人群及一些有严重全身系统性疾病的患者，由于唾液分泌量减少，容易发生猛性龋。

（2）慢性龋（chronic caries）　临床上多见，牙体组织破坏速度慢，龋坏组织染色深，呈黑褐色，病变组织较干硬，又称干性龋。

（3）静止龋（arrested caries）　由于在龋病发展过程中环境发生变化，隐蔽部位变得开放，原有致病条件发生了变化，龋病不再继续进行，但损害仍保持原状，处于停止状态。邻面龋损由于相邻牙被拔除，受损的表面容易清洁，牙齿容易受到唾液缓冲作用和冲洗力的影响，龋病病变进程自行停止，𬌗面的龋损害，由于咀嚼作用，可能将龋病损害部分磨平，菌斑不易堆积，病变因而停止，成为静止龋。

3. 按龋损发生在牙面上的解剖部位分类　可以分为𬌗面窝沟龋、平滑面龋、根面龋、线形釉质龋、隐匿性龋等。

【诊断】

1. 临床检查与诊断方法

（1）问诊（inquisition）　询问患牙有无疼痛、敏感、食物嵌塞等症状，同时了解与龋病发生相关的口腔及全身健康等因素。

（2）视诊（inspection）　对患者主诉牙齿进行仔细检查，注意点隙裂沟区有无变色发黑，周围有无呈白垩色或灰褐色釉质，有无龋洞形成；邻面边缘嵴区有无釉质下的墨渍变色，有无可见的龋洞。视诊应对龋损是否存在和损害涉及的范围程度得出初步印象。

（3）探诊（probing）　运用尖锐的探针对龋损部位及可疑部位进行检查。检查时应注意针尖部能否插入点隙裂沟及横向加力能否钩挂在点隙中。探诊可用作机械刺激，探查龋洞壁及釉牙本质界和洞底，检查光滑度、硬度，检查龋洞的部位、范围、深度；观察患者有无酸痛反应。深龋时，应用探针仔细检查龋洞底、髓角部位，有无明显探痛点及有无穿通髓腔，以判断牙髓状态及龋洞底与牙髓的关系。邻面早期龋损，探针不易探入，可利用牙线从殆面滑向邻间隙，然后从牙颈部拉出，检查牙线有无毛刺等情况。如有，则高度怀疑邻面存在龋病病损。

（4）叩诊（percussion）　无论是浅、中、深龋，叩诊都呈阴性反应。若龋病牙出现叩痛，应考虑并发症出现。

（5）牙髓活力温度测验　温度刺激检查患牙对冷、热刺激敏感以及疼痛程度、持续时间。当龋洞深达牙本质时，患者会出现冷、热刺激敏感或酸痛感。

（6）X线检查　隐蔽的龋损，在不能直接视诊、探诊困难的情况下，可通过X线片检查辅助诊断，如邻面龋、潜行龋和充填物底壁及周缘的继发龋。龋损区因脱矿而在牙体硬组织显示出透射度增大的阴影，确定诊断。临床上邻面龋诊断困难，可通过拍片检查。

2. 诊断依据　龋病的诊断主要依据牙齿色、形、质的改变，按照龋病的分类方法进行诊断。窝沟的深度，开口的大小、周围釉质颜色和硬度的改变是窝沟浅龋的主要诊断；平滑面浅龋的诊断依据是龋斑；牙颈部浅龋常有牙齿敏感症状；患中度龋的牙齿色、形、质的改变均已明显，病变程度的确切诊断需去尽腐质，检查洞底在牙本质浅层，才能确诊中龋；对有温度激发痛、食物嵌塞痛、咬合痛主诉的患者，应考虑深龋，先将洞内腐质去尽，检查洞底是否在牙本质深层，排除牙髓病后即可确诊深龋。

【治疗】龋病是一种进行性疾病，不经过治疗不会停止破坏，治疗不当也易再次发生。龋病引起的牙体组织缺损不能自行修复，需用人工材料修复替代。龋病的治疗原则是保存患牙，维护牙列的完整。龋病的治疗应能终止龋病发展、恢复牙齿的外形和生理功能，龋洞一旦形成，必须用手术修复的方法，才能恢复牙齿的外形。龋病的治疗分龋病非手术治疗和充填修复治疗。

1. 龋病非手术治疗　是指用药物、渗透树脂或再矿化法进行治疗，不采用牙钻或其他器械备洞。预防性树脂充填近年来临床应用广泛，是采用窝沟封闭剂防治窝沟龋的有效方法，适用于窝沟内微小浅龋及可疑龋。窝沟封闭剂由树脂、稀释剂、引发剂及一些辅助成分，如填料、氟化物等组成。临床操作步骤包括清洁牙面、隔湿、酸蚀、涂布及固化封闭剂。

2. 龋病充填修复治疗　主要目的是去除病变组织，按一定要求制备洞形，使洞形具备一定的抗力形和固位形，再将修复材料填入洞内，恢复牙的功能与外形，其性质与一般外科手术相似，称为牙体外科（operative dentistry）。操作的具体步骤如下。🅴微课

（1）制备洞形　基本原则是尽量去除病变组织，保护牙髓和牙周组织，尽量保留健康牙体组织。抗力形是指将洞形制备成可以承受咀嚼压力的形状，使充填修复材料或牙体硬组织不会在咀嚼食物时发生破裂、脱位或变形。固位形则是指这种形状可将充填修复体稳固地保留在洞内不致脱落，常用的固位形有侧壁固位、倒凹固位、鸠尾固位等。

（2）术区隔湿　又称术区隔离，防止唾液进入窝洞，污染洞壁。常用方法有橡皮障隔离法和棉卷隔离法，同时配合吸唾器使用。

（3）窝洞垫底　目的是隔绝充填材料和外界的化学、温度、电流、机械刺激，促进垫底区域矿化，垫平洞底部等作用。常用材料为氢氧化钙制剂、氧化锌丁香油粘固剂、玻璃离子粘固剂等。

（4）永久充填　有复合树脂充填、玻璃离子充填、银汞充填等，充填完成后进行调殆和抛光。

二、牙体硬组织非龋性疾病

(一) 磨损

在正常的咀嚼运动之外，反复高强度的机械摩擦造成的牙体硬组织渐进性的缓慢丧失称为磨损（abrasion）。磨损发生时，髓腔相应的部位可形成反应性牙本质（reactionary dentin）。磨损属于病理性的，应采取措施加以防治。

【病因】夜磨牙等不良咬合习惯、釉质发育和矿化不良、𬌗关系不良、𬌗力负担过重等。

【临床表现】当釉质部分磨损，露出黄色牙本质或出现小凹面，出现牙齿敏感症。当釉质全部磨损后，𬌗面均为黄色光亮的牙本质，牙髓可因长期刺激而发生渐进性坏死或髓腔闭锁；亦可因磨损不均而形成锐利的釉质边缘和高陡牙尖，牙本质继续迅速磨损，可使髓腔暴露，引起牙髓病和根尖周病。全口牙磨损严重者亦引起颞下颌关节紊乱病、创伤、创伤性溃疡等并发症。

【诊断】根据临床表现做出诊断。

【治疗】①去除病因：如改正不良习惯、调𬌗。②对症治疗：磨损引起的牙齿敏感症可行脱敏治疗；个别牙齿重度磨损，可用充填法治疗；磨牙症患者可通过戴𬌗垫、精神及心理干预等方法加以改善。

(二) 楔状缺损

楔状缺损是发生在牙齿唇、颊面颈部的慢性硬组织缺损，因缺损外形呈楔形，故得名。

【病因】

1. 不正确的刷牙方法 尤其是唇（颊）侧牙面的横刷牙法是主要原因。

2. 酸的作用 龈沟内的酸性环境可使牙颈部硬组织脱矿，受摩擦后易缺损。

3. 牙颈部结构的特点 牙颈部釉质牙骨质界结构比较薄弱，缺损易发生。

4. 应力疲劳 颊面牙颈部是咬合应力集中区，长期咀嚼压力使牙体组织疲劳，应力集中区出现破坏，也会造成楔状缺损。

【临床表现】牙齿的唇、颊面牙颈部的硬组织在某些因素长期作用下逐渐丧失，形成两个光滑斜面组成的楔状缺损。多见于中年以上患者的尖牙和前磨牙区，其次是前牙。楔状缺损由浅凹形逐渐加深，表面光滑，边缘整齐，为牙齿本色。可出现牙齿敏感症，深及牙髓时可引起牙髓疾病和根尖周病。

【诊断】根据临床表现做出诊断。

【治疗】无症状的浅缺损不必治疗；较深缺损可做充填治疗，有过敏症状，可做脱敏治疗，缺损达到髓腔，有牙髓感染或根尖周病时，应做相应的治疗。

【预防】改正刷牙方法；纠正口腔内的酸性环境；戒除不良习惯，避免咬硬物、异物。

(三) 畸形中央尖

畸形中央尖多见于前磨牙，尤以下颌第二前磨牙为多，表现为在前磨牙𬌗面中央窝处或颊尖三角嵴上出现一个畸形小尖，尖常呈圆锥状，故称中央尖。

【病因】由于牙发育期，牙乳头组织向成釉器突起形成釉质和牙本质。

【临床表现】位于前磨牙𬌗面中央窝处或颊尖三角嵴上出现一个畸形小尖，当牙齿萌出并建立𬌗关系后，此尖易折断，表现为圆形或椭圆形深色环，中央有浅黄色或褐色的牙本质轴，在轴中央的黑色小点是髓角；有些中央尖折断后会引起牙髓坏死，影响儿童根尖的继续发育；但有些中央尖折断后，修复性牙本质逐渐形成，这类牙有正常的活力，根尖继续发育。X线检查可见髓室顶中心有向𬌗面中央部突起的畸形部分，并常见未发育完成的根尖，可以帮助诊断。

【诊断】根据临床表现做出诊断。

【治疗】圆钝而无殆接触的畸形中央尖可不处理，进行观察。为防止畸形中央尖折断和并发症发生，可进行预防性治疗，阻断可能因畸形中央尖折断导致牙髓感染的途径，采用的方法主要有预防性充填术和中央尖加固术。对于已经发生牙髓或根尖周病变的患牙，根据不同情况可采用牙髓切断术、根尖诱导成形术、牙髓再生治疗术、根管治疗术等方法。

（四）釉质发育不全

釉质发育不全（enamel hypoplasia）是指牙齿在发育期间，由于局部或全身的不利因素，致使釉质的形成和成熟发生障碍而遗留的永久性缺陷。

【病因】严重的营养不良、内分泌失调、婴儿和母体的疾病以及局部因素等。

【临床表现】轻者患牙釉质表面形态基本完整，仅部分有色泽和透明度的改变，釉质呈不透明白垩状，或呈黄褐色，釉质表面横纹明显，探之粗糙，可出现浅的凹陷或小沟。重者牙面有实质性缺损，可见牙釉面有棕褐色深染的窝状或带状缺损，带沟宽窄不一，也可有数条平行的横沟。更严重时牙齿表面呈蜂窝状，甚至完全无釉质被覆，患牙易磨损，易患龋。

【诊断】釉质发育不全发生在同一时期发育和萌出的成组而对称的牙齿上。釉质表面虽有黄褐色深浅不等的缺损，但缺损处探诊光滑，质地坚硬，可与龋齿鉴别。根据釉质发育不全所发生的牙位，可推断患者牙齿发生障碍的时期。

【治疗】注意妇幼保健，以预防本病的发生。轻症釉质发育不全可不必处理。缺损凹陷较深者，应做预防性充填；严重缺陷可用复合树脂贴面修复、瓷贴面或全冠修复。

（五）氟斑牙

氟斑牙（dental fluorosis）又称斑釉症，是一种地方病，是牙齿发育时期人体摄入氟量过高引起的特殊型牙齿釉质发育不全。

【病因】饮水中含氟量过高是氟斑牙的病因。

【临床表现】恒牙氟斑牙多见，乳牙很少见。侵犯的牙齿为生活在高氟区时，正处于釉质发育矿化期的牙齿。釉质表面有因矿化异常所形成的白垩横线、斑块，甚至整个牙齿均为白垩样釉质。氟斑牙患牙耐磨性差，但对酸蚀的抵抗力强。

【诊断】根据临床表现及生活区为高氟区，做出诊断。

【治疗】降低氟的摄入量，以预防本病的发生。轻症者无需处理，着色较深而无明显缺损的患牙可用漂白脱色法脱色，重度有缺损的患牙可用复合树脂直接贴面、瓷贴面或全冠等修复方法处理。

第二节　牙髓病与根尖周病

一、牙髓病

牙髓病是指发生在牙髓组织的疾病，从临床表现和预后可分为可复性牙髓炎、不可复性牙髓炎、牙髓坏死、牙髓钙化和牙内吸收。

【病因】

1. 细菌感染　是牙髓病的主要原因，进入牙髓的细菌造成牙髓感染。龋病是主要的感染途径，严重磨损、创伤等造成牙体硬组织破坏，导致细菌进入牙髓，也是感染途径。此外，细菌还可以通过深牙周袋，从根尖孔或侧支根管进入牙髓造成牙髓炎症，称为逆行性牙髓炎。

2. 化学因素　充填材料、窝洞消毒剂、垫底材料等牙科材料选择不恰当，可造成牙髓的炎症。

3. 物理因素　牙齿由于急性或慢性创伤，造成根尖血管损伤或断裂，从而引起牙髓的血行障碍，形成牙髓病。过冷或过热的温度刺激会引起牙髓病变，比如在高速或连续切割牙齿时，未做降温处理时。

（一）可复性牙髓炎

可复性牙髓炎（reversible pulpitis）又称牙髓充血，是牙髓炎早期，病理变化以牙髓组织血管扩张和充血为主要表现。病变范围局限，如果去除病因，给予治疗，患牙牙髓可以恢复正常。

【临床表现】症状表现为患牙对冷、热温度或酸、甜化学刺激敏感，受到刺激时，可产生短暂、尖锐的疼痛，略有延迟痛，无自发痛及夜间痛，无咀嚼痛，无放射痛。

检查患牙可查到龋洞、缺损、创伤等病因情况。冷热测试患牙敏感，尤其对冷测试敏感，略有延迟痛。可复性牙髓炎临床上应与牙本质敏感症鉴别，后者对机械刺激敏感，且临床上常可见暴露的牙本质，探诊检查能发现过敏点。

【治疗】可复性牙髓炎的治疗原则为保髓治疗。病因若为龋病，去除腐质未穿孔，可做间接盖髓治疗；去除腐质有穿髓孔，但孔极小且组织敏感，周围是健康牙本质，有少量可控制出血时可用直接盖髓术。对病因是缺损的患牙同样适用，对创伤而言，需要解除创伤。

1. 盖髓术（图 10 - 2）

（1）盖髓剂的选择　现常用的 $Ca(OH)_2$ 类制剂是依赖 $Ca(OH)_2$ 的强碱性对细菌胞膜和蛋白质结构产生破坏作用，还可水解脂多糖的类脂部分，诱导修复性牙本质的形成。

（2）操作步骤　①间接盖髓术：常规隔湿、消毒后，逐步去除龋坏牙本质，由周围向中心进行，近髓角处可不必去尽，清洁窝洞，将盖髓剂置于近髓处，用暂时充填材料暂时严密充填窝洞。观察 1 ～ 2 周后若无症状则可永久性充填。②直接盖髓术：基本操作同间接盖髓术，但必须去尽龋坏组织，注意不要污染穿髓孔处，勿向穿髓孔处加压，在控制出血后再放盖髓剂。观察 1～3 个月再做进一步的处理。

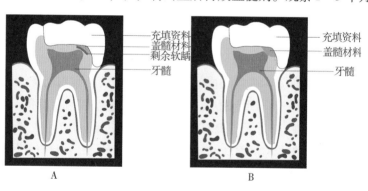

图 10 - 2　盖髓术
A. 间接盖髓术；B. 直接盖髓术

（二）不可复性牙髓炎

不可复性牙髓炎（irreversible pulpitis）与可复性牙髓炎相对，病变比较严重，去除病因后牙髓组织也无法恢复，最终发展为坏死。根据临床表现和病程，不可复性牙髓炎又分为急性牙髓炎、慢性牙髓炎和逆行性牙髓炎。

急性牙髓炎

急性牙髓炎（acute pulpitis）以发病急、疼痛剧烈为其显著特点。临床上绝大多数属慢性牙髓炎急性发作。无慢性过程的急性发作多出现在牙髓受到急性的物理损伤、化学刺激以及感染等情况下。

【临床表现】 表现为剧烈疼痛，疼痛特点为自发性、阵发性痛、夜间痛、冷热刺激加剧疼痛，冷热刺激去除后有延迟痛，疼痛呈牵涉性或发散性，不能准确定位。

检查可发现患牙有接近牙髓的深龋或其他牙体硬组织疾病或接近牙髓的充填物，结合 X 线片可帮助发现，或者患牙有深牙周袋、外伤等病因情况，探诊龋坏或缺损底部常可有剧痛，有时可探及穿髓孔。温度测试是诊断的关键之一，温度测试时患牙反应极其敏感或表现为激发痛，刺激去除后，疼痛仍持续，这一点与可复性牙髓炎不同。进行牙活力电测试时，患牙在早期炎症阶段的反应性增强，晚期炎症则表现为迟钝。处于晚期炎症的患牙，可出现垂直方向的轻度叩痛。

急性牙髓炎可依其炎症发展过程分为浆液期及化脓期，由于病程度不同，各期又各具特征。

1. 急性牙髓炎浆液期 常为可复性牙髓炎继续发展的结果。牙髓血管发生充血后，血浆由扩张的血管壁渗出，使组织水肿。随后多形核白细胞亦由血管壁渗出，形成炎症细胞浸润，成牙本质细胞坏死。急性浆液期炎症反应多局限于冠部牙髓，但也可以侵犯到全部牙髓。这一期的患牙自发性疼痛明显，温度刺激（尤其是冷刺激）或酸、甜刺激都会引起或加重疼痛。在刺激去除后，疼痛并不消失。疼痛发作时间短，缓解间歇时间长；炎症早期病变多局限于冠部，无叩痛。但疼痛可反射到对颌牙牙或邻牙，后牙的疼痛还可反射到耳颞部。

2. 急性牙髓炎化脓期 急性牙髓炎浆液期未能及时治疗，渗出的白细胞坏死、液化，即形成脓液。化脓可能是局限的，也可能是弥漫的。急性牙髓炎的浆液期和化脓期并没有明确的界线，而是一个移行过程。感染部位大量白细胞浸润，白细胞液化，组织坏死，形成脓液，周围则可见扩张充血的血管。病变可能局限成一个或数个小脓腔，亦可弥散到全部牙髓，成牙本质细胞层破坏而消失。化脓期疼痛较浆液期为重，有自发性、搏动性跳痛，此时疼痛发作时间长，缓解间歇时间短。疼痛程度逐渐加重。对热刺激疼痛加剧，对冷刺激反可使疼痛缓解。这可能与化脓期坏死牙髓分解产生气体，使髓腔压力升高有关。

【治疗】

1. 应急处理 目的在于缓解疼痛。局麻下，行开髓引流术，通过穿通髓腔或扩大穿髓孔，引流髓腔里的血液或脓液，降低髓腔内高压，从而达到止痛的目的。

2. 保存活髓 牙髓切断术是去除有局限性炎症的冠髓，用氢氧化钙盖髓剂覆盖未感染的根髓断面，使其保持活力，防止根髓感染，促进未发育完成的根尖孔继续发育，以维持患牙的正常生理功能。牙髓切断术多用于牙根未发育完成、处于早期牙髓炎、炎症局限在冠髓的年轻恒牙。

3. 保存患牙 对于牙髓严重病变，无法保存牙髓的情况下，龋病破坏或牙体缺损范围不大，应尽量保存患牙。对牙根未完全形成的年轻恒牙，可选择根尖诱导成形术。对牙根已经完全形成的患牙，通过根管治疗术保存患牙，后期再通过固定修复方法恢复患牙形态和功能并保护患牙。

根管治疗术（root canal therapy, RCT）是治疗牙髓病及根尖周病最有效的方法。通过清除根管内的病原刺激物质以消除对根尖周组织的不良刺激，进行适当消毒，严密充填根管，防止根尖周病变的发生或促进根尖周病变的愈合。根管治疗术一般分为根管预备、根管消毒及根管充填三个步骤。

（1）根管预备 目的是采用机械和化学方法清除髓腔及根管内容物，如牙髓组织、感染物质、炎症物质、感染牙本质等，同时将根管制备成特定形状，便于根管充填。

（2）根管消毒 准确讲不是一个单独的步骤，而是和根管预备同时进行。边预备根管，边用大量的 0.5% ~ 5.25% 的次氯酸钠溶液冲洗根管，此外，还可以选择 2% 氯己定溶液冲洗根管，超声根管荡洗可以增强根管消毒和清洗的能力。如果感染较重，可以在根管预备后进行根管封药，药物常用氢氧化钙根管糊剂。

（3）根管充填 目的是消灭手术后遗留下的管腔，隔绝根尖周组织与根管的连通，防止再污染。

根管充填材料主要为牙胶和根管充填糊剂，充填方法主要包括冷牙胶测压法和热牙胶垂直加压法。

慢性牙髓炎

慢性牙髓炎（chronic pulpitis）指急性牙髓炎症渗出物得到引流，但感染未能彻底除去时即可转变成慢性牙髓炎。

【临床表现】慢性牙髓炎是牙髓炎最常见的一型，临床症状不典型，容易漏诊、误诊为深龋，没有剧烈的自发性痛，有轻微的钝痛，冷热刺激痛不剧烈，除去刺激后疼痛有延迟。患牙可有轻微的叩痛，咬合时患牙不适。

慢性牙髓炎可分为两种类型。

1. 慢性闭锁性牙髓炎　为临床最常见的一型，临床表现为患牙自发痛不明显，有长期的冷、热刺激痛历史。食物掉入龋洞时，会引起较为剧烈的疼痛，以致患者不想再继续进食。若由急性牙髓炎转化而来，患者自述有剧烈自发疼痛史。检查患牙，可有较深的龋洞，接近或已达牙髓，探诊患牙较为迟钝。温度测试反应可表现为疼痛，也可表现为迟发性疼痛。

2. 慢性增生性牙髓炎　常见于儿童或青少年，根尖孔较粗大，血运丰富，穿髓孔较大，炎症牙髓表现为增生性反应，牙髓组织通过穿髓孔向外增殖，形成牙髓息肉。临床表现为不明显自发或没有自发痛，进食时食物落入龋洞可造成疼痛或出血，以致患者长期不用患侧咀嚼。检查可发现患牙大而深的龋洞，龋洞中可见大而深的息肉，用探针或挖匙触动时易出血，探之无痛，一般无叩痛。温度测试可没有反应。

牙髓息肉应与牙龈息肉相区别，用探针拨动息肉，检查其蒂部的位置，牙龈息肉多系食物嵌塞等刺激，龈乳头增生而长入邻面龋洞内者。但需注意另一种可能，即由根分歧处穿髓室底增生的牙龈息肉，必要时可做X线检查。

【治疗】

1. 保存活髓　对于牙根未发育完成、炎症局限在冠髓的年轻恒牙，可以采用牙髓切断术保存根髓，促进未发育完成的根尖孔继续发育。

2. 保存患牙　对于牙髓严重病变，无法保存牙髓的情况下，龋病破坏或牙体缺损范围不大，应尽量保存患牙。对牙根未完全形成的年轻恒牙，可选择根尖诱导成形术。对牙根已经完全形成的患牙，通过根管治疗术保存患牙，后期再通过固定修复方法恢复患牙形态和功能并保护患牙。

逆行性牙髓炎

逆行性牙髓炎（retrograde pulpitis）感染来自患牙的深牙周袋，感染首先到达根尖周组织，然后通过根尖孔、侧支根管逆行到达根管内牙髓，引起牙髓感染。

【临床表现】逆行性牙髓炎症状与急、慢性牙髓炎相似，可以表现为急性牙髓炎症状，也可表现为慢性牙髓炎症状。检查患牙多无龋洞，有深的牙周袋或根分叉病变，患牙松动，轻中度叩痛，牙龈可有水肿充血，牙周溢脓。冷热刺激疼痛，刺激去除后疼痛延迟。X线显示患牙有牙周组织破坏。

【治疗】

1. 保存患牙　对于牙周炎症较局限，破坏不严重时，可进行牙周－牙髓联合治疗，以保存患牙。

2. 拔除患牙　对于牙周病变比较严重，患牙过于松动，炎症不易控制，拔除患牙。

（三）牙髓坏死

牙髓坏死（pulp necrosis）指牙髓组织活力丧失，如外伤、碰撞、过度矫治力、牙体预备时产热、充填材料化学刺激等原因导致，使根尖孔处血管损害、牙髓变性等，逐渐形成牙髓坏死。

【临床表现】患牙一般无症状，常因牙冠变色前来就诊，外伤造成牙髓坏死可有外伤史，但由于外伤时间较长，患者可能遗忘。检查患牙可无龋坏，牙冠可有充填物或修复体，也可见牙冠完整。牙冠变色，颜色灰暗，失去光泽感，与邻牙有较大的色差。冷热测试和牙髓电活力测验无反应，X线片显示根尖周组织可无明显异常。

【治疗】死髓牙虽无感染和炎症，但是因为细菌作用，坏死牙髓容易感染，所以应对患牙行根管治疗术。对于牙冠变色，可以在根管治疗完成后通过牙齿漂白、贴面和全冠等进行修复。

（四）牙髓钙化

牙髓钙化（pulp calcification）随着年龄增长、牙髓血液循环障碍或牙齿受到外伤、磨损、酸蚀等理化刺激，髓腔内壁、髓室底、根管壁和根尖孔附近，细胞变性后，钙盐沉积，形成或大或小的钙化物质，可呈结节状附于髓腔壁，或游离在髓腔中，也可呈弥散性钙化，致使髓腔狭窄甚至闭锁。

【临床表现】单纯牙髓钙化一般无症状，有患者描述出现自发痛，与体位有关。患牙温度检测反应可异常，电活力检测牙髓活力迟钝或敏感。X线检查可作为重要依据，X线检查可发现较大的髓石，或髓腔、根管腔狭窄，或无髓腔和根管影像。

【治疗】无症状的牙髓钙化可不必治疗，如果因为疼痛就诊，明确诊断后需要根管治疗术进行治疗。

（五）牙内吸收

牙内吸收（internal tooth resorption）是正常牙髓组织肉芽性变，分化出破牙本质细胞，从髓腔和根管内部吸收牙体组织，其机理尚不完全清楚。牙内吸收多发于乳牙，恒牙多有外伤史、脱落再植以及活髓切断术和盖髓术史，造成髓腔和根管壁吸收，可造成病理性牙折。

【临床表现】牙内吸收一般无症状，多为拍X线片时发现，或因为牙折或牙髓炎就诊时才发现。患牙可有外伤史或牙科治疗史。检查患牙，如果内吸收在牙冠位置，因为牙体壁薄而透出髓腔内容物颜色，患牙对温度测试无异常，对电活力测试无异常，或略有迟钝。X线检查可作为重要依据，X线检查可发现髓腔或根管位置出现膨大的低密度透射区域。

【治疗】牙内吸收易造成牙折，所以一经发现，宜进行根管治疗术，阻止患牙继续吸收，防止折断，保存患牙。

二、根尖周病

根尖周病（periradicular lesions）是发生在牙齿根尖周围组织的炎性疾病。根尖周病多由牙髓病发展而来，根管内的细菌和代谢物通过根尖孔感染根尖组织。根据病变程度，可将根尖周病分为急性根尖周炎和慢性根尖周炎。在治疗去除根管内的坏死组织和感染物质并严密充填根管后，根尖周组织可以逐渐恢复到正常。

【病因】

1. 细菌感染

（1）牙体牙髓感染 此通路最常见，临床上绝大多数根尖周病都继发于牙髓病。根管内的细菌和代谢产物可通过根尖孔或侧支根管扩散至根尖周围组织，引起根尖病变。

（2）牙周感染 深牙周袋中的细菌可以直接感染根尖周组织，这也是逆行性牙髓炎的主要原因。

（3）血源感染 感染通过血液循环进入根尖周围组织。

2. 创伤因素 慢性创伤如创伤性咬合、磨牙症等都可损坏根尖周组织引起病变。

（一）急性根尖周炎

急性根尖周炎（acute apical periodontitis）多由牙髓炎发展而来，也可能是慢性根尖周炎在机体抵抗力降低时急性发作。根据病程可分为急性浆液性根尖周炎和急性化脓性根尖周炎。急性化脓性根尖周除了由急性浆液性根尖周炎发展而来，也可由慢性根尖周炎转化而来。急性化脓性根尖周炎脓肿形成可在根尖，称为根尖脓肿；感染破坏牙槽骨壁，可在骨膜下形成脓肿，或穿破骨膜在黏膜下形成脓肿，称作骨膜下脓肿或黏膜下脓肿（图 10－3）。

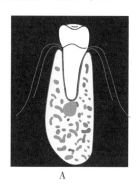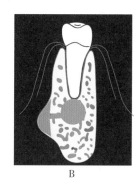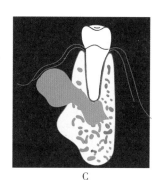

A　　　　　　　B　　　　　　　C

图 10－3　急性根尖周炎脓肿形成
A. 根尖周脓肿；B. 骨膜下脓肿；C. 黏膜下脓肿

【临床表现】以疼痛为主，但与急性牙髓炎有所区别。急性根尖周炎主要表现为自发痛，但疼痛性质为持续性钝痛，疼痛局限，患牙有咬合痛。随着炎症发展到化脓性根尖周炎时，患牙疼痛剧烈，表现为跳痛，患者不敢用患牙咬食，有伸长感，能准确定位。急性化脓性根尖周炎患者除了疼痛，还可能有全身症状，如体温升高等。

检查患牙可以发现深龋洞、其他牙体硬组织缺损或创伤等因素。叩诊检查有明显叩痛，冷热温度检查可无反应。患牙可有松动，根尖区扪诊有疼痛或不适感。急性化脓性根尖周炎，尤其是骨膜下和黏膜下脓肿形成后，局部软组织可有肿胀和波动感，局部淋巴结肿大。X 线检查可帮助发现龋坏、牙周病原因，根尖牙周膜影像略有增宽。

【治疗】

1. 应急治疗

（1）敞开引流　开放髓腔，疏通根管，促使炎症物质从根尖孔到根管的途径引流。

（2）脓肿切开　急性化脓性根尖周炎如果形成脓肿，应切开排脓。

（3）其他　根据感染情况，应用抗菌药物和支持治疗。

2. 保存患牙　进行根管治疗术，保存患牙。

（二）慢性根尖周炎

【临床表现】慢性根尖周炎多无明显的自觉症状，有时可感到咀嚼时患牙疼痛。在身体抵抗力降低时，慢性根尖周炎又可转化为急性根尖周炎，表现出急性根尖周炎的症状，所以慢性根尖周炎多有反复疼痛、肿胀的病史。

检查发现患牙多有深龋、牙体缺损或隐裂，牙齿多变色和失去光泽，温度测试和电测试均无反应，叩诊有异样感或轻微叩痛，部分病例患牙根尖位置的唇、颊侧或腭、舌侧牙龈表面可见瘘道口，也有开口于皮肤者称作皮瘘。X 线检查发现根尖区小面积的低密度影像，通过瘘道示踪 X 线片可发现瘘管起始端源自患牙根尖区。

根据病变的性质不同，慢性根尖周炎又分为慢性根尖肉芽肿、慢性根尖脓肿和根尖囊肿。

1. 慢性根尖肉芽肿（periradicular granuloma）　是根尖周组织受到缓和的感染刺激而产生的一团炎症肉芽组织。患者一般无自发痛，仅觉咀嚼不适，咬合无力，叩诊时有异样感，有些病例还有患牙微伸长的感觉。X 线检查可见根尖区小于 1cm 的圆形低密度影像。

2. 慢性根尖脓肿（chronic apical abscess）　又称慢性牙槽脓肿，根尖肉芽肿中心部分的细胞坏死、液化，形成脓液。瘘管可在患牙根尖部的唇、舌侧形成开口，因为瘘管引流效果，不易引起急性发作。慢性根尖脓肿也有无瘘管的病例，在身体抵抗力减低时，易转为急性根尖脓肿。X 线检查可以发现根尖区低密度影像，形态不规则，边界比较模糊。

3. 根尖囊肿（radicular cyst）　可以由根尖肉芽肿或慢性炎症的刺激发展而来。在根尖肉芽肿内的上皮增生，形成上皮团块，上皮团中央得不到来自结缔组织的营养，发生变性、坏死、液化，形成小囊腔，囊腔逐渐扩大成较大的囊肿。根尖囊肿生长缓慢，多无自觉症状。根尖囊肿较大时用手指扪之有乒乓球感，富有弹性，小的囊肿与根尖肉芽肿不易区分。X 线检查见根尖区圆形低密度影像，边界较为清晰，常有骨白线围绕。

【治疗】

1. 保存患牙　进行根管治疗术，保存患牙。如果根管治疗术后仍有比较局限的慢性根尖周炎，特别是根管治疗后又有复发，可以进行根尖外科手术，包括根尖搔刮术、根尖切除术或根尖倒充填术。

2. 拔除患牙　对于炎症破坏较大，无法通过根管治疗以及根尖外科手术保存患牙的情况，拔除患牙，彻底搔刮拔牙窝。

目标检测

答案解析

1. 绝大多数根尖周病由（　）发展而来
    A. 牙髓病　　　　　　　B. 牙周病　　　　　　　C. 楔状缺损
    D. 牙外伤　　　　　　　E. 牙龈炎

2. 牙髓钙化的主要诊断依据为（　）
    A. 牙外伤史　　　　　　B. 根管治疗史　　　　　C. X 线检查结果
    D. 开髓探查　　　　　　E. 牙周治疗史

3. 患牙表现为"热痛冷缓解"的疾病为（　）
    A. 牙周炎　　　　　　　B. 急性化脓性牙髓炎　　C. 隐裂
    D. 磨牙症　　　　　　　E. 牙髓坏死

4. 下列描述错误的是（　）
    A. 牙髓炎主要的感染途径是龋病
    B. 对于可复性牙髓炎，治疗原则为保髓治疗
    C. 急性牙髓炎应急处理可采用局麻下行开髓引流术
    D. 根管治疗是不可复性牙髓炎治疗的有效方法
    E. 牙髓炎疼痛难忍，局麻下拔除是最快的治疗方法

5. 牙髓感染的途径包括（　）
    A. 暴露的牙本质小管　　　　　　　　　B. 牙髓暴露
    C. 牙周袋途径　　　　　　　　　　　　D. 血源性感染
    E. 以上均是

6. 牙髓病从临床表现和预后可分为（　）
    A. 牙髓炎　　　　　　　B. 牙髓钙化　　　　　　C. 牙髓坏死
    D. 牙内吸收　　　　　　E. 以上都是

7. 关于氟斑牙的说法，不正确的是（　　）

    A. 饮水中氟浓度过高是氟斑牙的病因

    B. 重度缺损可采用贴面修复

    C. 耐磨性差，对酸蚀的抵抗力强

    D. 乳牙氟斑牙多见，恒牙很少见

    E. 釉质表面有因矿化异常所形成的白垩色横线

8. 釉质发育异常的原因有（　　）

    A. 营养障碍　　　　　B. 局部感染　　　　　C. 高热性疾病

    D. 遗传　　　　　　　E. 上述原因均有

9. 下列关于急性牙髓炎的临床特点，描述错误的是（　　）

    A. 自发性阵发性疼痛　　　　　　　　B. 冷热刺激痛

    C. 夜间痛　　　　　　　　　　　　　D. 放射痛

    E. 疼痛可以准确定位

10. 过高的温度刺激和温度骤然改变可能引起（　　）

    A. 龋病　　　　　　　B. 牙髓充血　　　　　C. 楔状缺损

    D. 牙周病　　　　　　E. 根尖周病

（王　媛）

书网融合……

本章小结　　　　　　　　微课　　　　　　　　题库

第十一章　牙龈与牙周病

📖 学习目标

    1. 掌握　慢性龈炎、妊娠期龈炎、药物性牙龈肥大及各型牙周病的病因、临床表现及诊治原则；牙周－牙髓联合病变和根分叉病变的临床表现及诊治原则。

    2. 熟悉　青春期龈炎、急性龈乳头炎、急性坏死性溃疡性龈炎的病因、临床表现及诊治原则；各型牙周病的组织病理变化。

    3. 了解　牙龈纤维瘤病的临床表现及治疗方法；各型牙周病的致病菌及致病机理。

    4. 学会常见牙龈与牙周病的临床表现和诊治原则，具备牙龈与牙周病临床鉴别诊断的能力。

牙周组织包括牙龈、牙周膜、牙槽骨和牙骨质，牙周疾病是指发生在牙周组织的各种疾病。这些疾病概括起来分为牙龈病和牙周炎两大类。

第一节　牙龈病

PPT

⇨ 案例引导

    案例　患者，女，54 岁。牙龈肿大 1 年。高血压病史 2 年，服用药物控制。检查：牙石（＋＋），全口大部分牙龈红肿色暗红，全口牙龈增生明显，探诊出血，可探及龈下牙石，探诊深度为 4~7mm。全口牙齿松动Ⅰ~Ⅱ度。

    讨论　1. 对该患者需重点了解的病史是什么？

           2. 为进一步确诊，患者首先需检查的项目是什么？

           3. 患者有高血压病史，自述服药控制良好，该患者最可能服用的药物是什么？

牙龈病（gingival diseases）是指只发生于牙龈组织的疾病，可分为菌斑引起的牙龈炎症和非菌斑因素引发的牙龈病（比如一些特殊微生物的感染）或者全身性疾病在牙龈上的表现。本节主要介绍临床常见牙龈病的病因、临床表现、诊断、治疗及预后，较常见的牙龈病有慢性龈炎、妊娠期龈炎、青春期龈炎、急性龈乳头炎、急性坏死性溃疡性龈炎等。

一、慢性龈炎

慢性龈炎（chronic gingivitis）又称边缘性龈炎或单纯性龈炎，病变主要位于游离龈和龈乳头，在牙龈疾病中最常见。

【病因】

1. 始动因子　龈缘附近的牙面上长期集聚的牙菌斑。

2. 其他促进因素　牙石、不良修复体、食物嵌塞、口呼吸等。

【临床表现】

1. 自觉症状　患者在刷牙和咬硬物时牙龈出血是主要症状，也是患者就诊的主要原因，一般无自发性出血。口腔异味也是患者就诊的常见主诉症状。

2. 牙龈颜色 牙龈组织血管充血导致正常游离龈和龈乳头变为鲜红或暗红色，重症患者的炎症充血范围可波及附着龈。

3. 牙龈外形 正常的龈缘菲薄且紧贴于牙面，附着龈有点彩。患慢性龈炎时牙龈肿胀，龈缘变厚，龈乳头圆钝，与牙面不再紧贴。点彩可因组织水肿而消失。

4. 牙龈质地 由于结缔组织内炎症浸润及胶原纤维破坏，原来致密坚韧的牙龈变得松软脆弱，缺乏弹性。有些慢性炎症以增生型为主，上皮增殖变厚，胶原纤维增殖，使牙龈变得坚硬肥厚。

5. 龈沟深度及附着水平 健康牙龈的龈沟不超过3mm。患慢性龈炎时，龈沟深度由于组织的水肿可超过3mm。此时结合上皮尚未与牙面分离形成牙周袋。也就是说，上皮附着仍位于正常的釉牙骨质界处，这是区别牙龈炎和牙周炎的一个重要标志。

6. 探诊出血 正常的牙龈探诊时不会出血，慢性龈炎患者用牙周探针轻探龈沟就可引起出血，在炎症早期或炎症不明显时，探诊出血是对慢性龈炎早期诊断的重要依据。

7. 龈沟液 牙龈有炎症时，龈沟内渗出增多，因此测量龈沟液量可作为判断炎症程度的客观指标之一。

【诊断】 根据患者临床表现，结合局部刺激的存在，即可诊断。

【治疗】

1. 去除病因 通过龈上洁治术清除菌斑及牙石，并纠正一切容易导致菌斑滞留或刺激牙龈的因素（图11-1，图11-2）。

2. 局部药物治疗 炎症较重者可应用抗菌类漱口剂，如0.12% ~0.2%氯己定。

3. 手术 对于炎症消退后牙龈形态不能恢复正常的患者可行牙龈切除术及牙龈成形术。

4. 口腔卫生指导 充分了解患者口腔卫生措施实施的频率、时间、工具及方法，针对患者的具体病情及生活方式，进行个性化的口腔卫生指导，直至患者掌握适合自己且有效的口腔卫生措施。

【预防】 慢性龈炎的治疗关键在于菌斑的控制，口腔医务工作者应推广正确的刷牙方法及牙线使用方法。

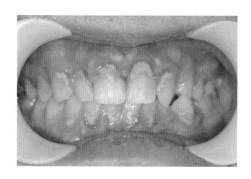 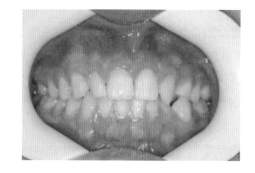

图11-1 治疗前　　　　　　　　　　　　　　　　　　图11-2 治疗后

二、妊娠期龈炎

妊娠期龈炎（pregnancy gingivitis）是女性在妊娠期，由于女性激素水平的变化，使原有的牙龈慢性炎症加重，分娩后病损可自行减轻或者消退。

【病因】

1. 局部因素 在龈缘附近的牙菌斑仍是妊娠期龈炎的直接原因，其他促进因素包括牙石、不良修复体、食物嵌塞等原因。

2. 全身因素 妊娠并不是妊娠期龈炎的直接原因，但在妊娠期，女性激素特别是黄体酮水平的升高会加重牙菌斑所致的牙龈炎症反应，不仅如此，龈下菌斑的细菌组成也随之发生了改变。

【临床表现】患者一般在妊娠前就存在慢性龈炎，从妊娠2~3个月后开始龈炎症状逐渐明显，至8个月时达到高峰。分娩后约2个月龈炎可大部消退至妊娠前水平。

妊娠期龈炎可发生于个别牙或全口牙龈，牙龈肿大、呈鲜红色、松软光亮，轻触牙龈极易出血，一般无疼痛，但如果龈缘伴有溃疡和假膜形成，则会产生轻度疼痛。妊娠期龈炎一般前牙区重于后牙区。前牙区唇侧单个牙龈乳头如果出现瘤样变化，又称作妊娠期龈瘤。

【诊断】从临床表现和患者是否处于妊娠期即可诊断。

【治疗】

1. 去除菌斑、牙石、不良修复体等局部刺激因素。

2. 炎症较重者可使用3%的过氧化氢液和生理盐水冲洗。

3. 对体积大、妨碍进食的妊娠期龈瘤可手术切除，手术应选择在妊娠4~6个月之间。术后应严格控制菌斑防止复发。

4. 进行个性化的口腔卫生指导，直至患者掌握适合自己且有效的口腔卫生措施。

三、青春期龈炎

青春期龈炎（puberty gingivitis）为发生于青春期人群的慢性非特异性牙龈炎症，受体内激素水平变化影响。男女均可患病，女性略多。

【病因】

1. 局部因素 菌斑为青春期龈炎的主要病因，替牙期牙齿排列不齐、佩戴正畸矫治器等以及没有形成良好的口腔卫生习惯都是导致疾病发生的促进因素。

2. 全身因素 青春期内分泌的改变特别是性激素的变化较为明显，使牙龈组织对局部刺激产生明显的炎症反应。

【临床表现】青春期龈炎好发于前牙唇侧的牙间乳头和龈缘，龈乳头常呈球状突起，牙龈充血水肿，颜色暗红、松软光亮。患者自觉刷牙出血或咬硬物时出血、口臭。

【诊断】主要根据患者年龄以及牙龈的炎症程度超过局部刺激物的程度，即牙龈组织的炎症和增生反应较强，即可诊断。

【治疗】去除菌斑刺激和保持良好口腔卫生习惯是治疗的关键，采用龈上洁治术等牙周基础治疗手段，必要时可局部药物治疗。

四、急性龈乳头炎

急性龈乳头炎（acute papillary gingivitis）是一种比较常见的急性非特异性炎症，病损局限于个别龈乳头。

【病因】主要为牙间隙处的机械或化学刺激，如食物嵌塞、邻面龋、邻面充填物悬突、不良修复体、不适当的剔牙、邻面牙结石以及外源性硬物刺伤龈乳头等。

【临床表现】龈乳头充血红肿，探触和吸吮时易出血，可有自发胀痛和探触痛，有时可有明显的自发痛和中等程度的冷热刺激痛，易与牙髓炎混淆。

【诊断】主要根据临床表现及是否有明显的刺激因素即可做出诊断。

【治疗】局部处理应除去局部刺激物，包括清除嵌塞的食物、异物，去除不良修复体、邻面的牙石等。用3%过氧化氢液冲洗龈间隙，然后敷以收敛防腐剂如复方碘液等，炎症能很快消退。待炎症彻底消退后，彻底消除病因，如恢复正确的邻面接触关系等。

五、急性坏死性溃疡性龈炎

急性坏死性溃疡性龈炎（acute necrotizing ulcerative gingivitis，ANUG）是发生在龈缘和龈乳头的急性炎症和坏死的牙龈疾病。ANUG 由 Vincent 首次报道，故又称 Vincent 龈炎。

【病因】

1. 本病的发生是由于机体在抵抗力降低的情况下，由多种口腔致病菌（梭形杆菌、螺旋体、中间普氏菌等微生物）造成的病损，是一种机会性感染。

2. 原有的慢性牙龈炎或牙周炎是急性坏死性溃疡性龈炎发生的重要条件。

3. 本病常发生于精神刺激、精神紧张者。

4. 本病大部分患者有大量吸烟史。

5. 某些全身性易感因素，如营养不良、全身性消耗性疾病等。

【临床表现】

1. 本病好发于青壮年，吸烟男性多见。

2. 起病急，最主要的特点为龈乳头和边缘龈的坏死性溃疡，多发生于下前牙。坏死区覆有灰白色或灰黄色污秽的坏死物，易于拭去，露出出血创面。患者疼痛明显并有典型的腐败性口臭。患者自述局部明显疼痛，易出血。

3. 急性期如未能控制疾病，坏死可蔓延至邻近的唇、颊黏膜，称为坏死性龈口炎；若患者机体抵抗力极度低下可能合并感染产气荚膜杆菌，使感染区迅速坏死，甚至组织穿孔呈黑色、腐臭，称为"走马牙疳"。

4. 轻症患者可无明显全身症状，重症可有发热、疲乏等全身症状，部分患者下颌下淋巴结肿大、有压痛。

【诊断】急性期的主要诊断依据为起病急、牙龈疼痛及自发出血、腐败性口臭，以及典型的牙龈乳头和龈缘的坏死。

【治疗】

1. 急性期由于局部出血和疼痛，可先除去坏死物，并初步刮除大块的龈上牙石，用3%过氧化氢溶液反复冲洗。

2. 全身可给予维生素 C 支持治疗，重者可口服抗厌氧菌药物，如甲硝唑或替硝唑。

3. 建立良好的口腔卫生习惯。

4. 全身性因素应予以矫正或治疗。

5. 急性期过后，应对牙龈炎或牙周炎进行系统治疗。

六、药物性牙龈肥大

药物性牙龈肥大（drug - induced gingival enlargements）是指由于长期服用某些药物引起的牙龈增生和体积肥大。

【病因】该病的发生与长期服用某些药物有关，口腔卫生不良也可以促进疾病的发展。相关的药物主要有三类：①抗癫痫药物，苯妥英钠；②免疫抑制剂，环孢菌素；③钙离子通道阻滞剂，硝苯地平、维拉帕米等。

【临床表现】药物性牙龈肥大可发生于全口牙龈，尤其好发于前牙（特别是下颌）。初起为龈乳头增大，呈球状突起于牙龈表面，继而表面呈结节状、球状、分叶状，色粉红，质地坚韧，不易出血，继而扩展至龈缘，可波及龈缘及附着龈。病损严重者，牙龈可覆盖大部或全部牙冠，严重妨碍进食，也影响美观和口腔卫生。多数患者无自觉症状，无疼痛。由于牙龈增生肿大，使龈沟加深，形成假性牙周袋，均合并有不同程度的牙龈炎症。该病仅发生于有牙区，无牙区则无本病损。

【诊断】根据牙龈增生特点及患者有长期上述药物服用史即可确诊。

【治疗】

1. 除去局部刺激物，通过龈上洁治术、龈下刮治术去除菌斑和牙石，并消除其他一切导致菌斑滞留的因素，并指导患者切实掌握菌斑控制的方法。

2. 牙龈炎症较重者，可用3%过氧化氢液冲洗龈袋，并在袋内置入抗菌消炎的药物，炎症能很快减轻。

3. 对于牙龈增生明显的患者，虽经上述治疗，增生的牙龈仍不能完全消退者，可采用手术切除增生牙龈。

4. 在内科医师指导下停药或更换药物。

七、牙龈纤维瘤病

牙龈纤维瘤病（hereditary gingival fibromatosis）又称为家族性或特发性牙龈纤维瘤病，是牙龈组织的弥漫性纤维结缔组织增殖，较为罕见。

【病因】本病病因至今不明，有家族史者，可能为常染色体显性或隐性遗传。

【临床表现】本病在幼儿期乳牙萌出时即可发病，一般开始于恒牙萌出之后，牙龈广泛地逐渐增生，可累及全口的龈缘、龈乳头和附着龈，甚至达膜龈联合处，以上颌磨牙腭侧最为严重。增生的牙龈可覆盖部分或整个牙冠，牙常发生移位。增生牙龈的颜色正常，组织坚韧，点彩明显，不易出血。

【诊断】根据典型的临床表现及有家族史，即可做出诊断。无家族史者亦不能排除诊断本病。

【治疗】以手术治疗为主，切除增生的牙龈并修整外形，以恢复牙龈的生理功能和外形。本病部分患者在青春期后可缓解，故手术最好在青春期后进行。

八、牙龈瘤

牙龈瘤（epulis）是发生于牙龈组织上的炎症反应性瘤样增生物，其来源于牙龈、牙周膜的结缔组织，并非真性肿瘤，但切除后易复发。

【病因】菌斑、牙石、不良修复体或者食物嵌塞等长期慢性刺激引起局部牙龈结缔组织增生，女性孕期内分泌改变也容易发生牙龈瘤，分娩后则缩小或停止生长。

【临床表现】患者多为中青年，女性多见。多发于唇颊侧的龈乳头处，呈圆球形或椭圆形，有蒂或无蒂，生长缓慢。较大的肿块可因外来刺激而发生溃疡、出血或伴发感染。长期存在者还伴随牙槽骨的破坏。

根据组织病理学表现的不同，可以分为肉芽肿型牙龈瘤、纤维型牙龈瘤以及血管型牙龈瘤。

【诊断】根据典型的临床表现，即可做出诊断。手术切除后的病理检查可确诊疾病分型。

【治疗】以手术治疗为主，必须彻底切除，防止复发。手术时，应切除肿块周围部分正常牙龈组织及底部相连的骨膜，刮除相应的牙周膜，以防止复发。复发后一般仍可按照上述方法切除，若复发多次，应将病变波及的牙齿拔除，防止再发。

PPT

第二节　牙周病

一、概述

　　牙周病是最常见的口腔疾病，也是引起成年人牙齿丧失的主要原因之一，严重危害人类口腔健康和全身的健康。牙周炎（periodontitis）是牙周疾病的一种，是牙齿支持组织（牙龈、牙周膜、牙槽骨和牙骨质）炎症性、破坏性疾病。牙龈出血、口臭、牙齿松动是它的早期症状，一旦发现应尽早治疗。

　　【病因】

　　1. 牙菌斑生物膜（dental plaque biofilm）　其形成和堆积是牙周疾病的直接原因。牙菌斑生物膜根据其所在部位，以龈缘为界，分为龈上菌斑生物膜和龈下菌斑生物膜。龈下菌斑生物膜分为附着性龈下菌斑生物膜和非附着性菌斑生物膜。在一些发展迅速的牙周炎和青少年牙周炎的患牙，非附着龈下菌斑明显增厚，其中革兰阴性厌氧菌和螺旋体增多，毒性较大，牙槽骨快速破坏，因此被人认为可能是牙周炎发展的"前沿"。

　　2. 𬌗创伤（occlusal trauma）　单纯、短期的𬌗创伤不会引起牙周袋和牙龈的炎症，长期的𬌗创伤伴随严重的牙周炎或明显的局部刺激因素时，则会加重牙周炎和牙槽骨吸收。

　　3. 全身因素　单纯遗传因素不会引起牙周疾病，但某些遗传因素可增加宿主对牙周病的易感性。内分泌功能、吸烟、相关系统病（如糖尿病，吞噬细胞数目、功能异常，艾滋病，骨质疏松症等）对牙周炎的发生发展至关重要。

　　【临床表现】临床病理表现有牙龈的炎症和牙周袋形成、牙槽骨吸收、牙齿松动及移位、𬌗创伤。

　　1. 牙龈的炎症和牙周袋形成　牙龈炎为牙周炎的先导阶段，但并非所有牙龈炎都会发展成牙周炎。牙周袋是病理性增深的龈沟，是牙周炎重要的病理改变之一。

⊕ 知识链接

牙周袋的临床表现与组织病理学改变	
临床表现	组织病理学改变
1. 牙龈呈暗红色	1. 慢性炎症期的局部血循环阻滞
2. 牙龈质地松软	2. 结缔组织中龈纤维及周围组织破坏
3. 牙龈表面光亮，点彩消失	3. 上皮萎缩，组织水肿
4. 有时龈色粉红且致密	4. 袋的外侧壁纤维性修复超过了渗出及退变，使牙龈外观似乎健康。但是袋内壁仍存在退行性变和溃疡
5. 探诊后出血及有时疼痛	5. 袋内上皮退行性变，变薄且有溃疡，袋内壁毛细血管增多且充血。探痛是由于袋壁溃疡
6. 有时袋内溢脓	6. 袋内壁有化脓性炎症

2. 牙槽骨吸收　牙周炎患者牙槽骨吸收主要由局部因素刺激所致。慢性炎症是牙周炎牙槽骨破坏的最常见原因，其次是殆创伤。一般认为，慢性炎症多引起牙槽骨水平性吸收；而殆创伤则引起垂直性吸收，形成骨下袋。

牙槽骨的破坏形式分为水平吸收、垂直吸收和凹坑吸收。X线片显示牙槽嵴顶到釉牙骨质界的距离超过2mm可视为牙槽骨吸收。

3. 牙齿松动及移位　牙齿松动表现为三度：Ⅰ度即颊舌向动度<1mm；Ⅱ度即颊舌向及近远中向动度1~2mm；Ⅲ度即颊舌向及近远中向动度>2mm，伴有垂直向松动。

4. 殆创伤　临床表现为X线片显示牙槽嵴呈垂直型吸收和硬骨板消失；在牙槽嵴顶部的牙周膜间隙呈楔形增宽，牙齿变得松动。

【诊断】牙周病的病理变化和临床表现累及软硬组织，需对每位患者进行全面细致的检查方可做出诊断。牙周病的检查需要详细地询问全身及局部病史、一系列常规检查和辅助检查来完成。牙周检查包括牙龈指数检查、菌斑指数检查、牙周袋检查、根分叉区病变检查、松动度检查及X线检查等。

【治疗】需根据牙周炎的类型做出完善、正确的治疗计划和判断预后，具体参照以下个论的治疗原则。

二、慢性牙周炎

慢性牙周炎（chronic periodontitis，CP）又称成人牙周炎或称慢性成人牙周炎，是最为常见的一种牙周炎，占全部牙周炎的95%左右。

【病因】牙菌斑是牙周疾病的始动因子，其他局部刺激因素包括牙石、牙体牙周组织发育异常或解剖缺陷、牙齿位置异常和错殆畸形、不良修复体、殆创伤、食物嵌塞、不良习惯等。牙菌斑中大多数为口腔正常菌群，可与人类长期共存。但在各型牙周病的病损区，常可分离出一种或几种优势群，它们能通过多种机制干扰宿主免疫，有显著毒力和致病性，从而引起牙周破坏。慢性牙周炎中常可分离出牙龈卟啉单胞菌（P. gingivalis）、中间普氏菌（P. intermedia）、福赛坦氏菌（T. forsythia）等牙周致病菌，导致胶原破坏、结合上皮向根方增殖、牙周袋形成和牙槽骨吸收，原有的慢性龈炎发展成为慢性牙周病。

【临床表现】本病是牙周炎中最常见的一种类型，可发生于任何年龄，大多数为成年人，35岁后患病率增高。病程缓慢，早期症状与慢性龈炎相似，无痛、牙龈出血、可有口腔异味，常被忽视，晚期出现牙齿松动移位、咀嚼无力或疼痛、口腔异味以及其他伴发症状，如根分叉病变、牙周脓肿、牙龈退缩、牙根敏感、食物嵌塞、根面龋等。

慢性牙周炎患者临床检查牙面常有大量结石，牙龈呈现不同程度的慢性炎症，颜色表现为鲜红或暗红色，质地松软、水肿，可见不同程度的增生或肿大，点彩消失，探诊出血甚至溢脓，可查见牙周袋和附着丧失。慢性牙周炎晚期可查见牙松动、牙根暴露、冷热测试敏感、根面龋等。牙槽骨吸收的主要根据X线片分析，慢性牙周炎牙槽骨吸收的主要特征是水平型吸收，中、重度时，因可能伴有殆创伤的出现，故患牙可出现垂直型（角型）骨吸收（图11-3）。

临床上根据牙周袋深度、结缔组织附着丧失的程度和骨吸收程度，将慢性牙周炎分为轻、中、重三度。

（1）轻度　牙周袋≤4mm，牙周附着丧失≤2mm，X线片显示牙槽骨吸收不超过根长的1/3。

（2）中度　牙周袋≤6mm，牙周附着丧失≤5mm，X线片显示牙槽骨的水平型或角型吸收超过根长的1/3，但不超过根长的1/2。根分叉区可能有轻度病变。

（3）重度　牙周袋>6mm，牙周附着丧失>5mm，X线片显示牙槽骨的水平型或角型吸收超过根长的1/2。有根分叉病变，此时牙齿多已松动。炎症较明显可发生牙周脓肿。

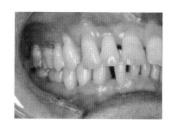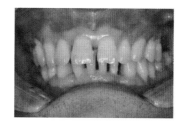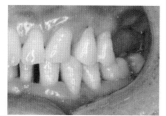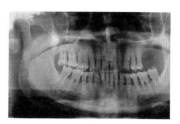

图 11 - 3　慢性牙周炎的临床相与 X 线全景片

【诊断】早期慢性牙周炎和慢性龈炎区别不明显，可通过表 11 - 1 进行比较。

表 11 - 1　慢性龈炎和早期牙周炎的区别

	慢性龈炎	早期慢性牙周炎
牙龈炎症	+	+
牙周袋	假性牙周袋	真性牙周袋
附着丧失	无	有，能探到釉牙骨质界
牙槽骨吸收	无	嵴顶吸收或硬骨板消失
治疗效果	病程可逆，组织可恢复正常	病变随炎症消退后静止但已破坏的支持组织难以完全恢复正常

【治疗】慢性牙周炎的治疗目标是彻底清除菌斑、牙石等局部刺激因素，消除牙龈炎症，改善牙周附着水平使牙周袋变浅，争取适当的牙周组织再生。

1. 局部治疗

（1）基础治疗　包括龈上洁治术和龈下刮治术，彻底清除牙面细菌生物膜和牙石，深部刮除龈下牙石、菌斑及病变牙骨质，平整根面，有利于牙周支持组织再附着；刮除牙周袋内的炎性肉芽组织，牙周袋内用 3% 双氧水冲洗。基础治疗可根据情况多次完成，以彻底清除为原则。

（2）牙周手术　对于基础治疗后 6 ~ 8 周后仍有 5mm 以上牙周袋、探针出血且仍有无法彻底清除的菌斑和牙石，可视情况再次刮治或采用翻瓣手术，暴露牙根，进行刮治。对于不易控制菌斑的牙周袋，也可以通过手术切除。

（3）消除𬌗创伤　𬌗创伤是牙周炎的致病原因或协同破坏因素，消除𬌗创伤有利于慢性牙周炎的恢复。

（4）松牙固定　对于已经出现松动的牙齿，在基础治疗的基础上，可以通过松牙固定术，减少患牙的动度，改善咀嚼功能，有利于组织恢复。

（5）拔除不能保留的病牙。

2. 全身治疗　药物治疗只能作为机械清除菌斑、牙石的辅助治疗，除非出现急性牙周症状，一般不采用抗生素类药物。对严重病例可口服甲硝唑 0.2g，每日 3 ~ 4 次，共服 1 周，妊娠期和哺乳期妇女禁用。

3. 口腔卫生宣教　牙周疾病不能只依靠医生的帮助，口腔卫生的方法和效率也同样决定治疗和预防的结果，对患者进行口腔卫生教育，从口腔卫生意识上、方法上对患者进行教育，健康教育应贯穿于治疗的全过程。

三、侵袭性牙周炎

侵袭性牙周炎（aggressive periodontitis）的症状和表现不同于慢性牙周炎，发展迅猛，其特点是牙周结缔组织附着和牙槽骨的迅速丧失（图11-4）。

【病因】毒性较高的特定微生物感染，如伴放线聚集杆菌；机体防御缺陷，如周缘血的中性粒细胞和（或）单核细胞的趋化功能降低，以及过度炎症反应；还有遗传、发育不良等原因。致病机理尚不清楚。

【临床表现】

1. 年龄与性别　本病主要发生于青春期至25岁的年轻人，女性多于男性。

2. 口腔卫生情况　本病一个突出的表现是早期患者的菌斑、牙石量很少，牙龈炎症轻微但却已有深牙周袋，牙周组织破坏程度与局部刺激物的量不成比例。

3. 早期出现牙齿松动和移位　在炎症不明显的情况下，患牙出现松动，咀嚼无力。切牙可向唇侧远中移位呈现扇形散开排列，出现牙间隙。后牙可出现不同程度的食物嵌塞。

4. 好发牙位　典型的青少年牙周炎患牙分布为第一恒磨牙和上下切牙，而尖牙和前磨牙区很少受累。全口患牙不超过14个（切牙、第一磨牙，外加任何2个牙位）多为左右对称。弥漫型青少年牙周炎则可侵犯全口多数牙齿。

5. X线片表现　第一磨牙的邻面均有垂直型骨吸收，若近远中均存在垂直吸收则形成典型的"弧形吸收"。在切牙区多为水平型骨吸收。此外还可见牙周膜间隙增宽、硬骨板模糊、骨小梁疏松等。

6. 病程进展很快　有人估计本型患者的牙周破坏速度比成人型快3~4倍，患者常在20岁左右即已拔牙或牙齿自行脱落。

7. 家族聚集倾向　患者的家庭中常有多代、多人患本病。文献报告母系遗传为多。

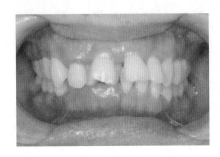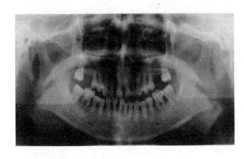

图11-4　侵袭性牙周炎的临床相与X线全景片

【诊断】因初起时症状不明显，常被忽视。可根据年轻患者的牙石等刺激物不多，炎症不明显，但存在少数牙松动、移位有邻面深牙周袋，局部刺激因素和病变程度不一致等做出早期诊断。早期诊断及治疗对保留患牙至关重要，应重点检查切牙及第一磨牙，拍摄X线片可帮助诊断。

【治疗】

1. 彻底消除感染和定期维护　本病常导致患者早年拔牙，因此特别强调早期、彻底的治疗。洁治、刮治、根面平整等基础治疗是必不可少的。同时在洁治和刮治后使用抗菌药物辅助治疗可取得优于单纯刮治的效果。治疗后较易复发（国外报道约有1/4患者复发），因此应加强维护期的复查和治疗，根据患者菌斑炎症控制情况确定个性化复查间隔周期，开始每1~2个月一次，至少持续2~3年。

2. 正畸治疗　病情不太严重伴有牙倾斜、移位的患者，可在炎症控制后通过轻缓加力的正畸方法将患牙复位排齐。

四、牙周病的伴发疾病

（一）牙周－牙髓联合病变

牙周病在发展到一定阶段时，可伴发一些疾病，在临床上较为常见。

【病因】

1. 牙髓病变对牙周组织的影响　死髓牙的细菌产物可通过根尖孔、侧支根管引起根尖周病变或根分叉病变。

（1）较常见的类型是当牙髓根尖病变急性发作形成牙槽脓肿，脓液不能及时通过根管引流，常沿阻力较小的途径排出。此型的特点是在短期内形成深牙周袋排脓，有牙髓、根尖病引起的急性炎症，而邻牙并无牙周病。若患牙通过及时彻底的牙髓治疗，牙周组织可迅速愈合，一般不遗留牙周病变。但若牙槽脓肿反复发作未经治疗反复通过牙周排脓，则牙龈上皮向根方增殖形成袋上皮，并有菌斑长入龈下，则牙周病变成立，表现为深牙周袋、溢脓，牙槽骨吸收，牙齿松动，X线片表现为根尖区阴影与牙槽嵴的吸收相连通。典型的病变自根尖区向牙槽嵴顶处逐渐变窄，呈"烧瓶形"或"日晕圈"状改变。

（2）牙髓治疗过程中或治疗后造成的牙周病变也不少见。如根管壁侧穿或髓室底穿通、髓室或根管内封入烈性药（如砷制剂、戊二醛、塑化液、干髓剂等），均可通过根分叉区或根侧壁的侧支根管伤及牙周组织。根管治疗后的牙齿有的可发生牙根纵裂。临床表现为患牙有钝痛、咬合疼痛，窄而深的牙周袋，可反复发生牙周脓肿，出现瘘道。

本类型的共同特点是：牙髓无活力或活力检测异常；牙周袋和根分叉区病变局限于个别牙位或局限部位，相邻牙牙周组织基本正常或病变较轻；与根尖病变相连的牙周骨破坏，呈烧瓶形。

2. 牙周病变对牙髓的影响

（1）一般情况，牙周炎病变袋内的毒素等可通过牙本质小管或侧支根管对牙髓产生较小的影响，病变较轻时引起局限的炎症并产生修复性牙本质，病变严重持久时可引起牙髓慢性炎症、变性甚至坏死。

（2）逆行性牙髓炎在临床较为常见。由于深牙周袋内的细菌、毒素通过根尖孔或根尖1/3处的侧支根管进入牙髓，先引起根尖区的牙髓充血和炎症，日久后局限的慢性牙髓炎可急性发作，表现为典型的急性牙髓炎。检查时可见患牙有深达根尖区的牙周袋或严重的牙龈退缩，牙齿一般松动达Ⅱ度以上。诊断并不困难。

（3）某些牙周治疗对牙髓可有一定影响。牙根表面的牙骨质在根面刮治和平整治疗时被刮去，使牙本质暴露，引起根面敏感和牙髓反应性改变。牙周袋内或根面的用药均可通过侧支根管或牙本质小管刺激牙髓。但一般情况下其反应缓慢，临床常无明显症状。

3. 牙周病变与牙髓病变并存　同一个牙齿发生各自独立的牙髓和牙周病变。当病变发展到严重阶段时，二者可互相融合和影响。

【诊断】根据感染的来源途径及临床表现，做出诊断。

【治疗】牙周－牙髓联合病变应彻底消除感染源，找出原发病变，应查清病原以确定治疗主次，同时也要积极治疗牙周、牙髓两方面的病变。牙髓根尖周组织病损经过彻底、完善的根管治疗预后大多较好。牙周病损的预后视病变严重程度而定。牙周－牙髓联合病变预后很大程度取决于牙周病损的预后。

（二）根分叉病变

根分叉病变（furcation involvement）指牙周炎的破坏和病变波及了多根牙的根分叉区，出现牙周袋、附着丧失和牙槽骨吸收的病变。任何类型的牙周炎都可发生根分叉病变。下颌第一磨牙的发生率最高。

【病因】

1. 菌斑微生物 根分叉区域的菌斑控制和牙石去除更困难，故使病变发展迅速加重，不易控制。

2. 解剖因素 牙根根柱长度、根分叉开口处宽度及分叉角度、根面外形、牙颈部釉质突起等解剖异常都易引发根分叉病变。

3. 殆创伤 根分叉区是咬合应力集中部位，炎症进入该区域与咬合力协同破坏牙周组织，造成垂直或凹坑状骨吸收。

【临床表现】根据探诊和 X 线片来判断病变程度，一般将根分叉病变分为四度（图 11 −5）。

Ⅰ度 早期病变，根分叉区域有轻微骨吸收，可探到根分叉外形但不能水平探入分叉内，属于骨上袋。X 线通常看不到改变。

Ⅱ度 多根牙一个或以上的分叉区出现骨吸收，但因根分叉区域尚有部分牙槽骨和牙周膜所以病变未与对侧连通。X 线显示分叉区有局限的牙周膜增宽或出现小范围骨质密度降低。

Ⅲ度 根分叉区域牙槽骨形成"贯通性"全部吸收，探针能水平贯通分叉区，但仍有部分牙周袋软组织覆盖分叉区而未能完全暴露于口腔。Ⅲ度病变可存在垂直型骨吸收。

Ⅳ度 根间骨隔完全破坏，牙龈退缩使根分叉区域完全暴露于口腔。

根分叉区易堆积菌斑，因而此处的牙周袋有明显炎症溢脓，但也有时表面炎症不明显。当治疗不彻底或袋内脓液引流不畅时可发生急性牙周脓肿。

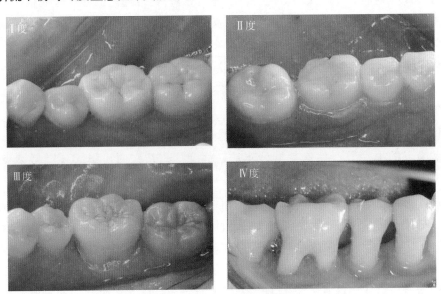

图 11 −5 根分叉病变的分度

【诊断】根据病史、临床表现及 X 线辅助检查做出诊断（图 11 −6）。

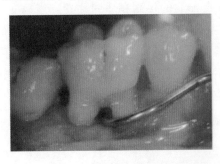
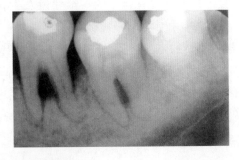

图 11 −6 根分叉病变探诊和 X 线片

【治疗】尽可能地彻底进行袋内清创，清除根面凹沟等解剖"死角"区域的菌斑牙石，控制炎症；利用手术方法建立利于患者自我控制菌斑且长期维持疗效的解剖外形，阻止病变加重；在早期病变出现时，争取一定程度的牙周组织再生。

（三）牙周脓肿

牙周脓肿（periodontal abscess）是牙周炎发展到晚期，出现深牙周袋后较为常见的伴发症状。一般为急性症状，也可有慢性牙周脓肿。

【病因】深牙周袋内壁的化脓性炎症向深部聚积，形成袋壁软组织脓肿。复杂性牙周袋，脓液渗出物不能顺利引流，特别是累及根分叉区。洁治或刮治时动作粗暴，将牙石碎片推入深部组织。牙髓治疗时根管及髓底侧穿、牙根纵裂等。机体抵抗力下降或全身疾病。

【临床表现】牙周脓肿一般为急性过程，其发病突然，在患牙的唇颊侧或舌腭侧牙龈形成椭圆形突起，牙龈红肿发亮。脓肿早期，炎症浸润广泛可出现搏动性疼痛，患牙叩痛、松动明显。后期脓液局限，扪诊可有波动感，疼痛稍缓解。慢性牙周脓肿常因急性期未及时治疗反复发作所致。一般无明显症状，牙龈表面可见瘘道开口，患牙叩痛不明显，可有咬合不适或钝痛。牙周脓肿与牙槽脓肿的鉴别见表11-2。

表 11 - 2　牙周脓肿与牙槽脓肿的鉴别

症状与体征	牙周脓肿	牙槽脓肿
感染来源	牙周袋	牙髓病或根尖周病
牙周袋	有	无
牙体情况	一般无龋齿	有龋齿或非龋疾病，或修复体
牙髓活力	有	无
脓肿部位	局限于牙周袋壁，较近龈缘	范围较弥散，位于龈颊沟附着
疼痛程度	相对较轻	较重
牙松动度	松动明显，消肿后仍松动	松动较轻，但也可十分松动。治愈后牙齿恢复稳固。
叩痛	相对较轻	很重
X 线	牙槽骨嵴有破坏，可有骨下袋	根尖周围可有骨质破坏，也可无
病程	相对较短，一般3～4天可自溃	相对较长。脓液从根尖周向黏膜排出需5～6天

【诊断】根据病史、临床表现及X线辅助检查做出诊断。

【治疗】急性牙周脓肿的治疗原则是止痛、防止感染扩散及引流脓液。在脓肿初期脓液尚未形成前，可清除大块牙石，冲洗牙周袋，将防腐收敛药放入袋内，全身给予抗生素或支持治疗法。当脓液形成，出现波动时，可根据脓液部位，从牙周袋内或牙龈表面引流。前者可用尖探针从袋内壁刺入脓腔，后者可在表面麻醉下，用尖刀片切开脓肿达深部，以使脓液充分引流。切开后应彻底冲洗脓腔，然后敷防腐药物。切开引流后的数日内应嘱患者用温盐水或氯己定液等含漱。慢性牙周脓肿可在洁治的基础上直接进行牙周手术。根据不同情况，做脓肿切开引流术或翻瓣手术。

目标检测

答案解析

1. 下列不属于牙周支持组织的是 (　　)

A. 牙龈　　　　　　　　B. 牙周膜　　　　　　　　C. 牙本质

D. 牙骨质　　　　　　　E. 牙槽骨

2. 牙龈纤维瘤病的治疗应首选（　　）

　　A. 牙周基础治疗　　　　　B. 手术治疗　　　　　C. 全身抗菌药物治疗

　　D. 局部抗菌药物治疗　　　E. 拔牙治疗

3. 青春期龈炎的首选治疗方案为（　　）

　　A. 全身抗菌药物　　　　　B. 牙周基础治疗　　　　C. 牙周手术治疗

　　D. 局部抗菌药物治疗　　　E. 正畸治疗

4. 慢性龈炎的主要自觉症状是（　　）

　　A. 口臭　　　　　　　　　B. 刷牙出血　　　　　　C. 牙龈疼痛

　　D. 牙齿松动　　　　　　　E. 牙龈增生

5. 牙龈瘤的临床特点不包括（　　）

　　A. 女性多见　　　　　　　B. 容易转移　　　　　　C. 容易复发

　　D. 好发于单个牙　　　　　E. 与内分泌有关

6. 牙周组织发生炎症和破坏的始动因子是（　　）

　　A. 牙菌斑生物膜　　　　　B. 牙体组织特殊解剖结构　C. 𬌗创伤

　　D. 错𬌗畸形　　　　　　　E. 牙髓组织病变

7. 牙周袋常见的临床表现不包括（　　）

　　A. 牙龈呈暗红色　　　　　B. 牙龈表面点彩消失　　C. 探诊后出血

　　D. 袋内溢脓　　　　　　　E. 牙龈质地坚硬

8. 区分牙龈炎和牙周炎最主要的关键指征是（　　）

　　A. 龈沟探诊出血　　　　　B. 探诊深度超过3mm　　C. 有附着丧失和牙槽骨吸收

　　D. 口腔内见大量菌斑及牙石　E. 牙齿松动移位

9. 侵袭性牙周炎的临床特点不包括（　　）

　　A. 有特定好发牙位

　　B. 早期牙周组织破坏程度与刺激物的量不成正比

　　C. 第一磨牙邻面常有水平型骨吸收，切牙区常有垂直型骨吸收

　　D. 病程进展较快

　　E. 家族聚集性

10. 下列对于牙周 – 牙髓联合病变的描述，错误的是（　　）

　　A. 牙周 – 牙髓联合病变感染可源于牙髓，也可源于牙周，或两者独立发生，然而是相通的

　　B. 牙槽脓肿反复发作且长期从牙周排脓而未经彻底治疗，最终使牙周病变成立

　　C. 所有牙周 – 牙髓联合病变的患牙都需根管治疗

　　D. 某些牙周治疗对牙髓也可能产生一定影响

　　E. 牙周 – 牙髓联合病变的预后很大程度取决于牙周病损的预后

（柳云霞　徐建光）

书网融合……

本章小结

题库

第十二章　口腔黏膜常见病

PPT

📖 **学习目标**

1. **掌握**　复发性阿弗他溃疡、单纯疱疹、天疱疮的临床表现和治疗方法；口腔念珠菌病的临床表现、治疗及预防；白斑和扁平苔藓的临床表现和诊断。

2. **熟悉**　单纯疱疹和各类复发性阿弗他溃疡、口腔念珠菌病的好发部位、症状、诊断和鉴别诊断；白斑的治疗措施。

3. **了解**　复发性阿弗他溃疡、口腔念珠菌病、黏膜类天疱疮、白斑和扁平苔藓的病因。

4. 学会复发性阿弗他溃疡、单纯疱疹的诊断方法，具备治疗常见口腔黏膜病的能力。

口腔黏膜病是指发生在口腔黏膜及口腔软组织上的疾病。其病变种类繁多，临床表现复杂多样，有些是口腔黏膜本身的固有疾病，有些则是全身性疾病在口腔黏膜上的表现，这些口腔表征可作为全身性疾病诊断的依据或线索。本章主要介绍口腔黏膜感染性疾病和口腔黏膜溃疡类疾病、口腔黏膜大疱性疾病和口腔黏膜斑纹类疾病。

第一节　口腔黏膜感染性疾病

一、口腔单纯疱疹

口腔单纯疱疹（herpes simplex）又名疱疹性口炎，是由单纯疱疹病毒（HSV）引起的口腔黏膜、咽喉、口周与颜面等处的感染性疾病，为一种常见的口腔黏膜急性传染性发疱性疾病。

【病因】HSV 是 DNA 病毒，根据 HSV 的理化性状、生物学特征等不同，分为 HSV - 1 型和 HSV - 2 型两个血清型。HSV - 1 型主要引起腰以上皮肤黏膜的感染；HSV - 2 型主要引起腰以下皮肤黏膜及生殖器黏膜的感染。

【临床表现】

1. 原发性疱疹性龈口炎　大多数原发感染为无症状或亚临床表现，仅在血清中检出 HSV 抗体。多表现为急性疱疹性龈口炎。6 岁以下儿童多见，尤其 6 个月至 2 岁为多，成人亦可见。可发生于口腔黏膜的任何部位。

发病前常有接触疱疹患者病损史，潜伏期为 4 ~ 7 天，后出现发热、头痛、疲乏不适、全身肌痛、咽喉肿痛、颌下淋巴结肿大、患儿流涎、拒食、烦躁不安的前驱期症状，经 1 ~ 3 天后，口腔黏膜可出现广泛充血水肿，附着龈和边缘龈红肿明显，易出血，常出现急性炎症。口腔黏膜任何部位尤其角化良好的部位均可发生成簇的小水疱，似针头大小，疱小而透明，薄而易破，破后形成不规则糜烂面，如有继发感染，可形成溃疡。患者疼痛明显，影响进食与说话，口腔卫生不佳。整个病程需经 7 ~ 10 天，糜烂或溃疡面逐渐缩小、愈合。

2. 复发性疱疹性口炎　成人多见，原发性损害愈合后，30% ~ 50% 可发生复发性损害。唇部尤其唇红皮肤、黏膜交界处易发（图 12 - 1），故又称复发性唇疱疹；如发生在口角，则称疱疹性口角炎。

其临床特点如下。

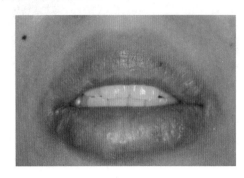

图 12 - 1 复发性疱疹性口炎

（1）损害总是以起疱开始，常为多个成簇的疱，单个的疱较少见。

（2）损害复发时，总是在原先发作过的位置，或邻近原先发作过的位置。

（3）诱使复发的刺激因素较多，包括阳光、局部机械损伤，特别是轻度发热，如感冒等。在许多病例中，情绪因素也能促使复发。

（4）复发的前驱阶段，患者可感到轻微的疲乏与不适，病损区有刺激、灼痛、痒、张力增加等症状。

（5）大约在数小时内出现水疱，周围有轻度的红斑。一般情况下，疱可持续 24h，随后破裂，接着是糜烂、结痂。从开始到愈合约 10 天，但继发感染常延缓愈合的过程，并使病损处出现小脓疱，愈合后不留瘢痕，但可有色素沉着。

【诊断】 大多数病例，根据临床表现即可做出诊断。

原发性单纯疱疹常急性发作，婴幼儿多见，全身反应重，牙龈红肿明显，口腔黏膜出现成簇的小水疱，随后，口腔黏膜形成糜烂或浅表溃疡。

复发性单纯疱疹成人多见，全身反应轻，有诱因，好发于唇红黏膜及皮肤或口角，表现为成簇的小水疱，痒、痛，破溃后结痂，有自限性。

口腔单纯疱疹病毒感染的实验室诊断只是用于最终确诊，常用方法如下。

1. 非特异的疱疹病毒检查 通过水疱组织涂片染色观察有无含嗜酸性包涵体的多核巨细胞；电镜检查受损细胞中是否含有不成熟的病毒颗粒等。

2. 非特异的 HSV 检查 用免疫学的方法，如用 HSV - 1 和 HSV - 2 的单克隆抗体做免疫荧光染色鉴定；用荧光素标记或酶标记的单克隆抗体直接对病损涂片染色等。

【治疗】

1. 口腔黏膜局部用药

（1）漱口液 用 0.1% ~ 0.2% 葡萄糖酸氯己定（洗必泰）溶液、复方硼酸溶液漱口，有杀毒消菌和清洁口腔作用。

（2）软膏 可用 3% 阿昔洛韦软膏或醇丁胺软膏局部涂擦治疗唇疱疹。

（3）散剂 中药的锡类散、西瓜霜粉剂等均可局部使用。

（4）含片 可用溶酶菌片、华素片等含化。

（5）抗生素糊剂 继发感染时，可用抗生素糊剂，如 5% 金霉素甘油糊剂或 5% 四环素甘油糊剂局部涂擦。

（6）温的生理盐水、0.1% ~ 0.2% 氯己定溶液或 0.01% 硫酸锌液湿敷。

2. 全身抗病毒治疗

（1）阿昔洛韦 是目前认为抗 HSV 最有效的药物之一。不良反应有注射处静脉炎、暂时性血清肌酐升高，肾功能不全患者慎用。用药方法及剂量为：一般原发患者，口服 200mg，每天 5 次，5 天 1 个疗程；频繁复发者（1 年复发 6 次以上），口服 200mg，每天 3 次，连续口服 6 ~ 12 个月。

（2）利巴韦林 口服 200mg，每天 3 ~ 4 次；肌内注射 5 ~ 10mg/（kg·d），每天分 2 次。儿童用量酌减。不良反应为口渴、白细胞减少等，妊娠早期禁用。

3. 物理疗法 局部还可用氦氖激光治疗。

4. 对症和全身支持治疗 对病情严重和进食困难者，可静脉输液、补充维生素等。对剧烈疼痛者，可用麻醉剂局部涂擦。

5. 其他 中医中药治疗。

【预防】原发性疱疹性龈口炎因接触单纯疱疹患者引起，单纯疱疹病毒可经口-呼吸道传播，也可通过皮肤、黏膜、眼角膜等疱疹病灶处传染。单纯疱疹病毒的活动感染患者与无症状的病毒携带者的唾液、粪便中皆有病毒存在，故本病患者应避免接触其他儿童与幼婴。复发性单纯疱疹感染的发生是由于体内潜伏的单纯疱疹病毒被激活所引起的，目前尚无理想的预防复发的方法，主要应消除导致复发的刺激因素。

【预后】HSV-1引起的原发性疱疹性龈口炎预后一般良好，但有极少数播散性感染的患者或幼儿可引起中枢神经系统和内脏的感染。

二、口腔念珠菌病

口腔念珠菌病（oral candidasis）是由念珠菌属感染所引起的口腔黏膜疾病，是人类最常见的口腔真菌感染。近年来，由于在临床广泛使用抗生素和免疫抑制剂，造成菌群失调或免疫力低下，口腔念珠菌病的发生率有所增高。

【病因】念珠菌是一种条件致病菌，有200余种，引起人类念珠菌病的主要是白念珠菌。白念珠菌是引起口腔念珠菌病的主要病原体，是单细胞酵母样真菌，其广泛存在于自然界，常寄生于口腔黏膜、上呼吸道、肠道、肛门、阴道及皮肤等部位，虽然健康人可带有念珠菌，但一般不致病。当婴、幼儿营养不良、全身重度消耗性疾病（如糖尿病、血液病、肿瘤等），或长期大量使用广谱抗生素、皮质激素、免疫抑制剂等时，皆可诱发念珠菌感染，故念珠菌又被称为条件致病菌。念珠菌引起的感染又称为机会性感染或条件感染。其侵入机体后是否致病，取决于念珠菌的数量、毒力、入侵途径与机体的抵抗力等因素。婴儿口腔念珠菌病多为分娩时产道念珠菌感染、母亲乳头及哺乳用具不洁所致。其他局部刺激如义齿、口干、皮肤潮湿等也是导致白念珠菌感染的因素。

【临床表现】

1. 念珠菌性口炎

（1）急性假膜型念珠菌性口炎 多见于长期使用激素、HIV感染者、免疫缺陷者、婴幼儿及衰弱者，尤以新生儿多见，发生率约为4%，又称鹅口疮或雪口病。其特征为颊、舌、腭及口角黏膜上形成乳白色丝绒状斑膜，状似凝乳，略为凸起。白色斑膜不易撕掉，强行撕下则成为出血面，且不久又为新的斑膜所覆盖（图12-2）。

（2）急性红斑型念珠菌性口炎 又称抗生素口炎、抗生素舌炎，多见于长期应用广谱抗生素、激素后及HIV感染者，并且大多数患者多有消耗性疾病，如白血病、营养不良、内分泌紊乱、肿瘤化疗后等。某些皮肤病在大量应用青霉素、链霉素的过程中，也可发生念珠菌口炎。主要表现为黏膜充血、糜烂，舌背乳头呈团块萎缩，周围舌苔增厚。自觉症状为味觉异常或味觉丧失，口腔干燥，黏膜灼痛。

（3）慢性增殖性念珠菌性口炎 又称慢性肥厚型念珠菌性口炎、念珠菌性白斑，可见于颊黏膜、舌背及腭部。本型的颊黏膜病损常对称地位于口角内侧三角区，表现为固着紧密的白色角质斑块，类似一

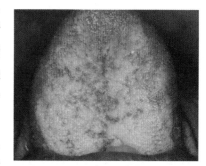

图12-2 急性假膜型念珠菌性口炎

般黏膜白斑，严重时呈结节状或颗粒状增生。腭部损害可由义齿性口炎发展而来，黏膜呈乳头状增生。

（4）慢性红斑型（萎缩型）念珠菌病　又称义齿性口炎，损害部位常在上颌义齿腭侧面接触的腭、龈黏膜。义齿性口炎按照炎症程度不同可有不同病损表现，义齿承托区黏膜充血呈点状或片状红斑和水肿，严重者伴有颗粒或乳头样增生。多数患者伴有口角炎，表现为双侧口角潮红。义齿性口炎大多无症状，少数患者有黏膜灼痛和口干等症状。

2. 念珠菌性唇炎　多发于50岁以上患者，好发于下唇，可同时有念珠菌性口炎或口角炎，分糜烂型和颗粒型两种。

（1）糜烂型　在下唇红唇中部长期存在鲜红的糜烂面，周围有过角化现象，表面脱屑。

（2）颗粒型　下唇肿胀、唇红皮肤交界处常有散在突出的小颗粒，似腺性唇炎。镜检时如多次发现芽生孢子和假菌丝，并经培养证明为白念珠菌，才能确诊。

3. 念珠菌性口角炎　好发于儿童、身体衰弱的患者和血液病患者。本病特征为双侧发病，双侧口角区的皮肤与黏膜发生皲裂，邻近的皮肤与黏膜充血，皲裂处常有糜烂和渗出，或有结痂，张口时疼痛、出血。年长患者的口角炎多与咬合垂直距离缩短有关，也与义齿的局部刺激、义齿性溃疡的感染有密切关系。儿童在冬季，因口唇干裂继发的念珠菌感染的口角炎也较常见。其特点为唇周皮肤呈干燥状并附有细的鳞屑，伴有不同程度的瘙痒感。

4. 慢性黏膜皮肤念珠菌病　这是一组特殊类型的念珠菌感染，目前已证实是一种与自身免疫调节基因缺陷相关的疾病，病变范围涉及口腔黏膜、皮肤及甲床。特点多从幼年时发病，病程数年至数十年，易于复发。常伴有内分泌或免疫功能异常、细胞免疫功能低下，因此本组疾病实际上是一种综合征的表现。

5. 艾滋病相关性口腔念珠菌病　艾滋病患者常见口腔念珠菌感染，多表现为假膜性和红斑型，可急性或慢性，且具有重要的诊断意义。

【诊断】本病多见于婴幼儿和老年体弱者，根据病史和临床特征较易诊断，必要时涂片检查病原菌、分离培养，免疫学和生化检验、组织病理学和基因诊断等进一步确诊。

【治疗】首先应去除诱发因素，积极治疗基础病，必要时辅以支持治疗。治疗以局部治疗为主，全身治疗为辅。

1. 局部治疗

（1）2%～4%碳酸氢钠溶液　是治疗婴幼儿鹅口疮的常用药物，用于哺乳前后清洗口腔。白念珠菌适于酸性环境生存，碱性环境可抑制其生长繁殖。轻症患儿不用其他药物，2～3天后病变即可消失，为预防复发仍需继续用药数日。也可用本药在哺乳前后洗净乳头，以免重复感染。

（2）氯己定　可用0.12%～0.2%溶液或1%凝胶局部涂布，冲洗或含漱，也可与制霉菌素配伍成软膏或霜剂，其中也可加入适量曲安奈德，以治疗义齿性口炎、口角炎等。

（3）西地碘　是一种具有高效、低毒和广谱杀菌活性的分子态碘制剂，抗炎杀菌能力强而且适合于混合感染。西地碘含片每日3～4次，每次1片含化后吞服。禁用于碘过敏者。

（4）制霉菌素　本药属多烯类抗生素，1mg相当于2000U，宜于低温存放。不易被肠道吸收，故多用于治疗皮肤、黏膜以及消化道的念珠菌感染。局部可用5万～10万U/ml的水混悬液涂布，每2～3h 1次，涂布后可咽下，也可用含漱剂漱口。口服片剂为50万U，每日3次，含化。本药的抑菌作用可能是通过破坏细胞膜释放钾，从而引起细胞内糖原分解终止而失去活力。本品也可口服，副作用小，偶尔有引起恶心、腹泻或食欲减退者。局部应用口感较差，有的患者难以耐受。

（5）咪康唑　散剂用于口腔黏膜，霜剂适用于舌炎及口角炎的治疗。

2. 全身抗真菌药物治疗

（1）氟康唑　是目前临床应用最广的抗真菌药物，抗菌谱广，在组织内具有持久的抗真菌作用，为治疗白念珠菌的首选药物，但对光滑念珠菌效果较差，克柔念珠菌几乎是完全耐药。近年来耐氟康唑的白念珠菌在临床也有逐年增长趋势。治疗口腔念珠菌病的推荐剂量：首次剂量200mg，顿服，以后每天100mg，连续7～14天。本品无严重副作用，以恶心（1%）较为常见，其次为皮疹，停药后症状消失。

（2）伊曲康唑　是一种三唑类抗真菌药，包括口服、静脉制剂等。口服制剂主要用于治疗浅表真菌感染，它可治愈80%以上的浅部皮肤黏膜真菌或酵母菌感染。抗菌谱广，对白念珠菌等多种念珠菌均有效，尤其对耐氟康唑的克柔念珠菌、光滑念珠菌可考虑使用此药。口服后在1.5～4h达血浆峰浓度，在进餐时服用可改善吸收，给药14天以后达到血浆稳定浓度。剂量：每日口服100mg。副作用有轻度头痛、胃肠道症状、脱发等。

3. 支持疗法　对于身体衰弱、有免疫缺陷或与之有关的全身性疾病，可辅以增强免疫力的措施，如注射胸腺素、转移因子。

4. 手术治疗　对于念珠菌性白斑中伴上皮异常增生者，应定期严格观察病损的变化，若治疗效果不明显或为中度以上上皮异常增生者，应考虑手术切除。

【预防】避免产房交叉感染。注意哺乳卫生，哺乳用具要煮沸消毒，并保持干燥洁净。儿童在冬季宜防口唇干裂，改正舔唇吮舌的不良习惯。对长期使用广谱抗生素与皮质类固醇者，或患慢性消耗性疾病的患者，应注意菌群失调而导致念珠菌感染的发生。

第二节　口腔黏膜溃疡类疾病

复发性阿弗他溃疡（recurrent aphthous ulcer，RAU）又称复发性口腔溃疡、复发性口疮、复发性阿弗他口炎，是最常见的口腔黏膜病，调查发现人群的10%～25%患有该病，在特定人群中，RAU的患病率可高达50%，女性的患病率一般高于男性，好发于10～30岁。本病具有周期性、复发性、自限性特征，溃疡灼痛明显，故病名被冠以希腊文"阿弗他"（灼痛）。目前病因及致病机制仍不明，无确切的辅助检查指标可作为诊断依据。

⊕ 知识链接

Bednar 溃疡

Bednar 溃疡（Bednar ulcer）也叫小儿创伤性溃疡，由婴儿吮吸拇指或过硬的橡皮奶头引起。固定发生于硬腭、双侧翼钩处黏膜表面，双侧对称性分布。溃疡表浅，婴儿哭闹不安。Bednar溃疡的治疗应首先祛除局部刺激因素，包括改变婴儿的喂养方式，如改人工喂养为母乳喂养，更换奶瓶奶头，改为小勺喂养等；纠正儿童不良习惯，手术矫治舌系带过短畸形等。在此基础上还要进一步减轻疼痛，促进创面愈合。

⇒ 案例引导

案例　患者，男，50岁。口腔腭部破溃疼痛1个月余，有反复发作史。口腔检查：软腭部1个大而深的溃疡，直径1.5cm，似弹坑状，周边红肿隆起但整齐，底部微凹，表面有假膜，可见腭垂有缺损。

讨论　1. 该患者的临床诊断是什么？

2. 该患者的诊断依据和鉴别诊断有哪些？

3. 该患者的治疗方法有哪些？

【病因】病因不明，但存在明显的个体差异。有人提出 RAU 发病的遗传、环境和免疫"三联因素论"，也有人提出"二联因素论"，即外源性感染因素和内源性诱导因素相互作用而致病。总之，学界的趋同看法是 RAU 的发生是多种因素综合作用的结果。近年来，大量研究提示免疫因素是 RAU 最重要的发病机制，尤其是细胞免疫应答，与 RAU 的发生有关。

1. 免疫因素 细胞免疫异常、体液免疫异常、自身免疫异常。

2. 遗传因素 对 RAU 的单基因遗传、多基因遗传、遗传标志和遗传物质的研究表明，RAU 的发病有遗传倾向。

3. 系统性疾病因素 RAU 与胃溃疡、十二指肠溃疡、溃疡性结肠炎、局限性肠炎、肝胆疾病等密切相关。

4. 环境因素 生活工作环境、社会环境、心理环境等与 RAU 有很大关系。

5. 感染因素 尽管在 RAU 患者的病损部位发现了一些感染证据，例如 L 型链球菌、幽门螺杆菌、腺病毒、巨细胞病毒、单纯疱疹病毒、人乳头状瘤病毒等，但大多数学者认为，这些感染是原发病因还是继发现象值得进一步探讨，因此感染是否作为 RAU 的发病因素或 RAU 是否属于感染性疾病目前仍有争议。

6. 其他因素 体内氧自由基的产生和清除失调、微循环障碍等与 RAU 发病有关。

【临床表现】一般表现为反复发作的圆形或椭圆形溃疡，具有"黄、红、凹、痛"的临床特征，即溃疡表面覆盖黄色假膜、周围有红晕带、中央凹陷、疼痛明显。根据溃疡大小、深浅及数目不同分为三型。

1. 轻型复发性阿弗他溃疡 最常见，约占 RAU 的 80%，患者初发时多为此型。多见于青壮年，女性稍多于男性。溃疡小，直径 2~4mm，圆形或椭圆形，周界清晰，孤立散在，数目一至几个（3~5）不等。好发于角化程度差或无角化区，如唇、颊、舌尖、舌缘、舌腹、前庭沟、软腭黏膜，附着龈及硬腭等角化黏膜很少发病（图 12-3）。

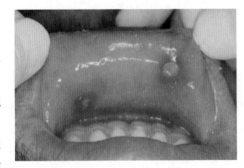

图 12-3 轻型阿弗他溃疡

溃疡初起为局灶性黏膜充血水肿，呈粟粒状红点，随之形成圆形或椭圆形浅表溃疡，直径 <5mm，溃疡中央凹陷，上覆盖一层薄的淡黄色假膜，四周黏膜充血形成约 1mm 红晕带，疼痛明显，遇刺激疼痛加剧，影响患者语言与进食。溃疡 7~10 天自愈，不留瘢痕，此病复发有规律性，一般分为发作期、愈合期和间歇期。初发间歇期较长，以后逐渐缩短，直至此起彼伏、连绵不断。

2. 重型复发性阿弗他溃疡 又称复发性坏死性黏膜腺周围炎或腺周口疮。发作时溃疡大而深，似弹坑状，直径可达 10~30mm，深及黏膜下层或肌层，周边红肿隆起，扪之基底较硬，但边缘整齐清晰，溃疡常为 1~2 个，初始好发于口角，后向口腔后部（如咽旁、软腭、悬雍垂）移行。常伴低热、乏力等全身症状。其发作规律基本同轻型，但发作期可长达月余甚至数月，也有自限性。溃疡疼痛剧烈，愈合后可留瘢痕，并可造成舌尖、悬雍垂缺损和软腭穿孔（图 12-4）。

3. 疱疹样复发性阿弗他溃疡 又称阿弗他口炎、口炎型口疮。溃疡小而多，散在分布，直径 <2mm，数目十几个至几十个不等，似有"满天星"感觉。邻近溃疡可融合，但界限清楚。黏膜充血、发红，疼痛较轻型重。女性多见，好发于口底舌腹（图 12-5）。

【诊断】根据病史、临床体征、复发性和自限性的发病规律即可诊断，不必做活检。依据溃疡特征（多少、大小、深浅等）可分型。但对大而深且长期不愈的溃疡，应警惕癌变，需做活检以明确诊断。

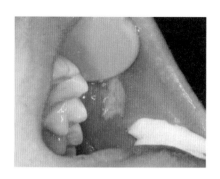

图 12 - 4　重型阿弗他溃疡

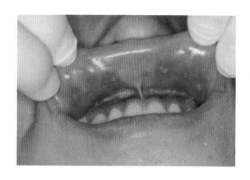

图 12 - 5　疱疹样阿弗他溃疡

【治疗】

1. 治疗目的　由于病因不明，目前国内外还没有根治的特效方法，因此复发性阿弗他溃疡的治疗以对症治疗为主，优先局部治疗，将减轻疼痛、促进溃疡愈合、延长复发间歇期作为治疗目的，同时去除诱发因素，加强心理疏导。

2. 治疗原则

（1）积极寻找 RAU 发生的相关诱因并加以控制。

（2）优先选择局部治疗，其中局部应用糖皮质激素已成为治疗 RAU 的一线药物。对于症状较重及复发频繁的患者，采用局部和全身联合用药。

（3）全身疗法仅在病情严重或者复杂的情况下采用，而免疫抑制剂则应用于难治性口腔溃疡或者白塞病累及口腔所致的严重溃疡。

（4）加强心理疏导，缓解紧张情绪。

3. 治疗方法

（1）局部用药

1）消炎类药物　①膜剂：以羧甲基纤维素钠、山梨醇为基质加入金霉素、氯己定，以及表面麻醉剂和皮质激素等制成药膜，贴于患处，可以保护创面、减轻疼痛、延长药物作用时间。②含片：含服西地碘片或溶菌酶片，具有抗菌抗病毒作用和消肿止痛作用。③含漱剂：用 0.1% 高锰酸钾液、0.02% 呋喃西林液、3% 复方硼砂溶液、0.02% 氯己定液等含漱。④超声雾化剂：将庆大霉素、地塞米松、利多卡因加入到生理盐水中，制成合剂用雾化器雾化。

2）止痛类药物　利多卡因凝胶或喷剂、苯佐卡因凝胶、苄达明喷雾剂或含漱液，仅限在疼痛难忍和影响进食时使用，以防成瘾。

3）局部封闭　对经久不愈或疼痛明显的，用曲安奈德或 25mg/ml 醋酸泼尼松混悬液加等量 2% 利多卡因在溃疡基底黏膜下封闭，可缓解疼痛、促进愈合。

4）理疗　利用激光、微波理疗，有减少渗出和促进溃疡愈合的作用。

（2）全身治疗　原则是对因治疗、控制症状、减少复发、争取缓解。

1）糖皮质激素及其他免疫制剂　①糖皮质激素类药物：如泼尼松片、地塞米松片等能降低毛细血管壁与细胞膜的通透性，具有抗炎、抗过敏作用。但不良反应多，请酌情使用。②免疫抑制剂：如环磷酸酰胺、甲氨蝶呤等有抑制细胞 DNA 合成作用，能抑制细胞增殖，非特异性地杀伤抗原敏感性小淋巴细胞，抑制其转化为淋巴母细胞，因而具有抗炎作用，但不良反应重，使用前须了解肝肾功能和血象。

2）免疫增强剂　①主动免疫制剂：可用于疑有免疫功能减退的患者，如转移因子，每周 1 ~ 2 次，每次 1 支注射于上臂或大腿内侧；左旋咪唑（25mg/片），每日 150 ~ 250mg，分 3 次口服，每周连服 2 天，4 ~ 8 周为一个疗程。②被动免疫制剂：对免疫功能降低者有效，如胎盘球蛋白、丙种球蛋白。

3）中医治疗　根据辨证施治或选用昆明山海棠片、六味地黄丸、补中益气丸等。

4）其他　用谷维素、安神补心丸等稳定情绪，减轻失眠；补充维生素和微量元素等。

第三节　口腔黏膜大疱性疾病

一、天疱疮

天疱疮（pemphigus）是一种严重的、慢性皮肤黏膜自身免疫病，典型表现为出现不易愈合的大疱性损害。天疱疮的主要抗原是桥粒芯糖蛋白，它是桥粒中的一种钙黏素型细胞间黏附分子。该类疾病可产生针对 Dsg 的 IgG 自身抗体，导致棘层松解（角质形成细胞细胞间黏附丧失），形成上皮内疱。该 IgG 自身抗体可沉积于上皮细胞间，也可在患者的血清中检测到。临床上根据皮肤损害特点可分寻常型、增殖型、落叶型和红斑型等 4 型，其中口腔黏膜损害以寻常型天疱疮最多见，且出现损害最早，早期诊断具有重要意义。

【病因】天疱疮的病因不明，但多数认为与自身免疫有关，直接免疫荧光显示抗棘细胞层间黏合物质的自身抗体。此外，某些病毒、紫外线照射、某些含有巯基结构的药物（如青霉胺等）可诱发该病。

【临床表现】

1. 寻常型天疱疮

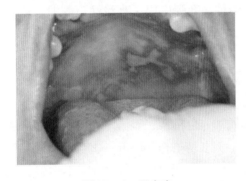

图 12 - 6　天疱疮

（1）口腔　是早期出现病损的部位。在起疱前，常先有口干、咽干或吞咽刺痛，有 1 ~ 2 个或多个大小不等的水疱，疱壁薄而透明，水疱易破，出现不规则的糜烂面；破后留有残留的疱壁，并向四周退缩，若将疱壁撕去或提起时，常可撕去一大片，并遗留一鲜红色创面，这种现象称为揭皮试验阳性。若在糜烂面的边缘处将探针轻轻置入黏膜下方，可见探针无痛性伸入，这是棘层松解现象，具有诊断意义。口腔糜烂面长期存在而不易愈合，继发感染时糜烂加重，并引起疼痛（图 12 - 6）。

（2）皮肤　易出现在前胸、躯干及头皮、颈、腋窝、腹股沟等易受磨擦处。患病早期，全身症状不明显，仅在前胸或躯干处有 1 ~ 2 个水疱，常不被注意。在正常皮肤上往往突然出现大小不等的水疱，疱不融合，疱壁薄而松弛，疱液清澈或微浊。用手压疱顶，疱液向四周扩散，疱易破，破后露出红湿的糜烂面，感染后可化脓而形成脓血痂，有臭味，病损愈合后可留下较深的色素沉着；若疱不破，则疱液可渐变为混浊，后干瘪。

用手指轻推外表正常的皮肤或黏膜，即可迅速形成水疱，或使原有的水疱在皮肤上移动。在口腔内，用舌舔及黏膜，可使外观正常的黏膜表层脱落或撕去，这些现象称尼氏征（Nikolsky sign），具有诊断意义。尼氏征阳性常出现于急性期的寻常型和落叶型天疱疮。

皮肤损害的自觉症状为轻度瘙痒，糜烂时有疼痛，病程中可出现发热、无力、食欲不振等全身症状，随着病情的发展，体温升高，并可不断出现新水疱。由于大量的水、电解质和蛋白质从疱液中消耗，患者出现恶病质，常并发感染。若反复发作，不能及时有力控制病情，可因感染而死亡。

（3）其他部位　除口腔外，鼻腔、眼、外生殖器、肛门等处的黏膜均可发生与口腔黏膜相同的病损，常不易恢复正常。

2. 增殖型天疱疮

（1）口腔　与寻常型天疱疮基本相同，只是在唇红缘常有显著的增殖。

（2）皮肤　大疱常见于腋窝、脐部和肛门周围等皱褶部位，尼氏征阳性，疱破后基底发生乳头状增生，其上覆以黄色厚痂及渗出物，有腥臭味，疼痛。疱可融合，范围大小不定。若继发感染则有高热，病情时而缓解时而加重，患者身体逐渐衰弱，导致死亡。

（3）其他部位　鼻腔、阴唇、龟头等处均可发生同样损害。

3. 落叶型天疱疮

（1）口腔　黏膜完全正常或微有红肿。

（2）皮肤　出现松弛的大疱，疱破后有黄褐色鳞屑痂，边缘翘起呈叶状。

（3）其他部位　眼结膜及外阴黏膜也常受累。

4. 红斑型天疱疮

（1）口腔　黏膜损害较少见。

（2）皮肤　表现在面部有对称的红斑及鳞屑痂，患者一般全身情况良好。

【诊断】

1. 临床损害特征　长期不愈的表浅糜烂面，可见疱破坏后的残壁。早期单发在口内的糜烂性损害常难诊断，临床上见一红色创面或糜烂面，若能用探针沿疱壁无阻力地伸入到上皮内，或揭皮试验阳性均有助于诊断，但勿轻易或大范围地采用揭皮试验，以免增加患者的痛苦。尼氏征阳性多出现在病程活动期，阴性也不能完全排除天疱疮的诊断。

2. 细胞学检查　检查有无天疱疮细胞或棘层松解变性的棘细胞。

3. 活体组织检查　在切取完整的病损处，可见上皮内疱形成。取活检时手术刀要锋锐，以避免在切取组织时上皮与其下方组织分离，而增加诊断难度。

4. 免疫学检查　经典方法是直接免疫荧光法，可显示棘细胞层间的抗细胞粘接物质的抗体。

【鉴别诊断】

1. 多形性红斑　是一种急性炎症性疾病，起病急，水疱为上皮下疱，口内黏膜呈大小不等的红斑、糜烂，其上覆以灰黄色假膜，但在糜烂面的边缘，用探针不能伸入表皮下方，尼氏征阴性。

2. 皮肤红斑　其上常起小水疱，而天疱疮则是在正常皮肤上起疱。

【治疗】

1. 局部用药　其原则是治疗和预防糜烂面的继发细菌和真菌感染，可选用抗菌含漱液和3%碳酸氢钠液含漱。口内糜烂而疼痛者，进食前可用1%～2%利多卡因液涂擦。

2. 糖皮质激素　为治疗该病的首选药物，根据用药的过程，可动态地分为起始、控制、减量、维持四个阶段。在起始及控制阶段强调"量大、从速"，在减量与控制阶段则侧重"渐进、忌躁"。泼尼松的起始量60～100mg/d，具体用量可视病情而调整，但切忌由低量再递加。起始量用至无新的损害出现1～2周即病情控制后可递减，每次递减5mg或减原量的10%较为稳妥，1～2周减一次，至泼尼松剂量低于30mg/d后减量更应慎重，减量时间也可适当延长，直到每日5～15mg为维持量。对严重天疱疮患者，可选用冲击疗法，以加快显效时间，降低副作用。

3. 免疫抑制剂　如硫唑嘌呤、氨甲蝶呤等与泼尼松等肾上腺皮质激素联合治疗，可减少后者用量，降低副作用。

4. 支持疗法　大疱和大面积的糜烂可使血清蛋白及其他营养物质大量丢失，故应给予高蛋白、高维生素饮食，进食困难者可由静脉补充，全身衰竭者须少量多次输血。

5. 抗生素　长期应用糖皮质激素时应注意加用抗生素以防止继发感染，在糖皮质激素与抗生素合用时要防止真菌感染。

6. 中医中药　有一定疗效，尤其有益于减少糖皮质激素的副作用。

二、黏膜类天疱疮

黏膜类天疱疮又称瘢痕性类天疱疮，是类天疱疮中较常见的一型。以水疱为主要表现，好发于口腔、眼结膜等黏膜，故称黏膜类天疱疮。该病病程缓慢，有的可迁延一生，严重眼部损害可影响视力，甚至失明。该病发病率女性为男性的 2 倍，中年或中年以上较多见，死亡少见。黏膜类天疱疮属自身免疫病，用免疫荧光直接法检查患者组织，1/5 ~ 2/5 可见抗基底膜区抗体，主要是 IgG。

【临床表现】

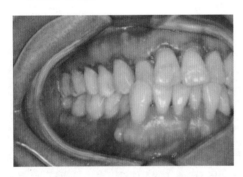

图 12 - 7　瘢痕性类天疱疮

1. 口腔　口腔各部位均可损害，90% 出现于牙龈，30% 以上出现在硬腭，25% 出现颊部。牙龈最早和最常出现体征，最典型的是剥脱性龈炎样损害。损害早期在龈缘及近附着龈有弥散性红斑，其上常见有直径 2 ~ 6mm 的疱，疱液清亮或为血疱，疱膜较厚，破后可见白色或灰白色疱膜，膜去除后为一光滑的红色溃疡面，尼氏征阴性，虽疱膜较厚但在口腔中仍易破裂，故水疱不常见到。若损害发生在悬雍垂、软腭、扁桃体、舌腭弓和咽腭弓等处，常出现咽喉疼痛、吞咽困难，愈合后出现瘢痕，则容易与邻近组织粘连，以致畸形。发生在口角区则因瘢痕粘连而致张口受限或小口畸形，瘢痕性类天疱疮因而得名（图 12 - 7）。

2. 眼　50% ~ 85% 的黏膜类天疱疮患者出现眼部损害，单纯性眼部损害称眼天疱疮。眼部早期损害呈持续性单纯性结膜炎，但少见。局部痒感、剧痛，反复发作后睑、球结膜间有少许纤维附着，常相互粘连，称睑球粘连，以致睑内翻、倒睫及角膜受损，角膜瘢痕可使视力丧失。

3. 其他部位黏膜　如咽、气管、尿道、阴部和肛门等处偶受累。该病发展缓慢，但预后较好。

【诊断】多窍性黏膜损害，口腔多见，牙龈出现剥脱或红斑应考虑有本病的可能；尼氏征阴性，常出现瘢痕粘连，尤其是睑球粘连可协助诊断。常规组织病理学检查显示上皮下疱，无棘层松解。免疫学检查作参考，采用免疫荧光直接法，可见基底膜区有荧光带。

【鉴别诊断】

1. 寻常型天疱疮　早期在口腔黏膜出现疱性损害，病损广泛，有周缘扩展现象，揭皮试验阳性，尼氏征阳性。

2. 大疱性类天疱疮　一种少见的慢性皮肤黏膜疱性疾病，以皮肤损害为主，多见于易受摩擦的部位。

3. 多形性红斑　为急性炎症性病损，有时也可起疱，疱破后糜烂，且以唇部表现最为突出。皮肤多表现为虹膜状红斑，多见于四肢。

【治疗】

1. 局部用药　用糖皮质激素滴眼以防纤维性粘连；用糖皮质激素注射局部病变区，每周 1 次；长期注射易引起组织萎缩；口腔因剧痛而妨碍进食时，应用止痛、消炎类的含漱剂漱口。

2. 全身用药　病情重者可全身用糖皮质激素；但效果常不显著；用红霉素可作辅助药物；此外，可以合用氨苯砜和磺胺吡啶或四环素和烟酰胺。

第四节　口腔黏膜斑纹类疾病

一、口腔白斑

口腔白斑（oral leukoplakia，OLK）是发生在口腔黏膜上的以白色病损为主的损害，不能擦去，也不能以临床和组织病理学的方法诊断为其他可定义的损害，属于癌前病变或潜在恶性疾病范畴，不包括吸烟、局部摩擦等局部因素去除后可以消退的单纯性过角化病。

【病因】病因与发病机制尚不清楚，可能与局部长期刺激及某些全身因素有关。

1. 烟、酒等理化刺激因素　白斑的发生率与吸烟时间长短及吸烟量呈正相关。烟草制品的种类也与白斑的发生率有关，发生率由高到低依次为：吸旱烟＞吸纸烟＞吸水烟。

乙醇是发生白斑病的另一危险因素，与酒的类型及饮酒方式无关。喜食酸辣或过烫食物、喜嚼槟榔、残根残冠、错位牙、不良修复体、口腔内两种以上金属修复体产生的电位差等长期刺激也与白斑发生有关。

2. 白念珠菌感染　有研究报道白念珠菌与白斑的发生有密切关系，认为白念珠菌感染是引起白斑的原因，而不仅是并发的感染。

3. 人乳头状瘤病毒（HPV）　HPV也可能是白斑癌变的危险因素。多数研究表明，口腔白斑组织中HPV DNA含量增高，提示HPV可能参与白斑的发生。

4. 全身因素　患者的微量元素、微循环改变、易感的遗传素质等。维生素A缺乏可引起黏膜上皮过度角化；维生素E缺乏能使上皮氧化异常，使之对刺激敏感而易患白斑；微量元素中锰、锶、钙的缺乏与白斑关系密切。

【临床表现】多见于40岁以上男性，近年女性也有增多趋势，30岁以下患者少见。可发生于口腔黏膜任何部位，以颊黏膜最多见，唇、舌亦较多（图12-8）。上腭、牙龈及口底等部位亦可发生。白斑分为均质型与非均质型两大类。非均质型白斑较均质型白斑癌变可能性大。

1. 均质型白斑

（1）斑块状　病损特点表现为白色均匀斑块，斑块表面平或略高出黏膜表面，边界清楚，触诊柔软，略粗糙，周围黏膜多无异常改变。患者多无自觉症状或仅有粗糙感。

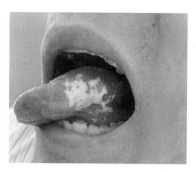

图12-8　舌黏膜白斑

（2）皱纸状　多发生于口底及舌腹，白斑呈灰白色或白垩色，边界清楚，表面粗糙，周围黏膜正常，患者除粗糙不适感外，亦可有刺激痛等症状。

2. 非均质型白斑

（1）颗粒状　病损特点为在发红的黏膜面上有细小的白色呈颗粒状突起，稍硬，黏膜表面不平坦，病损间黏膜充血，似有小片状或点状糜烂。患者可有刺激痛。

（2）疣状　多见于下颌牙龈。病损为白色斑块，表面粗糙，厚而高起，呈刺状或绒毛状突起，明显高出黏膜表面，质地稍硬。

（3）溃疡状　病损特点为在白色斑块基础上有溃疡形成，常有明显疼痛。

【诊断】需要根据临床表现和病理表现做出综合判断才能完成。脱落细胞检查及甲苯胺蓝染色可辅助判断癌变情况。3%～5%的白斑可能癌变，尤其对发生在口底舌腹部位，形态为疣状与颗粒状者应提高警惕，注意定期复查，必要时取活体组织检查。

【治疗】口腔白斑尚无根治方法。其治疗原则为：卫生宣教、消除局部刺激因素、监测并预防癌变。

1. 卫生宣教　加强口腔卫生健康宣教是口腔白斑早期预防的重点。

2. 去除刺激因素　戒烟、戒酒，去除口腔不良修复体，拔除残根、残冠。

3. 药物治疗

（1）维生素 A 酸软膏　可用 0.1% ~ 0.3% 维生素 A 酸软膏局部涂抹，但不适用于充血、糜烂的病损。

（2）维生素 E　剂量为 10 ~ 100mg，每日 3 次，口服。

4. 随访　对有癌变倾向的病损类型、部位，应定期严密复查，建议每 3 ~ 6 个月复查一次。对在观察、治疗过程中有增生、硬结、溃疡等变化时，应及时手术切除并活检。

二、口腔扁平苔藓

口腔扁平苔藓（oral lichen planus，OLP）是一种比较常见的口腔黏膜病，患病率为 0.1% ~ 4%，男女均可发病，女性多于男性，年龄不限，但多发生于 30 ~ 50 岁的中年人，可同时或分别发生在皮肤或黏膜。长期糜烂的口腔扁平苔藓病损有恶变现象，因此 WHO 将其列入癌前状态。

【病因】病因不明。其发病与精神因素、内分泌因素、免疫因素、感染因素等有关。除去这些因素后，病情即可缓解。

女性 OLP 患者在妊娠期间病情缓解，哺乳后月经恢复时，疾病又复发，表明可能与内分泌因素有关。通过病理切片及电子显微镜检查，发现病损内有可疑的病毒和细菌，感染因素可能与扁平苔藓的发生有关。

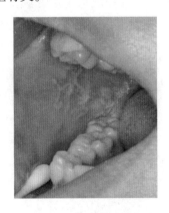

图 12 - 9　颊黏膜网状条纹

【临床表现】

1. 口腔黏膜表现　病损为白色小丘疹，一般为针尖大小，属角化病损，由白色丘疹组成的各种花纹，以白色条纹、白色斑块为主，有网状、树枝状、环状或半环状，黏膜可发生红斑、充血、糜烂、溃疡、萎缩和水疱（图 12 - 9）。

OLP 可发生在口腔黏膜的任何部位，大多左右对称，87.5% 的病损多发生于颊部，患者多无自觉症状，常偶然发现。有些患者有黏膜粗糙、木涩感、烧灼感、口干，偶有虫爬痒感。黏膜充血糜烂和遇辛辣、热、酸、咸味刺激时，局部敏感灼痛。病情可反复波动，可同时出现多样病损，并可相互重叠和相互转变。

2. 口腔黏膜以外病损

（1）皮肤损害　多发生在四肢伸侧，病损左右对称，瘙痒感明显。损害特点为紫红色或暗红色有蜡样光泽的多角形扁平丘疹，粟粒至黄豆大小，融合成苔藓样，微高出皮肤表面，边界清楚。液状石蜡涂在丘疹表面，在放大镜下观察可看到细白纹，称 Wickham 纹。

（2）指（趾）甲损害　常呈对称性，甲体无光泽，常有纵沟或嵴。按压有凹陷，甲板呈切削面，甲部损害一般无自觉症状，如有继发感染，可引起周围组织疼痛。

【诊断】根据病史及典型的口腔黏膜白色损害即可做出诊断。如难以确诊时，可进行组织活检或免疫病理进行确诊。对经久不愈的扁平苔藓患者，应充分提高警惕，防止恶变。

【治疗】本病病因不清，因此尚无特效治疗方法。临床上需根据病损的严重程度、临床类型、患者的症状选择治疗措施。无症状的网状病损可以不予治疗，但需临床追踪随访，观察其病情变化情况。

1. 局部治疗

（1）去除局部刺激因素，如刮治牙面结石，以棉签洗牙代替刷牙，以避免刷毛刺伤损害区黏膜。

（2）消除感染性炎症，用氯己定或制霉菌素含漱，局部还可以用制霉菌素药膜或糊剂。

（3）局部应用肾上腺糖皮质激素软膏涂抹，或对糜烂溃疡型病损行肾上腺糖皮质激素封闭治疗。

（4）对角化程度较高的病损，可用 0.1% ~ 0.3% 维生素 A 酸软膏局部涂抹。

2. 全身治疗

（1）免疫抑制剂　①口服肾上腺糖皮质激素：对急性大面积或多灶糜烂型口腔扁平苔藓，可慎重考虑采用小剂量、短疗程方案。成人采用口服泼尼松 15 ~ 30mg/d，服用 1 ~ 3 周。②口服雷公藤与昆明山海棠：雷公藤有很强的抗炎作用，可抑制体液免疫，对细胞免疫有双向调节作用。成人口服雷公藤总苷片的剂量和疗程为 0.5 ~ 1mg/（kg·d），2 个月为 1 个疗程，可复用 1 ~ 4 个疗程。昆明山海棠成人口服剂量和疗程为每次 0.5g，每天 3 次，可较长期服用。

（2）免疫调节剂　可根据患者自身的免疫状况选用免疫调节剂，如胸腺肽肠溶片、左旋咪唑、转移因子等。

3. 其他　中医中药治疗。

4. 心理治疗　加强与患者沟通，详细询问病史，了解其家庭、生活、工作状况，帮助其调整心理状态。对病损区无充血、糜烂，患者无明显自觉症状者，可在身心调解的情况下观察病情变化，一些患者可自愈。

目标检测

答案解析

1. 口腔单纯疱疹的致病病原微生物是（　　）

　　A. 细菌　　　　　　　　　B. 真菌　　　　　　　　　C. 病毒

　　D. 支原体　　　　　　　　E. 衣原体

2. 引发口腔单纯疱疹的病原体是（　　）

　　A. 巨细胞病毒　　　　　　B. HIV　　　　　　　　　C. 水痘 - 带状疱疹病毒

　　D. HSV　　　　　　　　　E. EB 病毒

3. 婴儿，女，出生 7 天，啼哭拒食。口腔黏膜出现微凸的软白小点，擦去后可露出出血点，拟诊为（　　）

　　A. 白斑　　　　　　　　　B. 早期乳牙　　　　　　　C. 口腔念珠菌病

　　D. 角化上皮珠　　　　　　E. 疱疹性口炎

4. 下列溃疡中有复发性的是（　　）

　　A. 重型阿弗他溃疡　　　　B. 癌性溃疡　　　　　　　C. 结核性溃疡

　　D. 创伤性溃疡　　　　　　E. 坏死性涎腺化生

5. 扁平苔藓的口腔表现不包括（　　）

　　A. 糜烂　　　　　　　　　B. 水疱　　　　　　　　　C. 丘疹

　　D. 红斑　　　　　　　　　E. 皲裂

6. 因长期应用广谱抗生素引起的口腔念珠菌病称（　　）

　　A. 急性假膜型念珠菌性口炎　　　　　　　　　B. 急性红斑型念珠菌性口炎

　　C. 慢性增殖性念珠菌性口炎　　　　　　　　　D. 慢性红斑型念珠菌病

　　E. 念珠菌性唇炎

7. 复发性阿弗他溃疡在临床上可分为（　　）

A. 普通型、严重型、特殊型
B. 轻型、中型、重型
C. 溃疡型、疱疹型、坏死型
D. 轻型、疱疹样型、重型
E. 充血型、溃疡型、坏死型

8. 轻型阿弗他溃疡临床表现错误的是（　　）

A. 溃疡中间凹陷，基底不硬
B. 周边围有约1mm的充血红晕带
C. 表面覆有浅黄色假膜
D. 灼痛感明显
E. 经治疗后才能愈合

9. 下列关于白斑的发病因素，说法正确的是（　　）

A. 戒烟可导致白斑
B. 咀嚼槟榔可导致白斑
C. 菌斑刺激可导致白斑
D. 白斑有家族遗传倾向
E. 免疫低下可造成白斑

10. 黏膜类天疱疮也称为（　　）

A. 大疱性类天疱疮
B. 红斑性类天疱疮
C. 增殖性类天疱疮
D. 瘢痕性类天疱疮
E. 落叶性类天疱疮

（石　屹　王得利）

书网融合……

本章小结

题库

第十三章 儿童口腔疾病

儿童口腔医学作为口腔医学中的一门独立学科，是以处于生长发育过程中的儿童为对象，研究其牙、牙列、咬合、颌骨及软组织等的形态和功能，以及诊断和预防相关疾病。

第一节 儿童颅面部及牙列生长发育

一、概述

生长（growth）指活体的组织、器官等在生物学过程中的数量、形态变化，是细胞分裂增殖、细胞体积增大及其间质增加的结果，可用测量值来表示量的变化。发育（development）指细胞、组织、器官的功能分化与成熟。

生长和发育虽是两个不同的概念，但二者又密切相关，生长是发育的物质基础，生长量的变化又可在一定程度上反映身体器官、系统的功能成熟状况，因此常以生长发育的整体概念来研究机体的变化。

二、牙列的生长发育

牙齿在牙槽骨内按照一定的顺序、方向和位置连续排列成弓形，称为牙列（dentition）。在上颌者称为上牙列，在下颌者称为下牙列（图13-1）。

（一）乳牙列阶段

婴儿出生后6个月左右，下颌乳中切牙在口腔中最早破龈萌出。紧接着是上颌乳中切牙、下颌乳侧切牙、上颌乳侧切牙萌出。在出生后1岁左右时，下颌第一乳磨牙、上颌第一乳磨牙、乳尖牙先后萌出。出生2岁左右时，第二乳磨牙最后萌出。直到儿童大约6岁，恒牙萌出之前，此时期为乳牙列阶段。

乳牙是此阶段幼儿的咀嚼器官，通过咀嚼功能刺激，还可促进颌骨和牙弓的发育。此外，乳牙对恒牙的萌出还有一定的引导作用，保持乳牙列完整对保证儿童机体的生

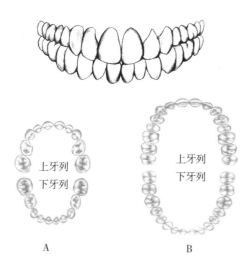

图13-1 牙列

A. 乳牙列；**B.** 恒牙列

长发育和预防错牙合畸形具有重要意义。

乳牙列阶段，在前牙部分，3~6岁时由于生长发育而出现牙列间隙，但没有固定的类型，一般称为生长间隙。最大的间隙出现在上颌乳尖牙近中和下颌乳尖牙的远中，此间隙称为灵长间隙。乳牙列可有间隙，也可没有，但乳牙列有间隙对于恒牙列的建牙合具有一定的积极意义。

（二）混合牙列阶段

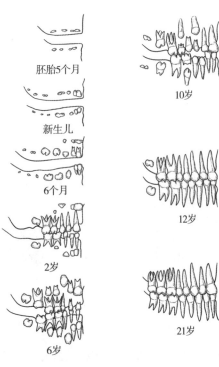

胚胎5个月

新生儿

6个月

2岁

6岁

10岁

12岁

21岁

图13-2　乳恒牙更替关系

6岁左右，第一恒磨牙在第二乳磨牙的远中萌出，它是最先萌出的恒牙，不替换任何乳牙，通常称其为"六龄齿"。此时，口腔内乳牙和恒牙同时存在，称为混合牙列阶段（图13-2）。

混合牙列阶段持续到11~13岁，直至乳牙全部脱落。此阶段是儿童颌骨和牙弓生长发育的重要时期，也是恒牙牙合建立的关键时期。预防错牙合畸形，早期矫治、诱导建立正常的咬合关系是这一阶段的重要任务。

乳尖牙及第一、第二乳磨牙的牙冠宽度总和，比替换后的恒尖牙和第一、第二前磨牙大，这个差称为替牙间隙。上颌单侧为0.9~1.0mm，下颌单侧为1.7~2.0mm。由于替牙间隙的存在，乳牙脱落后，上下第一恒磨牙均可向近中移动。

在混合牙列阶段，常伴有暂时性错牙合：上颌左右中切牙萌出早期，两上颌中切牙之间出现间隙；上颌侧切牙初萌时，牙冠向远中倾斜；恒切牙萌出初期，出现轻度的拥挤现象；上下颌第一恒磨牙建牙合初期，可能为尖对尖关系；上下恒切牙萌出早期，可出现前牙深覆牙合。一般出现暂时性错牙合时只需要观察，无需立即矫治。

（三）恒牙列阶段

在11~13岁时，乳牙全部脱落后，牙列进入恒牙列阶段。此阶段全部乳牙已被替换完毕，除第三磨牙外，全部恒牙均已萌出。此阶段由于牙齿形态和结构特点，年轻恒牙容易患龋。此阶段也容易发生牙龈炎，应早期预防并及时治疗。

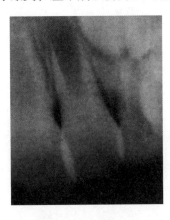

图13-3　年轻恒牙

该阶段恒牙称为年轻恒牙，有以下特点。

恒牙虽已萌出，但未达到咬合平面，形态和结构尚未完全形成和成熟的恒牙称为年轻恒牙（图13-3）。恒牙一般在牙根形成2/3左右时开始萌出，萌出后牙根继续发育，于萌出后3~5年根尖发育完成。

年轻恒牙的后牙牙合面沟嵴明显，形态复杂，牙合面相比成熟恒牙难以自洁。临床工作中应重点关注窝沟龋的预防，可选择氟化物防龋、窝沟封闭等方法。年轻恒牙的硬组织薄，矿化度低，溶解度高，渗透性强，此特点是年轻恒牙龋发展较快，多为急性龋的原因之一。对此阶段牙髓治疗应尽力保护牙髓组织，以利于牙根的发育。临床治疗中常选择盖髓术和活髓切断术；对于根尖敞开，牙根未发育完全的死髓牙采用根尖诱导成形术，待根尖发育完成后再行根管治疗。

（四）牙列与咬合发育

临床上常用Hellman分期法表示咬合发育分期（表13-1）。

表 13 – 1　Hellman 分期法

I	A	乳牙萌出前	无牙期
	C	乳牙咬合完成前	乳牙萌出期
II	A	乳牙咬合完成期	乳牙列期
	C	第一恒磨牙及恒前牙萌出开始期	混合牙列期
III	A	第一恒磨牙萌出完成期	混合牙列
	B	侧方牙群替换期	恒牙列期
	C	第二恒磨牙萌出开始期	
IV	A	第二恒磨牙萌出完成期	恒压列期
	C	第三恒磨牙萌出考试期	
V	A	第三恒磨牙萌出完成期	恒牙列期

三、颅、颌、面的生长发育

（一）颅面部的生长发育

出生时，婴儿颅部远大于面部。随着颌骨的发育和牙齿的萌出，面部快速增长，成年时约为 1：1 的比例关系。面部的生长向宽度、深度和高度三个方向进行。面部宽度和深度的快速增长在牙齿萌出前即已开始，而高度的增长则与牙齿的萌出有密切的关系。

1. 颅面部三维的生长发育

（1）面部宽度的生长发育　面部宽度可分为上面宽（颧弓间距）和下面宽（下颌角间距），其生长是通过表面增生新骨实现的。2 岁时上面宽已完成成人的 70%，第一恒磨牙萌出前达成人的 80%，10 岁时达成人的 90%。下面宽在第一恒磨牙萌出时已达成人的 85%。

（2）面部深度的生长发育　在颅脑向前发育增长同时，面部也向前生长。随着乳、恒牙发育萌出，腭与牙槽突也向后方增长。下颌区深度的扩展较上颌区的比例更大些，最终在成人时形成较儿童更为向前的面部。

（3）面部高度的生长发育　受到牙列发育萌出、鼻以及上颌窦的生长发育和口腔行使功能时肌肉作用力的影响。

总体来说，人头颈部分所占的比例从胚胎、婴幼儿到成人的过程中在不断减小。在头部，面与颅相对的比例关系则在不断增大。出生时面部较宽，而随后的发育过程中面部宽度增长较少，面部深度增长较多，增长最多的是面部高度。

2. 颌面部生长发育快速期　出生后颌面部的生长发育经历了四个快速期，基本和身体一致，也和牙的萌出有关。

（1）第一快速期　出生至 7 个月，此期间乳牙开始萌出。

（2）第二快速期　儿童 4～7 岁，此期乳牙列萌出完成，第一恒磨牙萌出。

（3）第三快速期　儿童 11～13 岁，此期完成乳恒牙列交替，第二恒磨牙萌出。

（4）第四快速期　青少年 16～19 岁，此期恒牙列完成萌出并建立恒牙𬌗。

上述快速期之间为颌面部生长相对较为平缓的缓慢期。成人随着年龄的增长，面部仍会继续缓慢生长。

（二）颌骨的生长发育

上下颌骨是面部的主要支撑部分，是牙列得以支持，并建立𬌗与颌位关系的基础。上下颌骨的生长发育与牙齿的发育萌出有密切关系，并相互影响。

1. **上颌骨的生长发育** 新生儿上颌骨短而宽，随着上颌窦的发育，将乳磨牙和第一恒磨牙与眶底分开，上颌骨的高度由此得以增长。恒牙的萌出带动了上颌窦深度与宽度的增加，直到18岁，上颌窦的发育基本完成。

上颌骨的生长发育通常从长度、宽度和高度三个维度进行描述（图13-4）。

（1）上颌骨长度的生长 是通过膜内成骨完成，主要来源：骨缝中沉积骨质；上颌结节后壁区增生新骨；腭骨后缘增生新骨。

（2）上颌骨宽度的生长 主要来源：腭正中缝处及上颌骨颊面增生新骨；颧颌缝增生新骨；牙齿唇舌向位置的变化带动上颌骨前部宽度增加。

（3）上颌骨高度的生长 主要来源：因颅基底及鼻中隔的生长而向下向前生长；由牙齿的萌出带动牙槽突顶表面增生新骨；腭盖表面增生新骨及鼻腔底面吸收陈骨使腭盖下降。在上颌骨高度变化过程中牙槽骨的下降速度大于腭盖，因而腭盖穹窿逐渐增高。

2. **下颌骨的生长发育** 下颌骨由下颌体、下颌升支及牙槽骨三部分组成，其中每一部分又分为左右两侧，出生后约1年时在中线处完成骨融合。此后下颌骨不再有骨缝间增生新骨，除髁突具有软骨内生骨外，下颌骨的生长主要是由膜内成骨实现。

下颌骨的生长发育也从长度、宽度和高度三个维度进行描述（图13-5）。

（1）下颌长度、宽度的增长 靠下颌支前缘骨吸收和后缘及外侧新骨形成而实现。下颌体宽度的增长靠下颌骨外侧新骨形成，内侧吸收而实现，此过程中双侧下颌角之间的距离扩大而增加了下颌骨的宽度。下颌骨宽度增大的另一个途径是髁突随颞窝同时向侧方生长而使下颌支宽度增加。

（2）下颌支高度的增长 主要源于髁突新骨的生长、下颌支喙突的生长、下颌牙齿萌出时带动牙槽突的增高，以及下颌骨下缘新骨的增生。

下颌骨是颅面部唯一能运动的骨，受升、降颌肌肉群的各方向作用力的影响。因此，除了受牙齿发育萌出的影响外，下颌骨的生长与咀嚼、吞咽、呼吸、言语等功能因素也密切相关。

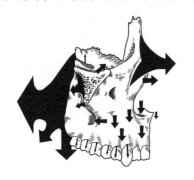

图13-4 上颌骨的生长发育

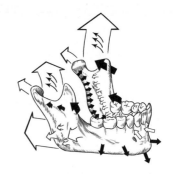

图13-5 下颌骨的生长发育

四、殆的建立和建殆的动力平衡

（一）殆的建立

殆（occlusion）是指下颌在静止状态时上下颌牙的接触关系。咬合（articulation）是指在下颌功能运动中上下颌牙的接触，属于功能运动状态。目前，殆与咬合在临床上和文献上大多通用。

婴儿口腔牙未萌出之前无殆关系可言。约在出生后6个月时，上下颌乳牙相继萌出并相互接触，即开始建殆。直至第二或第三恒磨牙萌出并上下建殆，此过程较为漫长，延续十几年甚至二十多年。正常殆关系的建立不仅提供了咀嚼的器官，也意味着无数灵敏的感受器开始发育，使幼儿获得牙位的感觉，以此反馈地调节上下颌位关系、颞下颌关节结构关系、肌张力的协同与拮抗关系等。由于建殆过程时间较长，殆的发育还有赖于整个机体的发育。

（二）建殆的动力平衡

殆的建立过程中，不断地受到咀嚼压力和周围肌肉压力的作用。牙列正常位置和正常殆关系有赖于适宜的动力平衡，即作用于牙列的向前力与向后力的平衡、向上力与向下力的平衡、向内力与向外力的平衡。如动力平衡状态不适当，则可能产生错殆畸形。

1. 前后向的动力　上下颌骨发育中在其后缘均会有新骨增生，使牙列向前方移动。颞肌、咬肌、翼内肌收缩时所产生的咀嚼力也有推动上下牙弓向前发育的作用。向后的动力主要来自唇、颊肌、口轮匝肌、上下唇方肌及颏肌等。向后的力主要来自上下颌前牙唇面，通过邻接点传至整个牙弓，并且通过牙尖斜面在上下牙之间相互传递。牙列及殆关系的建立和最终的稳定，在前后方向上取决于上述向前、向后力的平衡位置。

2. 内外的动力平衡　上下牙列内侧有舌肌的力量，外侧有唇、颊肌的力量，上述前后向的动力平衡中还可能产生内外向分力。在内外动力平衡状态适宜时，牙列的宽度发育正常。

3. 上下的动力平衡　上下牙列正常的尖窝关系制约着每颗牙齿的垂直向位置关系，使之保持稳定。若牙列发生缺损而未及时修复，则缺损部位的上下动力平衡将遭到破坏，牙齿发生移位，可对殆接触关系产生影响。

五、生长发育的影响因素

生长发育受各种因素的影响，主要包括遗传因素和环境因素。

（一）遗传因素

遗传因素是指精细胞和卵细胞在结合时就已具有的由遗传基因决定的性状。生长发育的特征、潜能和趋势等是由父母双方的遗传基因共同决定的。不同个体的遗传信息又来自于种族和家族，如皮肤和头发的颜色、面型特征、牙齿大小、牙弓形态等。男性与女性生长发育特点的不同也属于遗传因素，如女性的平均身高和体重较同龄男性小，但女性的语言和运动发育略早于男性。此外，与遗传因素相关的疾病，如内分泌障碍、染色体畸形等均可影响生长发育。一些遗传性疾病除全身症状外，亦会在口腔颌面部出现表征，如外胚叶发育不全综合征的患儿口腔表现为部分或全部牙齿先天缺失等一系列症状。在口腔疾病中，比较明确的遗传性疾病有牙本质发育不全、无牙症等。

（二）环境因素

环境因素包括先天因素和后天因素。

1. 先天因素　从受孕后到胎儿出生前，任何可以导致畸形或生长发育异常的原因，都称为先天因素。妊娠早期，尤其是胚胎期，细胞快速增殖，对有害物质特别敏感。妊娠期母体严重营养不良，通过母体提供给胎儿的营养物质缺乏，如氨基酸、微量元素等，可引起胎儿发育迟缓、早产、流产等。母体妊娠期患病，如风疹、梅毒及其他传染病也会影响胎儿的发育，甚至引起流产、早产、先天畸形。孕妇服用某些药物、X线照射或受到精神创伤，可使胎儿发育受阻，胎儿时期的发育障碍可影响出生后的生长发育。以上因素中很多都会对口腔的生长发育产生影响。

2. 后天因素　是指自出生后，可能导致畸形或生长发育异常的各种环境因素，包括家庭环境、经济状况、社会因素、全身性因素、颌面局部因素以及功能性异常、口腔不良习惯和外伤等。家庭经济状况好，生活环境适宜，生长潜能就能达到良好的发挥。如生长地水质含氟量过高，则可能造成人体慢性氟中毒，引起氟斑牙。监护人口腔护理知识以及婴幼儿口腔卫生习惯，也与儿童口腔颌面部发育密切相关。不正确的喂养姿势和不良饮食习惯，可导致低龄儿童龋齿高发。偏侧咀嚼、吐舌等口腔不良习惯，严重者可导致牙颌殆面畸形。

总之，生长发育受遗传因素和环境因素共同的影响。

第二节　儿童常见口腔疾病与咬合诱导

PPT

⇨ 案例引导

　　案例　患儿，男，6岁。全口牙齿多发龋坏，食物嵌塞痛，家长要求补牙。临床检查：51唇面浅龋，松动Ⅱ度，61残根；52、62唇面龋坏，切角缺损；53、83远中邻面浅龋；54、64远中邻面深龋，55、65近中邻面深龋，叩痛（−），探（−）；74𬌗面大面积龋坏，已穿髓，叩痛（−），探（＋）；75近中邻面深龋，叩痛（−），探（−）。84远中邻面深龋，85近中邻面深龋，叩痛（−），探（−）。

　　讨论　1. 该患儿的初步诊断及其诊断依据是什么？

　　　　　　2. 该患者的治疗原则及治疗过程中需注意哪些事项？

　　　　　　3. 该患儿全口多发龋坏的原因与哪些因素有关？

　　处于生长发育过程中的儿童和青少年的牙齿主要是乳牙和年轻恒牙。保护好乳牙列，促使乳恒牙正常替换，对新萌出的年轻恒牙予以关注，使儿童最终能维持正常健康的牙列，这是儿童口腔医学中的一个重要部分。儿童常见口腔疾病包括儿童龋病、儿童牙髓病和根尖周病、儿童牙外伤、儿童牙周组织疾病、口腔黏膜病及错𬌗畸形等，其中牙外伤、牙周病、黏膜病与错𬌗畸形在后续章节另有涉及，以下重点介绍儿童龋病、儿童牙髓病和根尖周病。

一、各类常见儿童牙病

（一）乳牙龋病

　　儿童龋病在病因学及组织病理学特征方面与成人并无显著差异，均为慢性感染性疾病。但与成人相比，其病损波及范围更广泛，进展迅速且危害更大。

　　1. 患病特征

　　（1）我国儿童乳牙患龋率高、未治疗率极高。

　　（2）好发牙位以上颌乳切牙、下颌乳磨牙最多见；上颌乳磨牙与乳尖牙其次；下颌乳尖牙与下颌乳切牙发病最少。

　　（3）各年龄段的乳牙龋病发生部位有明显的不同。1~2岁时，主要发生于上颌乳前牙的唇面和邻面；3~4岁时，多发于乳磨牙𬌗面窝沟；4~5岁时，好发于乳磨牙的邻面。

　　（4）左右侧同名牙同时患龋的现象较为突出。

　　2. 乳牙龋分类　根据进展速度分类分为急性龋、慢性龋与静止龋；根据龋损是否原发分为原发龋和继发龋；还可根据龋坏累及程度将乳牙龋病分为浅、中、深龋，在临床上也可表现为干性龋与湿性龋。

　　3. 乳牙龋病的特殊类型

　　（1）低龄儿童龋（early childhood caries，ECC）　小于6岁的儿童在任何一颗乳牙上出现1个或1个以上的龋。不良的喂养习惯和未进行有效牙齿清洁是主要病因，乳牙解剖和组织结构特点是易感因素，这些因素综合作用常导致较早的甚至猖獗的龋患。

　　（3）猛性龋　又称猖獗龋（rampant caries），是指突然发生大范围、快速的龋蚀，且常累及临床上不好发龋病的牙位，早期波及牙髓，引发牙髓感染的这一类龋病。猛性龋多发生于喜食含糖量高的糖果、糕点或饮料而又不注意口腔卫生的幼儿，严重的乳牙釉质发育不全也是导致猛性龋的重要病因；也可见于因头颈部肿瘤放疗或其他疾病导致唾液腺破坏，唾液量分泌下降的患儿。

4. 乳牙龋病的治疗

（1）治疗原则　乳牙龋齿的治疗目的是终止龋的发展，保护牙髓的正常活力，避免因龋而引起的牙髓病及根尖周病；恢复牙体的外形和功能，维持乳牙列的完整。

（2）治疗方法

1）药物治疗　也称为非手术治疗。药物治疗的药物主要是再矿化制剂，主要适用于龋损面广泛的浅龋或剥脱状的环状龋。

2）充填治疗　去除龋坏的病变组织、制备洞形，用适当的口腔科材料充填、恢复其牙体外形。常用的充填材料有玻璃离子水门汀、聚合体、光固化复合树脂等。

3）前牙树脂冠套修复　乳前牙Ⅳ类洞或环状龋所致的广泛性龋，可用复合树脂充填联合树脂冠套修复。

4）乳磨牙金属预成冠修复　多用于乳磨牙牙体大面积缺损的修复。

（二）年轻恒牙龋病

年轻恒牙（young permanent teeth）是指恒牙已萌出，但在形态和结构上尚未形成和成熟的恒牙。年轻恒牙牙体硬组织的矿化程度比成熟恒牙釉质差，在新生牙齿萌出的 2 年内易患龋。年轻恒牙龋的好发部位依次为：第一、第二恒磨牙船面、邻面（上颌腭面和下颌颊面）和上颌中切牙邻面。

1. 患病特征

（1）好发牙位　第一、第二恒磨牙船面、邻面（上颌舌面和下颌颊面）和上颌中切牙邻面。

（2）好发部位　上颌第一恒磨牙的腭侧沟、下颌第一恒磨牙的颊侧沟、上颌切牙的舌侧窝都是龋易发生且迅速发展的部位。

（3）其他因素　与喜欢进食含糖量高的食物及口腔卫生习惯差有关，乳牙的高龋风险。

2. 年轻恒牙龋的治疗

（1）治疗原则　无痛、微创、护髓，尽可能恢复牙体外形，预防继发龋的发生。年轻恒牙备洞时应减速切削，减少釉质裂纹。年轻恒牙多为急性龋，备洞时应减速切削，避免意外穿髓。髓腔近牙齿表面，牙髓易受外来刺激，去腐备洞过程中及充填修复时需要保护牙髓，注意无痛操作。修复治疗以恢复解剖形态为主，不强调邻面接触点的恢复。

（2）治疗方法　微创治疗、早期龋的再矿化治疗、化学去腐、激光技术和臭氧技术等。

（三）乳牙牙髓病和根尖周病

乳牙牙髓病主要包括急性牙髓炎、慢性牙髓炎、牙髓坏死、牙髓钙化和牙内吸收。乳牙根尖周病可表现为急性根尖周炎和慢性根尖周炎。乳牙牙髓病和根尖周病的临床表现与恒牙类似，但其治疗方法与恒牙略有不同。

1. 乳牙牙髓病

（1）急性牙髓炎（acute pulpitis）　临床特点是发病急、疼痛剧烈。临床上绝大多数为慢性牙髓炎急性发作所致，龋源性者尤为显著。无慢性过程的急性牙髓炎多出现在牙髓受到急性的物理损伤、化学刺激以及感染的情况下，如制洞时切割牙体组织等导致的过度产热、充填材料的化学刺激等。

（2）慢性牙髓炎（chronic pulpitis）　是临床最常见的一型牙髓炎，龋源性的牙髓炎多数是慢性牙髓炎，出现急性症状时多数是慢性牙髓炎急性发作。慢性牙髓炎可根据穿髓与否分为两类，未穿髓者称慢性闭锁性牙髓炎，穿髓者称慢性开放性牙髓炎。慢性开放性牙髓炎又可分为慢性溃疡性牙髓炎（chronic ulcerative pulpitis）和慢性增生性牙髓炎（chronic hyperplastic pulpitis）。

（3）牙髓坏死（necrosis of pulp）　常是牙髓炎症发展的自然结局，除细菌感染之外，牙齿外伤或具有毒性的药物作用，如砷制剂、多聚甲醛等都能引起牙髓坏死。

（4）牙髓钙化（pulp calcification）　当牙髓的血液循环发生障碍时，会造成牙髓组织营养不良，出现细胞变性、钙盐沉积，形成微小或大块的钙化物质。牙髓钙化有两种形式：一种是结节性钙化，又称髓石，髓石或是游离于牙髓组织中，或是附在髓腔壁上；另一种是弥漫性钙化，甚至造成整个髓腔闭锁。后者多见于外伤后的牙。

（5）牙内吸收（internal resorption of teeth）　是指牙髓组织肉芽性变，分化出破牙本质细胞，从髓腔内部吸收牙体硬组织，致髓腔壁变薄。牙内吸收的原因和机制尚不明了，临床上牙内吸收多发生于乳牙，乳牙外伤牙和经牙髓切断术、盖髓术治疗的牙都有可能出现牙内吸收。

2. 乳牙根尖周病

（1）急性根尖周病　多数是慢性根尖周炎急性发作，即当引流不畅、破坏严重而机体抵抗力较差时可导致急性炎症，此时可出现较为剧烈的自发性疼痛、咀嚼痛和咬合痛，若穿通患牙髓腔，常见穿髓孔溢血或溢脓。患牙松动并有叩痛，根尖部或根分歧部的牙龈红肿，有的出现颌面部肿胀，所属淋巴结肿大，并伴有全身发热等症状。

（2）慢性根尖周炎　可无明显的自觉症状，有的患牙可在咀嚼时有不适感，有的牙龈出现瘘管，有反复溢脓、肿胀史。临床检查时可查及深龋洞或充填体，以及其他牙体硬组织疾患；牙冠变色，失去光泽；患牙对叩诊的反应无明显异常或仅有不适，一般不松动；有瘘型慢性根尖周炎者可查及瘘管开口。

3. 乳牙牙髓病和根尖周病治疗

（1）治疗目的　去除感染和慢性炎症，消除疼痛；延长患牙的保存时间；防止对继承恒牙产生病理性影响。

（2）治疗方法　间接牙髓治疗、直接盖髓术、乳牙髓切断术、乳牙根管治疗术。

（四）年轻恒牙牙髓病和根尖周病

1. 治疗原则　尽力保存活髓组织，以保证牙根的继续发育和生理性牙本质的形成。如不能保存全部活髓，也应保存根部活髓；如不能保存根部活髓，也应保存牙齿。

2. 年轻恒牙活髓保存治疗

（1）全部活髓保存治疗　间接牙髓治疗、直接盖髓术。

（2）部分活髓保存治疗　部分牙髓切除术、牙髓切断术。

3. 年轻恒牙牙髓治疗方法

（1）根尖诱导成形术（apexification）　是指牙根未完全形成之前发生牙髓严重病变或根尖周炎症的年轻恒牙，在控制感染的基础上，用药物及手术方法保存根尖部的牙髓或使根尖周组织沉积硬组织，促使牙根继续发育和根尖形成的治疗方法。

（2）根尖屏障术（apical barriers）　是指用非手术方法将生物相容材料充填到根管根尖部，即可在根尖部形成一个人工止点。

（3）牙髓再生治疗　是一种以生物学为基础的治疗方法，通过诱导内源性或外源性导入根管内的干细胞分化，再生功能性牙髓组织，促进牙本质、牙髓 – 牙本质复合体及牙根等继续发育。

4. 治疗药物

（1）氢氧化钙制剂　可作为盖髓剂、诱导剂和根管消毒剂。

（2）矿物三氧化物凝聚体（mineral trioxide aggregate，MTA）　MTA 诱导修复性牙本质形成的效果优于氢氧化钙，是一种效果较好的盖髓剂。MTA 做诱导剂进行根尖诱导成形术可以避免使用传统氢氧化钙造成的治疗时间和封闭效果的不确定性，可以减少复诊次数。MTA 具有抗菌性，它的抗菌性可能也与其较高的 pH 值有关。

二、不同年龄阶段儿童口腔疾病治疗要点

3 岁以下　对此阶段的儿童主要是预防性指导。乳牙外伤及某些口腔黏膜疾病常发生于这一时期，应早期预防，及时治疗。此外 3 岁以内的婴幼儿由于心理和生理上的需求，常有各种吮咬习惯，不必强行破除。

3 ~ 6 岁　此阶段为乳牙龋的好发年龄。3 ~ 4 岁时龋的好发部位为乳磨牙的𬌗面窝沟，4 ~ 5 岁时乳磨牙的邻面好发龋坏。对易患龋的牙齿早期预防（氟化物的涂布、窝沟封闭），对已发生龋病的牙齿应积极治疗，必要时拔除患牙，制作间隙保持器。此阶段是咬合诱导的关键时期。如发现有口腔不良习惯，应及时予以纠正。对于早期错𬌗畸形应进行阻断性矫治。

6 ~ 12 岁　此阶段为混合牙列阶段，是恒牙龋的好发年龄，特别是第一恒磨牙，一旦萌出即应进行窝沟封闭。对龋病高风险儿童，应使用氟化物防龋。此阶段也是恒牙外伤的好发年龄，应预防外伤的发生，如发生牙外伤，应积极治疗并定期复查。混合牙列期常伴有暂时性错𬌗表现，应注意鉴别，必要时进行咬合诱导。

12 岁以上　好发的口腔疾病主要是恒牙龋、牙周疾病和错𬌗畸形，应积极进行相应的治疗。

三、咬合诱导

（一）咬合诱导的概念

咬合诱导（occlusive guidance）指在牙齿发育时期，引导牙齿沿咬合的正常生理位置生长发育的方法。广义上是保护牙齿，使其发育成正常𬌗的一切措施和方法。邻面龋会导致间隙丧失，乳牙早失会导致后牙前移、对颌牙伸长，根尖周炎导致恒牙迟萌、早萌。狭义上是对牙齿早失的间隙处理，牙齿萌出方向异常的微小移动，纠正小儿口腔不良习惯，解除反𬌗。被动的咬合诱导包括间隙保持和适时拔牙，主动的咬合诱导（预防性矫治）包括间隙开展、混合牙列期的咬合调整、异位萌出的早期发现和早期治疗、咬合异常的早期发现、阻断和早期治疗、去除口腔不良习惯。

（二）乳牙早失和间隙保持

1. 乳牙早失　在儿童时期，牙齿早失的常见原因有严重龋病、牙髓病和根尖周病、恒牙异位萌出、外伤及先天性缺牙等。当儿童牙齿早失后，为了防止邻牙向丧失部位倾斜和对颌牙伸长，应设计间隙保持器来保持早失牙齿的近远中和垂直间隙，保证继承恒牙的正常萌出，这种方法叫间隙保持，或被动咬合诱导。

2. 间隙保持 🄴 微课

（1）间隙保持器　临床上用以维持间隙的装置称为间隙保持器。间隙保持器首先应用以实现保持缺隙的近远中距离，防止对颌牙伸长的目的；同时还需满足不妨碍牙齿萌出及牙槽骨高度的增长、不妨碍颌骨和牙弓的正常发育、帮助恢复咀嚼和发音功能、易清洁、舒适，有助于美观等需求。

（2）常用的间隙保持器及其适应证

1）带环/全冠丝圈式间隙保持器　单侧第一乳磨牙早失；第一恒磨牙萌出后，单侧第二乳磨牙早失；双侧单颗乳磨牙早失，用其他间隙保持器装置困难的病例。

2）远中导板式间隙保持器　适用于第二乳磨牙早失，第一恒磨牙尚未萌出或萌出中。

3）舌弓式间隙保持器　双侧第二乳磨牙或第一恒磨牙存在；乳尖牙早失；多颗乳磨牙早失而近期

内继承恒牙即可萌出者；患儿不能合作佩戴可摘式功能保持器。

4）Nance 弓式间隙保持器　与舌弓式间隙保持器的用途一致，用于上颌缺牙间隙保持。

5）可摘间隙保持器　乳磨牙缺失两颗以上者，或两侧乳磨牙缺失，或伴有前牙缺失。

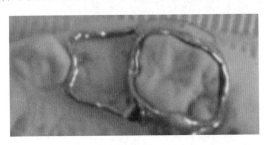

图 13 - 6　带环丝圈式缺隙保持器

（三）牙列发育中咬合紊乱的早期矫治

1. 前牙反𬌗　早期矫治可减轻颜面部骨骼的畸形，在替牙期可防止因前牙反𬌗导致的严重并发症。常用的矫治方法包括咬撬法、下颌斜面导板法、上颌𬌗垫活动矫治器。

2. 后牙反𬌗　多是由于龋坏导致的偏侧咀嚼及腭裂导致的上颌骨发育不足引起的，乳牙列期的后牙反𬌗多数会导致恒磨牙反𬌗。常用的矫治方法包括螺旋扩大器式活动矫治器、双分裂簧式活动矫治器和 W 腭弓矫治器的使用。

3. 牙列拥挤与序列拔牙　牙列拥挤在恒牙列尤其是替牙期最常见，严重的牙列拥挤是由于牙弓长度不足，不够容纳牙的数量造成。牙弓长度增大是有限度的，严重的牙弓长度不足必须用减少牙数的方法解决。序列拔牙是替牙期正畸治疗中常用于治疗牙与牙弓大小不调的早期矫治方法，通过有顺序地拔除一系列牙齿而利于恒牙的顺利萌出。一般 4～9mm 为中等拥挤，10mm 以上为严重拥挤，这两种拥挤程度均须采取拔牙治疗。序列拔牙即为按次序拔除提前选择好的乳牙及恒牙，首先拔除乳尖牙，其次为第一乳磨牙，最后拔除第一前磨牙，两次拔牙的间隔为 6～15 个月。序列拔牙的临床意义在于替牙期及恒牙初期减小拥挤度有利于儿童的心理健康、缩短恒牙期固定矫治疗程、预防牙齿阻生等。序列拔牙历时较长，口腔正畸专科医师必须根据儿童的生长变化，每 4 个月采集一次记录模型和全颌曲面体层片，随时对拔牙计划进行调整及正确实施，在此期间需要家长和患儿的积极配合。

目标检测

答案解析

1. 出生后面部生长发育，长度、宽度、高度的增长，幅度最大的是（　）

　　A. 长度　　　　　　　　B. 宽度　　　　　　　　C. 高度

　　D. 三者相同　　　　　　E. 以上均不对

2. 下列关于年轻恒牙的描述，不正确的是（　）

　　A. 年轻恒牙后牙𬌗面沟嵴明显，形态复杂，𬌗面相比成熟恒牙难以自洁

　　B. 年轻恒牙的牙体硬组织薄，矿化度低

　　C. 年轻恒牙的牙体硬组织溶解度高，渗透性强

　　D. 年轻恒牙龋发展较快，多为急性龋

　　E. 对于根尖敞开、牙根未发育完全的年轻恒牙，如果发生牙髓病，应尽早行根管治疗

3. 出生后颌面部的生长发育经历了四个快速期，不属于四个快速期的是（ ）

   A. 出生至 7 个月，乳牙开始萌出

   B. 儿童 3～6 岁，生长间隙和灵长间隙出现

   C. 儿童 4～7 岁，乳牙列萌出完成，第一恒磨牙萌出

   D. 儿童 11～13 岁，完成乳恒牙列交替，第二恒磨牙萌出

   E. 青少年 16～19 岁，此期恒牙列完成萌出并建𬌗

4. 乳牙患龋的好发牙位是（ ）

   A. 上颌乳磨牙　　　　　B. 下颌乳磨牙　　　　　C. 上颌乳切牙

   D. 上颌乳尖牙　　　　　E. 下颌乳切牙

5. 致龋食物不包括（ ）

   A. 葡萄糖　　　　　　　B. 蔗糖　　　　　　　　C. 木糖醇

   D. 淀粉　　　　　　　　E. 冰糖

6. 乳牙早失后是否需做功能性间隙保持器，主要应考虑（ ）

   A. 患儿年龄和牙列拥挤情况　　　　　　　B. 牙齿萌出的先后顺序

   C. 继承恒牙的发育情况　　　　　　　　　D. 乳磨牙缺失的数目和部位

   E. 继承恒牙胚是否先天缺失

7. 乳牙牙髓炎的特点是（ ）

   A. 都有疼痛史　　　　　　　　　　　　　B. 炎症局限，不易扩散

   C. 龋源性感染为主　　　　　　　　　　　D. 急性炎症为主

   E. 上下乳磨牙好发

8. 乳牙牙外伤的好发年龄为（ ）

   A. 出生～8 个月　　　　B. 1～2 岁　　　　　　　C. 3～4 岁

   D. 5～6 岁　　　　　　　E. 7～8 岁

9. 下列措施不利于婴幼儿防龋的是（ ）

   A. 注意母亲孕期营养及全身健康　　　　　B. 乳牙长齐前不需要刷牙

   C. 正确喂养，保持营养，膳食均衡　　　　D. 萌牙后坚持口腔清洁，定期检查

   E. 积极治疗母亲及看护人的口腔疾病

10. 作为早期预防措施，窝沟封闭应使用于（ ）

    A. 牙齿刚发现脱矿时　　　　　　　　　　B. 牙齿萌出后不久

    C. 在第一次洁牙之前　　　　　　　　　　D. 仅对有患龋高危险的患者

    E. 在采用其他疾病控制措施后

（陈岱韵　刘　超）

书网融合……

　　本章小结　　　　　　　　微课　　　　　　　　题库

第十四章 口腔正畸与正颌

学习目标

1. 掌握 错𬌗畸形的概念；错𬌗畸形的矫治标准和目标；牙颌面畸形、正颌外科的定义；牙颌面畸形的诊断和治疗原则。

2. 熟悉 错𬌗畸形的病因、临床表现；正畸 – 正颌联合治疗的程序和步骤。

3. 了解 错𬌗畸形的患病率；错𬌗畸形矫治计划的制订；常用正颌手术方法、术后护理与并发症。

4. 学会不同牙颌面畸形的鉴别，具备正畸治疗和正颌治疗适应证把握的能力。

口腔正畸学是口腔医学中的一个重要分支学科，是研究错𬌗畸形的症状、病因、诊断及防治的学科，与其他口腔专业学科有着密切的关系。错𬌗畸形的定义已不再是指牙齿排列不齐，而是指牙齿、牙弓、颌骨、颅面之间的不协调而呈现的畸形，这种畸形不但影响外观，同时危害口颌系统的正常功能。正畸通过牙齿矫正治疗错𬌗畸形。正颌通过手术治疗颌骨发育异常导致的牙颌面畸形。

案例引导

案例 患者，男，16岁。主诉：上前牙凸5年；有家族史，母亲上前牙凸。临床检查：正面观面型基本对称，侧面观为凸面型，面中三分之一较凸。口内见上前牙唇倾，上下前牙轻度拥挤，前牙深覆盖9mm，深覆𬌗Ⅰ度，磨牙关系远中尖对尖关系。

讨论：1. 该患者诊断为安氏几类错𬌗畸形？

2. 该患者需要做哪些相应的检查？

3. 该患者的治疗原则及矫治过程中的注意事项有哪些？

PPT

第一节 口腔正畸

一、概述

绝大部分错𬌗畸形（malocclusion）是儿童在生长发育过程中，由先天的遗传因素或后天的环境因素导致的牙齿、颌骨、颅面的畸形，如牙齿排列不齐、上下牙弓间的𬌗关系异常、颌骨大小形态位置异常等。

（一）错𬌗畸形的病因

错𬌗畸形的形成因素和机制错综复杂，其发生过程可能为单一因素或单一机制所致，也可能是多种因素或多种机制共同作用的结果。

1. 遗传因素 错𬌗畸形的遗传因素来源于种族演化和个体发育两个方面。

（1）种族演化 错𬌗畸形是随着人类的种族演化而发生和发展的，如今成为现代人类普遍存在的现象，这是由于在人类几十万年长期进化过程中，环境变迁、食物结构变化等造成咀嚼器官不平衡退化的结果。

（2）个体发育 从个体发育角度来看，这与双亲所具有的遗传特性有关。但不是所有子女的颌面形态都像父母，这又与变异有关。环境因素可影响基因的表现，但在不同的条件下，其表现的强度和方式各不相同。

2. 环境因素 可分为先天因素和后天因素。

（1）先天因素 指从受孕后直到胎儿出生以前，任何可以导致错𬌗畸形发生的原因，包括发育、营养、疾病、外伤等。

（2）后天因素 指自出生以后，可能导致错𬌗畸形的各种环境因素，包括全身性因素、颌面局部因素以及功能异常和不良习惯等。

（二）错𬌗畸形的患病率

错𬌗畸形的患病率在国内外的许多报道中差异甚大，其原因可能在于制订的各调查标准的差异。目前世界卫生组织（WHO）尚未制订统一的错𬌗畸形流行病学调查标准。

中华口腔医学会口腔正畸专业委员会于 2000 年组织了对全国 7 个地区的 25392 名乳牙期、替牙期和恒牙初期组儿童与青少年以个别正常𬌗为标准的错𬌗畸形患病率调查。调查结果按 Angle 错𬌗分类法进行错𬌗畸形的分类统计，傅民魁等发表的调查结果显示：乳牙期为 51.84%，替牙期为 71.21%，恒牙初期为 72.92%。这次错𬌗畸形患病率比 20 世纪 60 年代一些报道中的 48% 上升 20% 之多。主要原因可能与儿童及青少年的龋病发生率居高不下有关。1955 年，我国毛燮均教授等以理想正常𬌗标准调查系统资料，其患病率为 91.20%。

（三）错𬌗畸形的临床表现

1. 个别牙齿错位 包括牙齿的唇向错位、颊向错位、舌向错位、腭向错位、近中错位、远中错位、高位、低位、扭转、异位、斜轴等（图 14 - 1）。

2. 牙弓形态和牙齿排列异常 主要包括牙弓狭窄、腭盖高拱，牙列拥挤，牙列间隙等（图 14 - 2）。

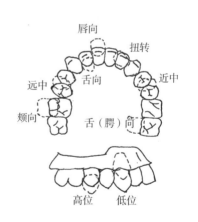

图 14 - 1 个别牙齿错位图

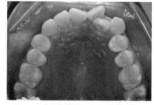
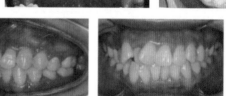
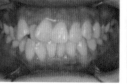
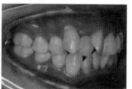

图 14 - 2 牙列拥挤

3. 牙弓、颌骨、颅面关系的异常 主要包括前牙反𬌗、近中错𬌗、下颌前突；前牙深覆盖、远中错𬌗、上颌前突；上下牙弓前突、双颌前突；一侧反𬌗，颜面不对称；前牙深覆𬌗、开𬌗等（图 14 - 3，图 14 - 4）。

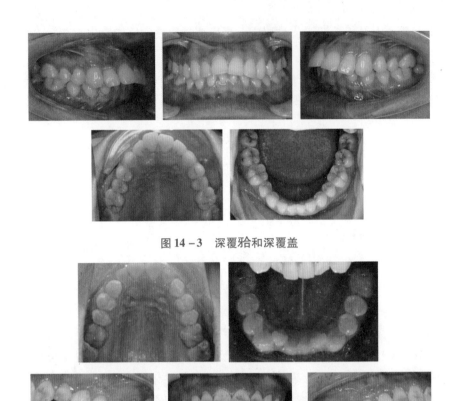

图 14 – 3　深覆𬌗和深覆盖

图 14 – 4　开𬌗

（四）错𬌗畸形的危害

1. 局部危害

（1）影响牙颌面的发育　在儿童生长发育过程中，错𬌗畸形将影响牙颌面软硬组织的正常发育。如前牙反𬌗不及时治疗，下牙弓将会限制上颌骨的发育，而下颌骨没有上下牙弓的协调关系将会过度向前发育，这样形成颜面中 1/3 的凹陷和下颌前突畸形，随着错𬌗畸形的逐渐加重，颜面呈现新月状面型。

（2）影响口腔的健康　错𬌗的牙齿拥挤错位，由于不易自洁而好发龋病及牙龈、牙周炎症，同时常因牙齿错位而造成牙周损害。

（3）影响口腔功能　前牙开𬌗可造成发音异常；后牙锁𬌗可影响咀嚼功能；严重下颌前突可造成吞咽异常；当错𬌗畸形出现𬌗干扰、早接触时，可能会影响颞下颌关节的功能和引起器质性病变。

（4）影响颜面美观　各类错𬌗畸形可影响容貌外观，呈现开唇露齿、双颌前突、长面或短面等畸形。

2. 全身危害　错𬌗畸形不仅可对牙颌、颅面的局部造成危害，也可对全身造成危害，如咀嚼功能降低可引起消化不良及胃肠疾病。此外，颜面的畸形可对患者造成严重的心理和精神障碍。

二、错𬌗畸形的分类、检查和治疗计划

（一）错𬌗畸形的分类　e 微课

错𬌗畸形的科学与准确分类对临床诊断和治疗设计具有重要的指导意义。近百年来，国内外学者提出的错𬌗畸形分类法有几十种之多，Angle 分类法因其简明、方便、易懂，在国际上应用最为广泛。我

国毛燮均教授通过多年对人类咀嚼器官进化过程的研究，结合人体咀嚼器官为立体结构的观点，以错𬌗畸形的机制、症状、矫治三者结合为基础，提出毛燮均分类法，在我国得到了广泛应用。

Angle 认为，上颌第一恒磨牙位于上颌骨的颧突根之下，而上颌骨又固定于颅骨上，其位置相对恒定且不易错位，因此，Angle 称上颌第一恒磨牙是𬌗的关键，而各类错𬌗畸形均是由于下颌、下牙弓在近远中向的错位所引起。Angle 以上颌第一恒磨牙为基准，将错𬌗畸形分为中性错𬌗、远中错𬌗与近中错𬌗三类。

1. 第一类错𬌗——中性错𬌗（class Ⅰ，neutroclusion）　上下颌骨及牙弓的近、远中关系正常，磨牙为中性关系，即在正中𬌗位时，上颌第一恒磨牙的近中颊尖咬合于下颌第一恒磨牙的近中颊沟内。此时，若口腔内全部牙齿排列整齐而无错位，称为正常𬌗；若磨牙为中性关系但牙列中存在错位牙，则称为中性错𬌗或第一类错𬌗（图 14-5）。

第一类错𬌗可表现为牙列拥挤、上牙弓前突、双牙弓前突、前牙反𬌗、前牙深覆𬌗及后牙颊、舌向错位等。

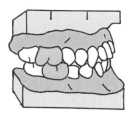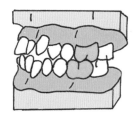

图 14-5　Angle Ⅰ 类错𬌗畸形示意图

2. 第二类错𬌗——远中错𬌗（class Ⅱ，distoclusion）　下颌或下牙弓处于远中位置，磨牙为远中关系；如果下颌后退 1/4 个磨牙或半个前磨牙的距离，即上下颌第一恒磨牙的近中颊尖相对时，称为轻度远中错𬌗关系或尖对尖远中错𬌗。若下颌或下牙弓处于更加远中的位置，以至于上颌第一恒磨牙的近中颊尖咬合于下颌第一恒磨牙与下颌第二前磨牙之间，则称为完全远中错𬌗关系。

（1）第二类，第一分类　磨牙为远中错𬌗关系，上颌前牙唇向倾斜，可表现为上颌前牙前突、前牙深覆盖、深覆𬌗、开唇露齿等（图 14-6）。

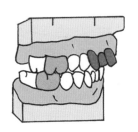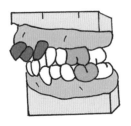

图 14-6　Angle Ⅱ¹ 类错𬌗畸形示意图

第二类，第一分类，亚类：一侧磨牙为远中错𬌗关系，而另一侧为中性𬌗关系，且上颌前牙唇向倾斜（图 14-7）。

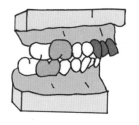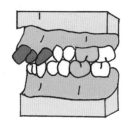

图 14-7　Angle Ⅱ¹ 类亚类错𬌗畸形示意图

（2）第二类，第二分类　磨牙为远中错殆关系，上颌前牙舌向倾斜，可表现为内倾型深覆殆、面下部过短、颏唇沟较深等（图 14 - 8）。

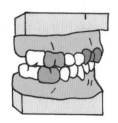
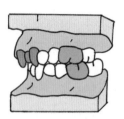

图 14 - 8　Angle II² 类错殆畸形示意图

第二类，第二分类，亚类：一侧磨牙为远中错殆关系，而另一侧为中性殆关系，且上颌前牙舌向倾斜（图 14 - 9）。

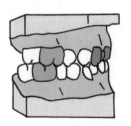
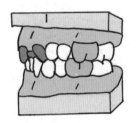

图 14 - 9　Angle II² 类亚类错殆畸形示意图

3. 第三类错殆——近中错殆（class III，mesioclusion）　　下颌及下牙弓处于近中位置，磨牙为近中关系；如果下颌前移 1/4 个磨牙或半个前磨牙的距离，即上颌第一恒磨牙的近中颊尖与下颌第一恒磨牙的远中颊尖相对时，称为轻度近中错殆关系或尖对尖近中错殆。若下颌或下牙弓处于更加近中的位置，以至于上颌第一恒磨牙的近中颊尖咬合于下颌第一与第二恒磨牙之间，则称为完全近中错殆关系。此类错殆可表现为前牙对刃、反殆或开殆、上颌后缩或下颌前突等（图 14 - 10）。

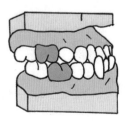
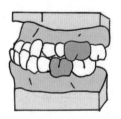

图 14 - 10　Angle III 类错殆畸形示意图

第三类，亚类：一侧磨牙为近中错殆关系，而另一侧为中性殆关系（图 14 - 11）。

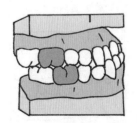
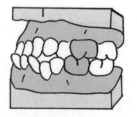

图 14 - 11　Angle III 亚类错殆畸形示意图

（二）错殆畸形的检查

1. 一般检查

（1）患者基本情况记录　包括姓名、性别、出生日期、民族、出生地或生长地、职业（成人）及联系方式。

（2）询问病史及其他相关情况　主要包括主诉、病史以及心理和治疗动机分析。

（3）专科检查　主要包括牙、殆、颌、面的检查以及全身情况的检查。

1）牙齿　包括牙的基本性状、萌出替换、重要错位的检查。

2）殆的发育阶段　乳牙期、替牙期、恒牙期。

3）牙弓　主要将牙弓形态分为尖圆形、方圆形、卵圆形，多数人为卵圆形。

4）殆的检查　主要包括覆盖、覆殆、殆曲线。

①覆盖

正常覆盖：上切牙切缘到下切牙唇面的水平距离在 3mm 以内者。

深覆盖：上下前牙切端的前后距离在 3mm 以上者，分为 3 度。

Ⅰ度深覆盖：3mm < 覆盖≤5mm。

Ⅱ度深覆盖：5mm < 覆盖≤8mm。

Ⅲ度深覆盖：覆盖 >8mm。

反覆盖：下前牙切端位于上前牙切端前方。

②覆殆

正常覆殆：上前牙覆盖过下前牙唇面的垂直距离不超过切 1/3 且下前牙切缘咬在上切牙舌面切 1/3 以内者。

深覆殆：上前牙覆盖过下前牙牙冠超过切 1/3 者，分为 3 度。

Ⅰ度深覆殆：上前牙覆盖下前牙唇面超过切 1/3 而不足 1/2 者。

Ⅱ度深覆殆：上前牙覆盖下前牙唇面超过切 1/2 而不足 2/3 者。

Ⅲ度深覆殆：上前牙覆盖下前牙唇面超过切 2/3 者。

开殆：上下前牙切端间无覆殆关系，垂直向呈现间隙者，分为 3 度。

Ⅰ度开殆：0mm < 开殆≤3mm。

Ⅱ度开殆：3mm < 开殆≤5mm。

Ⅲ度开殆：开殆 >5mm。

反覆殆：指咬合时下前牙舌面覆盖上前牙牙冠的唇面。

Spee 曲线：是指连接下颌切牙的切缘，尖牙的牙尖，前磨牙的颊尖以及磨牙近远中颊尖的连线。该连线从前向后是一条凹向上的曲线。该曲线的曲度是指牙弓殆面的最低点到下颌切牙切端与双侧最后一个下颌磨牙牙尖构成的平面的距离。

5）口内其他软硬组织　包括牙周组织及口腔卫生状况的检查，牙槽、基骨及腭盖情况的检查，舌体及口腔功能的检查。

6）口外及面部形态　包括颌骨及面部的检查。

7）颞下颌关节　包括疼痛、弹响及下颌运动的检查。

8）全身情况检查　包括身高、体重及相关疾病的检查。

2. 模型分析　主要包括拥挤度分析、替牙期拥挤度分析、牙齿大小协调性——Bolton 指数分析、牙弓形态测量分析、牙槽及基骨的测量分析。

拥挤度分析：牙冠宽度的总和与牙弓现有弧形长度之差。一般分 3 度。

Ⅰ度拥挤：拥挤度 <4mm。

Ⅱ度拥挤：4mm≤拥挤度≤8mm。

Ⅲ度拥挤：拥挤度 >8mm。

3. X 线片分析 X 线片是重要的特殊检查。常用的有根尖片、曲面体层片、头颅定位正位片、头颅定位侧位片、颞下颌关节片、手腕骨片以及锥形束 CT。

（1）根尖片 用于估计龋坏、恒牙的先天缺失、多生牙、埋伏牙、牙的钙化情况、牙萌出路线、根吸收、牙槽嵴吸收和根周等情况。

（2）曲面体层片 全面观察牙齿数目、牙胚发育情况，还可估计牙轴倾斜度、有无第三磨牙、两侧髁突及颌骨对称性等。

（3）头颅定位侧位片 常用于矢状向及垂直向的评价分析。

（4）头颅定位正位片 反映颅面横向和垂直向的问题，例如宽度、对称性等。

（5）颞下颌关节片 也称薛氏位片，可显示关节结节、关节间隙、关节凹和髁突的情况。

（6）手腕骨片 用于确定儿童的发育情况。

（7）锥形束计算机断层扫描（cone beam computed tomography，CBCT） 为口腔颌面部提供高分辨率的三维影像信息，主要用于确定牙齿位置（如埋伏牙）、探测牙根形态、观察牙槽骨壁厚度、研究牙根与骨壁之间的关系、测量解剖标志点间的距离及角度、评价软组织结构形态等。

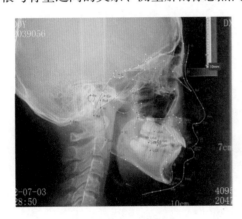

图 14 – 12 常用的测量标志点

4. X 线头影测量分析 主要是测量 X 线头颅定位照相所得的影像，首先描绘出牙颌、颅面部重要的标志点，然后将这些点连成线，测量线与线间的交角以及点到线的距离，从而了解牙颌、颅面部的软硬组织结构，是临床诊断、治疗设计及研究工作的重要手段（图 14 – 12）。

5. 面部及牙𬌗照相 矫治前照片可辅助诊断及制订治疗方案；矫治中照片可反映阶段性结果；矫治后照片显示最终治疗结果，与矫治前照片比较可直观反映出治疗前后的变化；矫治前、中、后完整的照片记录是病例展示或病例报告的重要资料之一。常见面部及牙𬌗照相内容包括：正面像、侧位像、3/4 侧位像、正面牙𬌗像、侧面牙𬌗像、咬合面像。

（三）错𬌗畸形治疗计划

治疗计划的制订和预后估计具体如下。

1. 确定治疗目标颌骨和牙列的状态，确定主要的矫治方向，根据𬌗关系、牙排列试验等诊断，采用扩弓、减数、减径等原则，以及破除不良习惯等预防方法，为设计做参考。

2. 矫治器的选择与牙的移动类型以及年龄阶段有关。

3. 治疗时机的选择要充分利用生长发育的最佳时期。

4. 疗程估计和预后的推断根据术者所采取的治疗方式和患者的合作程度，互相达到充分的理解和认识，建立起患者的信心是非常必要的，以达到缩短疗程、提高疗效的目的。

三、错𬌗畸形的矫治

（一）矫治目标

错𬌗畸形的矫治目标是平衡、稳定和美观。

平衡应包括形态与功能两个方面：①形态方面，上下牙弓形态正常，牙齿排列整齐，上下前牙、后牙覆殆、覆盖正常，尖牙、磨牙中性关系，上下颌间位置及与颅面位置关系基本正常；②功能方面，首先是咬合运动正常，咬合运动时无早接触及殆干扰。

形态和功能的矫治结果必须是稳定的，且不复发。矫治结果的稳定同错殆畸形的诊断、治疗设计及矫治技术的正确使用等有着重要关系。美观也作为矫治目标之一，随着牙颌畸形的矫治，颅面形态将得到改善。

（二）基本的矫治技术

1. 活动矫治技术

（1）概述　活动矫治器由固位装置、加力装置和连接装置三部分组成。活动矫治器可由患者或医师自由摘戴，依靠卡环的固位和黏膜的吸附作用进行固位，可根据需要在矫治器上增加弹簧等附件以产生矫治力，达到矫治错殆畸形的目的。

（2）常用活动矫治器　主要包括殆垫式活动矫治器、带翼扩弓活动矫治器、螺旋器分裂基托矫治器、平面导板矫治器、斜面导板矫治器。

1）殆垫式活动矫治器　常用于纠正前牙反殆及解除咬合锁结。需要上颌前牵引时，可在矫治器位于尖牙近中处伸出两个拉钩，与前方牵引面具配合使用，牵引上颌向前。

2）带翼扩弓活动矫治器　适用于伴有上下颌牙弓狭窄，需要上下颌扩弓的病例。

3）螺旋器分裂基托矫治器　根据正畸螺旋器各自所在的部位而有不同的作用。如放置于腭中缝相当于前磨牙处连接两基托，打开螺旋器即可扩大牙弓；放置在前牙舌侧时，可推前牙向唇侧；安放在后牙舌侧时，可将后牙向颊侧或远中移动（图14-13A）。

4）平面导板矫治器　适用于矫治后牙高度不足的低角型深覆殆病例（图14-13B）。

5）斜面导板矫治器　适用于上颌正常，下颌后缩的远中错殆（图14-13C）。

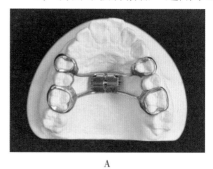 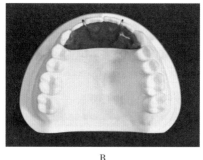 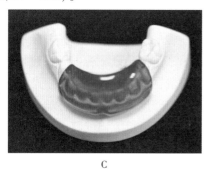

A　　　　　　　　　　B　　　　　　　　　　C

图14-13 活动矫治

A. 快速扩弓矫治器；B. 平面导板矫治器；C. 斜面导板矫治器

2. 功能矫治技术

（1）概述　功能矫治技术是通过矫治装置改变下颌姿势位，改善口颌系统肌群的功能状况；利用自身所引起的肌力、咬合力等激活口周及面部肌肉的功能，刺激颌骨、牙周组织的生长改建；以及辅以口外矫形力引导颌骨生长，改变颌骨的生长率、生长量、生长方向。是一种充分发挥机体自然生长潜力，矫治生长发育期儿童及青少年的肌性和轻度骨性错殆畸形的常用重要正畸手段和方法。

（2）常用功能矫治器　主要包括肌激动器、功能调节器、双板矫治器、固定式功能矫治器、矫形治疗头帽装置等。

1）肌激动器（activator）　主要用于矫治青春发育高峰期安氏Ⅱ类错殆。矫治器在前移下颌的同时控制牙萌出，从而调节上下颌骨的矢状关系，并通过矫治器其他附件产生垂直向及水平向的控制作用。肌激动器还可用于治疗安氏Ⅱ²类、安氏Ⅲ类以及开殆畸形，但不适用于安氏Ⅰ类牙列拥挤及上颌前突病例。将口外弓与肌激动器联合起来，组成口外弓-肌激动器，可充分发挥两者的互补作用，用于早期

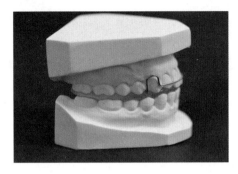

图 14 - 14　肌激动器

矫治安氏Ⅱ类下颌后缩伴有下颌平面角增大，或合并上颌前突趋势病例的矫治（图 14 - 14）。

2）功能调节器（function regulator，FR）　大部分结构都位于口腔前庭，其特点是颊屏离开牙弓，阻挡唇颊肌的压力，使牙弓扩大，以及颊屏、唇挡的边缘延伸至前庭沟底刺激骨膜下骨质增生使牙槽基骨弓扩大。通过使牙槽骨扩大，牙弓整体向颊侧移动，建立正常的口腔功能间隙。可分为 FR - Ⅰ、FR - Ⅱ、FR - Ⅲ、FR - Ⅳ四种类型，现在常用的是 FR - Ⅲ，用以解决早期的前牙反𬌗。

3）双板矫治器（Twin - Block）　是一种改良型肌激动器，可以通过功能性前移下颌，刺激下颌骨生长。分上下颌两部分，不影响咀嚼进食，可全天佩戴，最大限度地刺激生长；可单独对上颌或下颌的牙弓宽度进行控制；可配合牵引，使患者下颌在夜间仍保持在功能前伸位；可立即看到面型的改变，提高患者信心。但下颌位置调整到位后，前磨牙区暂时无咬合接触，需要在保持阶段进一步调整。

4）固定式功能矫治器　是一种将矫治器固定于牙列上，患者不能任意自行摘戴的功能矫形装置。可使下颌骨持续保持在前伸位置，以促使颌骨和肌肉的功能改变，是一种用于治疗Ⅱ类错𬌗的固定式咬合前移装置，如 Herbst 矫治器、Jasper Jumper 矫治器、Forsus 矫治器、SUS2 矫治器等。

3. 固定矫治技术　固定矫治器是正畸矫治器中的一个主要类型，大多由带环（颊管）、托槽、矫治弓丝及附件四部分组成。目前临床上广泛应用的固定矫治器是方丝弓矫治器和直丝弓矫治器。

（1）方丝弓矫治器　1928 年由 Angle 首先提出，方形弓丝主要通过其边缘与托槽方型槽沟间的作用而施力。主要有两个特点：一是能有效地控制矫治牙各个方向的移动，能使牙齿做近远中、唇颊舌向、龈𬌗向及控根移动等各个方向的移动；二是牙弓由弓丝连成一整体，具有较大的支抗力，减少支抗牙的移位，有利于牙弓及颌骨位置关系的矫治。

（2）现代直丝弓矫治技术　20 世纪 60 年代 Andrews 研究了 120 名未经正畸治疗的恒牙期正常𬌗，提出了正常𬌗六项标准。在此基础上，于 20 世纪 70 年代初设计出直丝弓矫治器。新的矫治器源于方丝弓矫治器，但却根据不同牙齿的三维形态位置在托槽内预置了不同的轴倾角、转矩角且有不同的托槽底形态与厚度，消除了在弓丝上弯制三种序列弯曲的必要，一根有基本弓形的平直弓丝插入托槽，就可以完成牙齿三维方向的移动；治疗结束时，完成弓丝也完全平直，所以称为直丝弓矫治器（straight wire appliance，SWA），又被称为预调矫治器或预置矫治器。

直丝弓矫治器的种类主要包括 Andrews 直丝弓矫治器、Roth 直丝弓矫治器、MBT 直丝弓矫治器等。直丝弓矫治技术强调托槽粘着位置的精确；整个治疗中使用弱而持续的矫治力（50～150g）；应用高弹性弓丝如热激活镍钛丝；使用三种弓形，即尖圆形、卵圆形和方圆形；重视牙弓完全整平，第二磨牙包括于矫治器内；第一阶段排齐整平牙弓时，为防止前牙唇倾与覆𬌗加深，采取尖牙向后结扎和末端弓丝回弯；第二阶段使用滑动法关闭拔牙间隙，在关闭拔牙间隙的同时，通过支抗控制调整磨牙关系；若前两个阶段处理良好、治疗过程平稳，结束时仅需要小量的工作；拆除托槽之前，用细圆丝配合垂直三角形牵引，使上下牙尖窝关系定位更好。

4. 舌侧矫治技术　1976 年美国正畸专家（Dr. Craven Kurz）发明了舌侧矫治器，由于职业、美观等原因，舌侧矫治器受到社会公众的关注和正畸医师们的热捧。舌侧矫治器主要由舌侧托槽、磨牙舌侧管、弓丝等组成。矫治力作用点位于牙冠舌侧，生物力学上与唇侧矫治器存在较大差异。从矢状平面上看，舌侧托槽距阻力中心的距离远小于唇侧托槽到阻力中心的距离，因此，单纯的牙齿压入移动更接近整体移动。在垂直平面上，舌侧托槽距阻力中心的距离大于唇侧托槽距阻力中心的距离，因而在施以相同矫治力内收前牙的情况下，舌侧矫治器可获得更大的力矩，加大了在前牙内收的过程中控制前牙转矩的难度。间接粘接时，可适度增加托槽冠唇向转矩以对抗前牙舌倾。

5. 无托槽隐形矫治技术　适用于对矫治器美观性和隐蔽性有较高要求的患者，需要较简单牙齿移动的患者，牙周状况不良或是对龋齿有易感性的患者，需要修复治疗的患者，有短牙根或者对牙根吸收具有易感性的患者，覆𬌗较浅或是有轻度开𬌗的患者，有重度牙齿磨耗的患者，口内已有多个修复体的患者及轻度反𬌗的患者（图 14 – 15）。

矫治步骤主要包括患者的知情同意，获取临床资料，制取硅橡胶印模，咬合记录的获得，隐形矫治的动态可视化与确认，隐形矫治器的加工和生产。

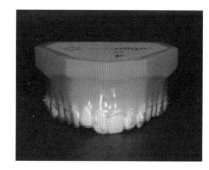

图 14 – 15　固定矫治技术和无托槽隐形矫治技术

PPT

第二节　正颌外科

牙颌面畸形（dentomaxillofacial deformities）指因颌骨发育异常引起的颌骨体积、形态以及上下颌骨之间及其与颅面其他骨骼之间的位置关系异常和随之伴发的牙颌关系及口颌系统功能与颜面形态异常。正颌外科（orthognathic surgery）是以研究和诊治牙颌面畸形为主要内容的学科，包含了术前、术后正畸治疗与颌骨手术联合治疗牙颌面畸形的完整概念。

一、概述

正颌外科是口腔颌面外科中近年来发展迅速、成果显著的新兴学科分支，集口腔颌面外科学、口腔正畸学、美容医学、心理学等相关学科新理论和新技术为一体，特别是正畸 – 正颌联合治疗，对难治骨性牙颌面畸形有较好的治疗效果。

正颌外科诊疗的目的是改善口腔颌面部外形和功能，使患者容貌变得更加漂亮和协调，并改善功能，包括提高咀嚼效率、改善发音、改善颞下颌关节功能以及睡眠呼吸暂停低通气综合征等。

二、临床分类与适应证

（一）临床分类

牙颌面畸形主要是一种独立的生长发育异常，但也可能是某些先天性遗传性发育异常在口腔颌面部的表现。目前没有完全统一的临床分类。

这里介绍包含 Angle 分类标准在内的，以颅、颌、𬌗三维空间关系异常为基础的牙颌面畸分类法（表 14 – 1）。临床最常见的三类包括骨性Ⅰ类（ANB 0 ~ 5°，后牙中性关系），骨性Ⅱ类（ANB > 5°，后牙远中关系），骨性Ⅲ类（ANB < – 2°，后牙近中关系）。

表 14 – 1　颅、颌、𬌗三维空间关系

颌骨	发育过度畸形	发育不足畸形
前后向	上颌发育过度 下颌发育过度 下颌颏部发育过度 双颌前突	上颌发育不足 下颌发育不足 下颌颏部发育不足
垂直向	上颌发育过度 下颌发育过度	上颌发育不足 下颌发育不足 下颌颏部发育不足
横向	对称：发育过度或发育不足 不对称：偏颌畸形	

（二）适应证

适应证包括各类严重的骨性牙颌面畸形，如各类牙颌面先天发育畸形，以及各类由全身系统性疾

病、不良习惯、损伤及感染等造成的牙颌面畸形。

正颌外科手术一般在生长发育完成后进行，男性约 20 岁以后，女性约 18 岁以后。当出现下列情况，可以考虑提前进行手术治疗。

1. 患者颌骨生长发育不足，需早期手术辅助促进颌骨生长。

2. 患者存在的牙颌面畸形严重影响生长发育。

3. 牙颌面畸形严重影响患者的心理健康和社会行为。

三、术前检查与诊断

（一）术前检查

正颌外科的临床检查与口腔颌面外科有较多的共同之处，但也有特殊要求，主要是专科检查时要考虑美学标准，如左右对称性和面部的比例等。

1. 病史 除应常规了解病史资料外，对患者的主诉和治疗要求、患者的年龄职业与社会活动、家庭和社会状况等均应有深入的了解；对既往所患疾病、有无出血倾向以及家族史等应仔细询问。

2. 全身检查 正颌外科手术通常在全麻条件下进行，因此必须排除手术及麻醉禁忌，包括常规检查、心肺功能检查、实验室检查等。

3. 专科检查

（1）检查时体位 患者取坐位，背部挺直，眼睛平视，面部放松，处于自然状态，尽可能使眼耳平面接近水平。

（2）局部着重检查 咬合关系、牙周及颞下颌关节、上颌骨与下颌骨、颌骨与颅基底的侧向（前后）、横向（左右）和垂直向（上下）的大小、比例等颅颌面关系。

（3）美学评估 综合正面、侧貌、唇型以及咬合关系等，进行三维形态的美学评估。

（4）面部分型 根据面部侧貌轮廓将面型分为三种，包括直面型（上下颌骨前后关系协调，软组织额点、鼻底点和颏前点基本在一条直线上）、凸面型（鼻底点在额点和颏前点连线的前方，提示骨性Ⅱ类）、凹面型（鼻底点在额点和颏前点连线的后方提示骨性Ⅲ类）。

（5）牙殆检查 包括牙弓形态及上下牙弓协调性，牙列（排列、牙数目、牙周），咬合关系（Angle 分类）。

4. 特殊检查

（1）模型外科 牙殆模型（除记录模型外，需要确定制备研究模型及工作模型）。

（2）影像学检查 包括根尖片、曲面体层片、头影测量侧位片、头影测量正位片、CT 扫描和三维图像重建，必要时拍摄颞下颌关节、手腕骨 X 线片。

（3）颅面及牙摄影 包括正、侧位颅面像及口内正、侧位咬合像，以观察软组织正、侧貌形态、比例、对称性和口唇与牙列以及殆关系。

（4）口颌系统的功能检查 包括咀嚼肌和面、唇肌的功能检查、下颌运动的检查、咬合关系及咬合功能的检查、颞下颌关节的检查。

（二）诊断

正确的诊断对拟定正确的治疗计划十分重要。根据临床检查及各项检查资料，将所得数据与各项相应正常值进行比较、分析，以明确牙、颌、面异常的性质、部位和程度，为后续治疗设计提供依据。正颌外科的诊断在于揭示牙颌面畸形的性质、特征、主要问题、畸形涉及的部位及类型，这直接关系到治疗计划与手术方案的制订。在正颌外科治疗前，对牙颌面畸形的诊断与鉴别诊断的要点主要如下。

1. 分析畸形发生的原因 是否为先天性、发育性或继发性。

2. 明确畸形的性质 是否为牙性或骨性错殆。

3. 明确畸形涉及的部位 包括上颌畸形、下颌畸形或双颌畸形。

4. 判断畸形累及的方向、范围与严重程度。

四、治疗原则与设计

（一）治疗基本原则

正颌外科的治疗原则为形态与功能并举，外科与正畸联合。

（二）治疗设计手段与方法

正颌外科按畸形和治疗要求，切开并移动牙-骨联合体，重建牙颌面结构三维空间关系和功能，获得满意的颜面美容效果。因此，需要在手术前就切开部位、牙骨块移动方向和距离进行精确设计。

1. VTO 分析（visual treatment objective） 指的是通过侧位头影测量描记图（cephalometric tracing）的裁剪、移动和拼接模拟手术过程，并预测术后颜面软组织侧貌的变化，从而为选择合理治疗方案提供依据。主要目的包括确定术前正畸目标、筛选能取得的最佳功能和美容效果手术方案、获取术后面型侧貌变化可视图。

2. 计算机辅助设计与疗效预测 我国已研制开发了正颌外科 X 线头影测量计算机分析、诊断系统，并用以进行计算机模拟正颌外科手术设计与疗效预测。主要优点是迅速、准确和简便，储存大量 X 线片及设计、预测图形，利于回顾性研究及追踪评价；可在计算机前进行讨论、设计，易于医师与患者之间对治疗设计及其效果交流和理解；可设计出若干治疗方案，依预测结果进行模拟比较，从中选出最佳方案。

3. 模型外科分析 可获得矫正骨块的三维立体空间变化及结果，并可观察、判断手术后骨块及咬合的确切立体方位；确保建立正常稳定的咬合关系；制作导板，以帮助外科医生在手术中将切开的牙-骨联合体正确就位。

五、治疗程序与步骤

在治疗方案确定后，必须按照严格的治疗程序进行，方可获得最佳的治疗效果以及避免可能出现的偏差。正畸-正颌外科联合治疗程序涵盖了正畸与正颌外科两个专业的治疗步骤。

（一）术前正畸

1. 去除牙齿代偿性错位，排齐牙列。

2. 拓展牙间间隙，便于骨切开。

3. 平整牙弓𬌗曲线，协调上下牙弓宽度。

4. 建立正常稳定的咬合关系，防止术后复发。

（二）正颌外科手术

1. 手术前正畸治疗结束后，应做术前记录，包括头侧位片、曲面体层片、切牙区根尖片等和牙颌模型，再做头影测量预测和模型外科。外科医生与正畸医师再次会诊，最后确定治疗计划。

2. 常规全麻和输血准备，制备颌引导板、骨的固定装置，根据手术计划，向患者充分说明。

3. 严格按术前设计的手术方案进行手术。术中尽量保护好软组织血供蒂，以免牙与颌骨坏死。

4. 除一般手术器械外，需颌骨手术动力与坚固内固定系统。

（三）术后正畸与康复治疗

1. 术后正畸治疗的目的是进一步排齐牙列和整平牙弓，关闭牙列间隙，并进行牙位及𬌗位的精细调整，最终建立稳定良好的𬌗关系，避免和减少术后复发。

2. 术后 4~5 周开始正畸治疗，同时进行以恢复颌周肌肉及颞下颌关节功能为目的的康复训练。

（四）随访观察

术后应定期随访检查牙颌关系出现的变化，术后正畸基本完成目标后，需继续观察 4 ~ 6 周再拆除矫治器，并制作保持器。

六、正颌外科常见术式

1. Le Fort Ⅰ型骨切开术（Le fort Ⅰ osteotomy）

（1）适应证　上颌骨前后、垂直与横向发育不足或过度，以及上颌𬌗平面倾斜。多与其他手术配合矫正双颌畸形。

（2）手术方法　该手术的截骨线相当于 Le fort Ⅰ 型骨折线，将上颌牙槽骨与基骨分离（图 14 - 16）。

2. 下颌支矢状骨劈开术（sagittal split ramus osteotomy，SSRO）

（1）适应证　下颌发育过度需后退下颌；下颌发育不足需前徙下颌。

（2）手术方法　该手术从矢状向劈裂下颌升支内外骨板并完成远心骨段移位，可用于前伸和后退下颌骨、以及轻度旋转下颌而关闭开𬌗或打开咬合（图 14 - 17）。

3. 颏成形术（genioplasty）

（1）适应证　颏部发育不足、过度、不对称等患者的颏部形态重建。

（2）手术方法　包括多种术式，从三维方向对颏部的形态进行重建（图 14 - 18）。

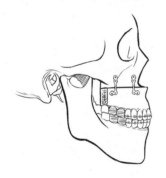 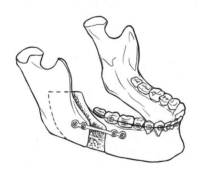 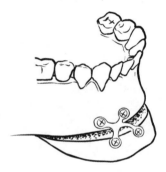

图 14 - 16　Lefort Ⅰ 型骨　　　图 14 - 17　下颌支矢状骨　　　图 14 - 18　颏成形术
切开术示意图　　　　　　　劈开术（SSRO）手术示意图

七、术后护理与并发症

（一）术后护理

1. 保持呼吸道通畅　正颌手术多采用全身麻醉，患者术后回到病房往往麻醉尚未完全清醒，手术局部软组织肿胀，口、鼻咽腔黏膜水肿，口内渗血及大量分泌物不能及时排出，极易误吸而造成呼吸道阻塞，因此需密切关注呼吸道是否畅通。

2. 加强口腔护理，预防感染　正颌手术后由于伤口肿胀、渗出，以及颌间牵引使用的牙夹板、牵引钉、𬌗板及牵引橡皮圈等固定装置，造成大量食物残渣、血痂、分泌物等在口腔内堆积，影响伤口的正常愈合，因此术后口腔护理对伤口愈合至关重要。

3. 饮食护理　患者术后颌间牵引限制上下颌的运动，不能正常咀嚼，必须每天给予充足的含有高蛋白、高热量、高维生素的流质饮食，以增加机体抵抗力，促进伤口的愈合，减少并发症的发生。

4. 术后康复训练　术后应指导患者进行咬合练习，逐渐恢复下颌运动与咀嚼功能。

（二）术后并发症

1. 出血和血肿 是最常见的并发症，尤其在术后早期渗血较常见。如鼻腔渗血可用氯麻液或碘仿纱条填塞，其他部位渗血时加压包扎。由于渗血引起的下颌下与口底部位的血肿形成应给予高度重视，尽早处理。

2. 呼吸道梗阻 是正颌外科手术后最严重的并发症之一。术后鼻腔黏膜水肿、渗血，使鼻腔气道变小，通气不畅；骨段移位使固有口腔容积变小或咽侧壁肿胀，使手术部位引流不畅而形成咽部、口底血肿，引起通气障碍；全麻后患者舌后坠或者气管插管损伤，易刺激呼吸道黏膜致气道梗阻；此外，上颌、下颌间弹性牵引影响口内分泌物的吸除，以上均易导致呼吸道梗阻。因此，对于呼吸道梗阻应时刻警惕，在术前和术中就应采取措施预防其发生，术后还应严密监护，及时发现并处理。

3. 颌骨意外骨折 术中在非设计部位或骨切开线部位发生断裂，主要发生在下颌支矢状骨劈开术，下颌支垂直骨切开术及下颌角截骨成形术时。

4. 神经损伤 术中由于颌骨的分离及位移，存在损伤三叉神经分支、下牙槽神经、颏神经等可能。

5. 牙根损伤、牙髓坏死、骨块坏死或骨不连接 当根尖下骨切开术及牙根垂直切骨时，牙根损伤或骨切开线距根尖过近可致牙髓血运障碍，牙髓坏死。切开移动的牙-骨联合体越小，营养蒂越小，越容易发生坏死或骨不连接的情况。

6. 颞下颌关节脱位 可能发生于下颌支垂直骨切开术后，有时也见于下颌角截骨成形术导致的髁突意外骨折与错位。

7. 创口感染 常见于口内污染伤口；手术设计或处理不当造成血肿；异物遗留。但正颌术后发生感染的机会不多，这与颌面部血供丰富抗感染能力强及抗生素的使用有关。

8. 术后畸形复发 正颌术后复发问题较为常见，其机制涉及手术设计与操作、咬合关系、肌肉神经调节、关节位置等多方面。可能的原因有牙-骨联合体的切开和移动不充分；固定不牢固或过早拆除固定装置等。

⊕ **知识链接**

颌骨牵张成骨术

牵张成骨（distraction osteogenesis，DO）是通过对切开后的骨段施加特定大小的牵引或扩张力，使骨段间隙内再生新骨以延长或扩宽骨骼，达到矫治骨骼发育不足或修复骨缺损的一种外科技术，目前广泛用于传统正颌外科难以矫治的先天性牙颌面和颅颌面畸形、颌面部肿瘤切除术后和创伤后造成的缺损畸形、唇腭裂术后继发上颌骨发育畸形等。

1. 骨切开术 根据患者年龄的大小、颌骨的大小、牵张器安放部位等选择不同的手术切口。

2. 间歇期 骨切开后，术后应有3~7天的间歇期。

3. 牵张期 颌面进行牵张 每天3~4次，每次0.25~0.4mm。

4. 稳定期 是指从完成牵张后到拆除牵张器的这段时间。一般上颌骨为4~6个月，下颌骨为3~4个月。

目标检测

答案解析

1. 个别牙齿错位的临床表现不包括（　　）

　　A. 牙齿扭转　　　　　　B. 牙齿高位　　　　　　C. 牙齿近中错位

　　D. 牙弓狭窄　　　　　　E. 牙齿斜轴

2. 在 Angle 分类法中，Angle 认为的殆关键是（　　）

    A. 上颌第一恒磨牙　　　　　　B. 上颌第二恒磨牙　　　　　　C. 下颌第一恒磨牙

    D. 下颌第二恒磨牙　　　　　　E. 上颌尖牙

3. 临床检查一患者，双侧磨牙为远中错殆关系，上颌前牙唇向倾斜，该患者诊断为（　　）

    A. 安氏Ⅰ类错殆畸形　　　　　B. 安氏Ⅱ类一分类错殆畸形　　C. 安氏Ⅱ类二分类错殆畸形

    D. 安氏Ⅲ类错殆畸形　　　　　E. 安氏Ⅲ类亚类错殆畸形

4. 临床检查一患者：上前牙覆盖下前牙唇面超过切 1/2 而不足 2/3，上切牙切缘到下切牙唇面的水平距离在 6mm。该患者覆殆覆盖关系为（　　）

    A. Ⅰ度深覆殆，Ⅰ度覆盖　　　B. Ⅱ度深覆殆，Ⅱ度覆盖　　　C. Ⅲ度深覆殆，Ⅲ度覆盖

    D. Ⅰ度深覆殆，Ⅱ度覆盖　　　E. Ⅱ度深覆殆，Ⅲ度覆盖

5. 功能矫治器不包括（　　）

    A. 肌激动器　　　　　　　　　B. 功能调节器　　　　　　　　C. 固定式功能矫治器

    D. 方丝弓矫治器　　　　　　　E. 双板矫治器

6. 涉及下颌升支的正颌手术，如患者尚未拔除下颌第三磨牙，则常规在术前（　　）拔除

    A. 1 个月　　　　　　　　　　B. 2 个月　　　　　　　　　　C. 3 个月

    D. 6 个月　　　　　　　　　　E. 9 个月

7. 术后正畸的作用不包括（　　）

    A. 进一步排齐牙列和整平牙弓　B. 关闭牙列间隙　　　　　　　C. 去除牙齿代偿性错位

    D. 牙位及殆位的精细调整　　　E. 避免和减少术后复发

8. 下颌支矢状骨劈开术的适应证不包括（　　）

    A. 下颌发育过度　　　　　　　B. 下颌发育不足　　　　　　　C. 下颌发育不对称

    D. 骨性前牙开殆　　　　　　　E. 骨性前牙深覆殆

9. 正颌手术最常见的并发症是（　　）

    A. 呼吸道梗阻　　　　　　　　B. 出血　　　　　　　　　　　C. 感染

    D. 骨坏死　　　　　　　　　　E. 意外骨折

10. 正颌手术术后正畸开始的时间是（　　）

    A. 1～2 天　　　　　　　　　　B. 1～2 周　　　　　　　　　　C. 2～3 周

    D. 4～5 周　　　　　　　　　　E. 6～7 周

（徐建光　刘　超）

书网融合……

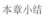

本章小结

微课

题库

第十五章　口腔修复与种植

📖 学习目标

1. 掌握 牙体缺损修复、牙列缺损修复和牙列缺失修复常见的修复体的类型；种植义齿的组成。

2. 熟悉 全冠、嵌体、贴面、桩核冠、固定局部义齿、可摘局部义齿的分类、适应证与禁忌证；种植义齿的植入和修复流程。

3. 了解 各类修复体的修复步骤和种植义齿的发展现状及趋势。

4. 学会分析病因，进行正确的牙体缺损、牙列缺损和牙列缺失的诊断；学会种植术前评估，具备义齿修复和种植适应证把握的能力。

⇨ **案例引导**

案例：患者，女，20岁，左下后牙因龋坏拔除1个月。既往体健，无系统病史。检查36缺失，修复间隙正常，对颌牙无过长，邻牙无倾斜，牙龈无红肿出血。余牙无松动，全口口腔卫生可。

随行的爷爷88岁，下颌牙齿因松动脱落1年。既往史：高血压5年，血压160/100mmHg，空腹血糖8.80mmol/L，未行控制治疗。检查：口内可见43松动Ⅲ度，牙龈红肿，大量牙石。余牙缺失。

讨论：1. 女性患者的最佳修复方法是什么？为什么？

2. 该女性患者的最佳种植时机是什么？

3. 男性患者的最佳治疗方案是什么？为什么？

第一节　口腔修复

PPT

一、概述

口腔修复学（prosthodontics）是应用符合口腔生理的方法，采用人工装置修复口腔及颌面部各种缺损，并恢复其相应功能，预防或治疗口腔颌面部相关疾病的一门临床科学。用于修复口腔及颌面部缺损的各种人工装置统称为修复体。

口腔修复学的研究内容包括牙体缺损、牙列缺损、牙列缺失、口腔颌面部缺损等疾病的病因、临床表现、诊断、预防和治疗的方法，通过合理设计制作各种修复体，以恢复和改善患者的口腔组织形态和功能，保障患者口颌系统及全身的健康。

牙体缺损、牙列缺损和牙列缺失的修复是口腔修复临床工作中的主要内容，也是学生重点学习和掌握的内容。

目前，口腔修复向着微创化、数字化方向发展。所谓微创就是在修复过程中尽可能少磨牙或不磨牙，尽量不改变牙齿的正常外观。瓷嵌体、瓷贴面以及嵌体冠等微创治疗手段取得了很好的临床效果。而数字化修复技术的发展和普及，不仅减少了患者的就诊次数和时间，更大大提高了义齿制作的精密度。

二、牙体缺损的修复治疗

牙体缺损（tooth defect）是指由于各种原因引起的牙体硬组织不同程度的外形、结构和颜色的异常，影响牙髓、牙周组织甚至全身的健康，并对咀嚼、美观、发音等产生不同程度的影响。牙体缺损常见病因为龋病，其次为外伤、磨损、酸蚀和发育畸形等。牙体缺损按照缺损范围由小到大的不同对应的修复体主要包括全冠、嵌体和桩核冠等，前牙牙体缺损还可用贴面修复。

（一）全冠

全冠（full crown）是覆盖整个牙冠的表面，用以修复或改善牙齿的形态、美观和功能的修复体，是口腔临床中常用的一类修复体（图15-1）。

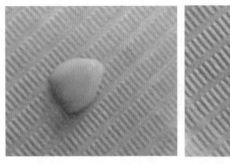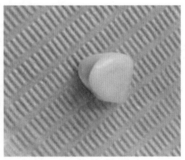

图15-1　全瓷冠

1. 全冠的分类

（1）铸造金属全冠　是由铸造工艺完成的覆盖整个牙冠表面的金属修复体。

（2）非金属全冠　用陶瓷、树脂等材料制作的全冠修复体，按照材料不同可分为全瓷冠和树脂全冠。

（3）烤瓷熔附金属全冠　将低熔烤瓷真空条件下熔附到金属基底冠上的金-瓷复合结构的修复体。

2. 全冠的适应证、禁忌证

（1）适应证　①各种类型的牙体缺损修复；②染色或变色牙；③牙齿位置或形态异常；④牙齿严重磨耗、邻接不良、咬合低等，需要恢复牙齿正常外形、咬合和邻接关系者；⑤根管治疗后的牙齿和隐裂牙；⑥其他，如固定桥固位体、牙周夹板的固位体等。

（2）禁忌证　①尚未发育完全的年轻恒牙，其根尖孔未闭合，髓腔宽大，牙体预备可能损伤牙髓组织；②过小牙，无法取得足够的抗力形和固位形者；③深覆𬌗或紧咬合，无法预备出足够修复体间隙者；④对金属过敏者应避免使用致敏金属材料。

3. 全冠的修复方法　全冠种类繁多，不同类型全冠在制作方法和过程上也不尽相同。下面以临床常用的全瓷冠为例做简要介绍。

（1）全冠的设计　根据患者主观要求、牙齿的位置及牙髓的状况等，综合考虑并确定全冠的材料选择，完成比色，制定设计方案。

（2）牙体预备　是为了开辟全冠修复体的间隙。前牙牙体预备按照切缘、唇面、邻面、舌面、颈部肩台及精修的顺序进行，后牙按照𬌗面、颊面、舌面、邻面、颈部肩台及精修的顺序进行。牙体预备要求如下：①前牙切缘或后牙𬌗面需要均匀磨除1.5~2mm的牙体组织，注意后牙功能尖的功能斜面预备量要足够，以免影响咬合接触；②唇面或颊面均匀磨除1.0~1.5mm间隙，唇面切1/3多磨除少许以保证瓷层厚度和美观；③邻面去除倒凹后，预备出0.8~1.0mm宽的颈部肩台，形成2°~5°的切向聚合度；④舌面预备量根据是否覆盖瓷层而不同，一般 1.0~1.5mm，颈 1/3 形成 2°~5° 切向聚合的颈圈；⑤全瓷冠常见的颈部边缘形态为有角肩台，位置有龈上、平龈和龈下三种类型；⑥精修完成，形成线角圆钝、光滑连续的外形。 e 微课1

（3）排龈　制取印模前，使用机械或药物的方法，在预备的肩台与牙龈之间形成印模材料可以进入的间隙，以形成清晰、准确的肩台形态，保证修复体边缘的准确性和密合度。排龈还可以减少龈沟内血液、龈沟液的渗出，保证印模的清晰。目前临床最常用的排龈方法为机械化学联合法，即将浸有排龈药物的排龈线以机械的方法压入龈沟内，以达到排开牙龈、止血和减少龈沟液渗出的目的。

（4）制作暂时冠　牙体预备完成后至全冠戴入前，在预备体上使用的临时性修复体即为暂时冠。因全冠制作需要一定时间，牙体预备后不能即刻戴入，为了保护预备牙和牙龈、维持邻接和咬合关系、恢复美观和咀嚼功能、提供诊断信息等，需要制作和戴用暂时冠。

（5）印模、模型　一般采用托盘和硅橡胶印模材料制取印模，灌注石膏模型。也可以使用口腔扫描取得电子印模。

（6）试戴与粘接　修复体在患者口腔内进行试戴，调磨咬合接触关系，待患者满意后进行粘固，最终完成全冠的修复。

（二）嵌体

嵌体（inlay）是一种嵌入牙体组织内部，用以恢复牙体缺损患牙形态和功能的修复体。嵌体中既嵌入牙体内部，同时又有部分高于牙面的修复体称为高嵌体（onlay）（图 15-2）。

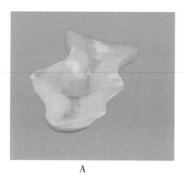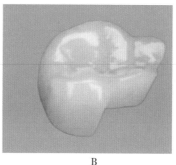

A　　　　　　　　　　　　B

图 15-2　嵌体和高嵌体
A. 嵌体；B. 高嵌体

1. 嵌体的分类

（1）根据嵌体覆盖牙面数目的不同，分为单面嵌体、双面嵌体和多面嵌体。

（2）根据嵌体位于牙体组织中的部位不同，分为𬌗面嵌体、颊面嵌体和邻𬌗嵌体等。

（3）根据制作嵌体材料的不同，分为合金嵌体、瓷嵌体和树脂嵌体等。

2. 嵌体的适应证、禁忌证

（1）适应证　牙体缺损的患牙经过牙体预备后剩余的牙体组织仍有一定的抗力且能提供固位者，均可采用嵌体进行修复。

（2）禁忌证　牙体缺损范围大，剩余牙体组织薄弱者；𬌗力大，磨耗严重或有磨牙症者；深龋患牙修复不适用导热率高的金属嵌体。

3. 嵌体的修复方法

（1）牙体预备　不同材质的嵌体具有不同的牙体预备要求。一般要求牙体预备需去尽腐质，洞形达到底平、壁直、点线角清晰，适当进行预防性扩展，洞形无倒凹，洞壁具有 2°~5° 的外展，边缘避开咬合接触区和邻面接触区等。合金嵌体还要求洞形边缘制备45°的洞缘斜面。

（2）印模和模型　同全冠。

（3）试戴与粘接　医师在患者口腔内进行修复体的试戴，调磨咬合接触关系，待患者满意后进行粘固，最终完成嵌体的修复。

（三）贴面

贴面（laminate veneer）是在少磨牙或不磨牙的情况下，采用粘接技术，将树脂或陶瓷等材料直接或间接粘接覆盖在表面缺损、着色、变色或畸形等患牙部位，以恢复或改善牙体形态和色泽的一种修复方法（图15-3）。

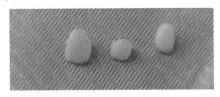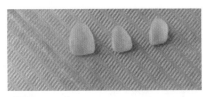

图15-3　贴面

1. 贴面的分类　根据制作材料不同，分为复合树脂贴面、烤瓷贴面和热压铸瓷贴面。

2. 贴面的适应证、禁忌证

（1）适应证　①牙体缺损：包括牙面小范围缺损、切角缺损、大面积表浅缺损、楔状缺损等。②染色牙和变色牙：包括四环素牙、氟牙症、死髓变色牙、釉质发育不良牙等。③形态异常牙：包括畸形牙、过小牙、异位牙等。④牙齿排列异常：包括轻度舌侧错位牙、扭转牙等。⑤其他：包括牙间隙增大、轻度中线偏移等。

（2）禁忌证　牙体组织缺损量过大、牙齿异位严重或修复间隙不足者，一般不宜选用贴面修复。

3. 瓷贴面的修复方法

（1）牙体预备　贴面牙体预备应尽可能位于釉质层内，考虑到中国人牙釉质的厚度，贴面预备量一般为0.5~0.8mm，预备应均匀适量，边缘应光滑连续，边缘线应位于釉质层内。

（2）印模和模型　同全冠。

（3）试戴与粘接　粘接前修复体内表面应经过喷砂、超声波清洗、5%氢氟酸酸蚀、涂硅烷偶联剂等处理，以提高瓷材料和牙体组织的粘接力。预备体表面采用37%磷酸酸蚀30~60s，涂前处理剂、牙本质粘接剂、牙釉质粘接剂，最后将涂有树脂封闭剂的贴面粘接于预备体表面，光照固化。粘固后进行调𬌗和磨光，完成瓷贴面修复。

（四）桩核冠

桩核冠（post-and-core crown）是利用插入根管内的桩和固定于桩上的核提供固位和支持的一种全冠修复体（图15-4）。

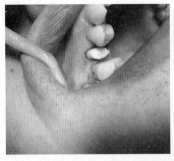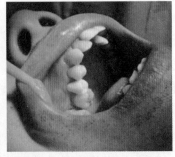

图15-4　纤维桩+树脂核+全瓷冠

1. 桩核冠的分类

（1）根据修复体结构分类　分为桩、核、冠三体结构，桩核、冠二体结构，桩核冠一体结构。

（2）根据修复材料分类　①桩：金属桩，包括铸造金属桩、成品金属桩；非金属桩，包括纤维桩、陶瓷桩。②核：金属核，包括铸造金属核、银汞合金核；非金属核，包括复合树脂核、陶瓷核。③冠：铸造金属冠、非金属冠、混合冠。

2. 桩核冠的适应证、禁忌证

（1）适应证　①牙冠中度以上缺损，无法直接充填后全冠修复者；②牙冠缺损断面达龈下，牙根有足够长度者；③不适合正畸治疗的错位牙、扭转牙；④直接修复固位不良的畸形牙、过小牙。

（2）禁忌证　①缺损范围过大，断面深达龈下，无法用正畸方法或冠延长术获得所需的生物学宽度者；②牙根短小、弯曲等解剖形态不良者；③未行完善根管治疗，根尖炎症未控制者。

3. 桩核冠的制作方法　因桩核冠的全冠制作方法与前述相同，本部分仅简要介绍桩核的设计和制作要求。

（1）牙体预备　按照全冠的预备要求进行剩余牙体组织预备，去除薄壁弱尖，使用专用根管钻由细到粗逐步进行根管预备。

（2）桩核的制作　可分为直接法和间接法。直接法即使用成品桩，如玻璃纤维桩直接粘固于根管内，然后将核材料堆塑于桩上，与剩余牙体组织共同形成全冠的预备体形态。间接法首先应制取桩核印模，灌注桩核模型，在技工室完成桩核的制作，然后交由口腔医师完成桩核的粘固和全冠牙体预备。

4. 试戴与粘接

（1）金属铸造桩核试戴与粘接　口内试戴前检查桩核内表面有无金属小瘤、调磨至桩核完全就位后用玻璃离子粘接剂、树脂加强型玻璃离子粘接剂等粘接。

（2）陶瓷桩核的试戴与粘接　试戴同金属铸造桩核，粘接同纤维桩核，具体步骤为：①根管及冠部牙体酸蚀；②树脂粘接剂处理；③双固化或自固化流动树脂粘接。

三、牙列缺损的修复治疗

牙列缺损（dentition defect）是指在上颌或下颌牙列内不同部位有数目不等的牙齿缺失，牙列内同时仍有余留的天然牙。牙列缺损的常见原因为龋病、牙周病、外伤、不良修复体、发育性疾病、颌骨疾病等。牙列缺损常用的修复方法为固定局部义齿、可摘局部义齿和种植义齿等。

（一）固定局部义齿

固定局部义齿（fixed partial denture）是靠粘接剂或固位装置将缺失牙两侧预备好的基牙或种植体连接成为一个整体，以恢复缺失牙的形态与功能，患者不能自行摘戴的一种修复体。由于它的结构与桥梁结构相似，又称固定桥（fixed bridge）（图15-5）。

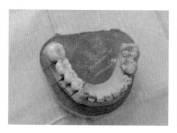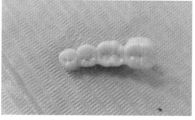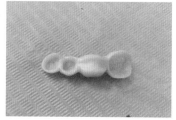

图 15-5　固定桥

1. 固定局部义齿的组成与分类

（1）固定局部义齿的组成　①固位体：粘固于基牙上的部分。固位体与基牙的粘接提供固位力，并将𬌗力传递给基牙提供支持，全冠是最适合选用的固位体的形式。②桥体：恢复缺失牙形态和功能的部分。③连接体：固位体与桥体之间的连接部分，它将桥体与固位体连接成为一个整体。

（2）固定局部义齿的分类　①双端固定桥：两端均有固位体固定在基牙上，𬌗力通过固位体传递给基牙的牙周组织。双端固定桥是临床应用最广泛的固定桥。②半固定桥：此固定桥一端的桥体与固位体之间为固定连接，另一端为活动连接，多应用于牙间隔缺失复合固定桥修复时中间基牙的远中部分，或基牙倾斜度较大，难以获得共同就位道的情况。③单端固定桥：桥体一端有固位体与基牙形成固定连接，另一端无基牙支持，与邻牙接触或完全游离。此固定桥临床较少应用，偶可用于缺牙间隙小而基牙强大的情况。④复合固定桥：是将上述两种或两种以上的不同类型固定桥组合在一起。

2. 固定局部义齿的适应证、禁忌证

（1）适应证　①缺牙数目：牙弓少数牙缺失或间隔缺失，数目一般为 1~2 颗牙。②缺牙部位：牙弓内任何部位的缺牙，只要符合缺牙数目和基牙固位与支持要求者，均可考虑固定桥修复，但是对于后牙游离缺失设计单端固定桥时应慎重。③基牙条件：牙冠形态和结构正常，牙根粗壮，牙髓健康或已做完善根管治疗，根尖周无病变，牙周无进行性炎症，牙齿位置基本正常。④咬合关系：缺牙间隙𬌗龈高度适当，对颌牙无伸长，邻牙无明显倾斜移位。⑤缺牙区牙槽嵴：一般在拔牙后 3 个月，待牙槽嵴完全愈合，吸收趋于稳定后，可制作固定局部义齿。

（2）禁忌证　①年轻恒牙根尖部未完全形成，髓腔较大，髓角高，牙体预备易露髓；②缺牙数目较多，基牙无法承担义齿𬌗力；③牙髓或牙周疾病未经完善治疗者；④牙槽嵴未愈合或吸收未稳定者；⑤不能接受磨除牙体组织者。

3. 固定局部义齿的修复方法　临床操作步骤基本同全冠，只是在牙体预备时应注意固位体之间有共同的就位道。

（二）可摘局部义齿

可摘局部义齿（removable partial denture，RPD）是利用余留牙、黏膜和骨组织做支持，依靠固位体和基托来固位，用人工牙恢复缺失牙的形态和功能，用基托材料恢复缺损的牙槽嵴、颌骨及其周围软组织形态，患者能够自行摘戴的一种修复体。目前仍是牙列缺损修复的常用方法之一（图 15-6）。

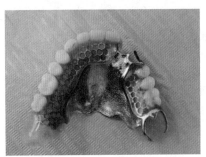 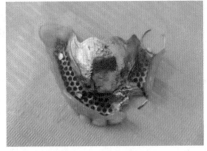

图 15-6　可摘局部义齿

1. 可摘局部义齿的分类

（1）根据义齿的支持方式不同，分为牙支持式可摘局部义齿、黏膜支持式可摘局部义齿和混合支持式可摘局部义齿。

（2）根据义齿制作方法和材料不同，分为塑料胶连式可摘局部义齿和金属铸造支架式可摘局部义齿。

2. 可摘局部义齿的组成及其作用　可摘局部义齿由人工牙、基托、支托、固位体和连接体五部分组成，主要发挥修复缺损、固位稳定和连接传力的作用（图 15-7）。

3. 可摘局部义齿的适应证、非适应证

（1）适应证　①各种牙列缺损，尤其是游离端缺牙者；②牙缺失伴骨组织或软组织缺损者；③过渡性义齿修复；④松动牙牙周夹板固定者；⑤𬌗面磨损或多个牙缺失造成垂直距离降低，需恢复垂直距离者。

（2）非适应证　①牙体、牙周或黏膜病变未得到有效控制者；②精神或神经疾病患者，如精神病、癫痫、偏瘫等，造成义齿摘戴和清洁困难，甚至有误吞义齿的危险；③对义齿材料过敏者；④无法克服义齿异物感者。

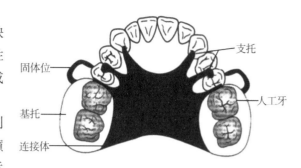

图 15-7　可摘局部义齿的组成

4. 可摘局部义齿的制作方法

（1）临床检查　可摘局部义齿修复前，要了解患者的主观意愿和全身健康状况，详细检查缺牙区、余留牙、旧义齿和颌面部情况，必要时可拍摄 X 线片辅助诊断和评估，制作诊断性研究模型以指导义齿设计和制作。

（2）牙体预备　选用合适的车针预备支托凹、导平面、隙卡沟等，调整基牙的轴面形态，调磨尖锐牙尖，改善𬌗曲线。

（3）印模与模型　与固定义齿略有不同，可摘局部义齿的印模不仅要求准确地反映牙齿形态，还要求准确反映口腔软、硬组织的情况，尤其要保证缺牙区、义齿覆盖区及咬合相关区域组织形态的完整和准确。

（4）颌位关系记录　常用的颌位关系记录的方法有：在模型上利用余留牙确定𬌗关系；利用蜡𬌗记录确定𬌗关系；利用𬌗堤记录恢复𬌗关系。常用颌位关系记录材料为蜡片、硅橡胶或印模膏。

5. 试戴与调整　戴入前首先检查义齿表面有无异常瘤状突起，戴入时注意观察就位是否顺利和患者有无疼痛，戴入后仔细检查义齿各部件与牙齿或黏膜是否密合、固位体固位力是否适当、义齿是否能保持稳定等，调磨早接触点和𬌗干扰点，形成良好咬合接触关系，抛光义齿，完成可摘局部义齿修复。

四、牙列缺失的修复治疗

牙列缺失（edentulism）是指整个牙弓上不存留任何天然牙或牙根，又称无牙颌（edentulous jaw）。牙列缺失的主要病因为龋病和牙周病，其次为外伤、不良修复体、生理退行性变、全身疾病、遗传性疾病等。牙列缺失的修复方法为常规全口义齿、覆盖全口义齿和种植全口义齿。本节主要介绍常规全口义齿。

全口义齿（complete denture）又称总义齿，是牙列缺失即无牙颌的传统和常规修复方法，全口义齿由基托和人工牙组成（图 15-8）。

（一）修复前的准备

全面评估患者颌面部形态、牙槽嵴状况、上下颌弓位置关系、系带位置、腭穹窿形状、舌的位置和大小等情况。

（二）制取印模

全口义齿的印模要求较高，应达到精确反映口腔组织解剖形态、适度的伸展范围、反映周围组织功能运动等要求。取印模一般采用二次印模法，即先用藻酸盐或印模膏制取初印模，石膏灌注初模型，在其上用塑料或树脂材料制作个别托盘，再用硅橡胶或氧化锌丁香油糊剂制取精确度高的终印模，

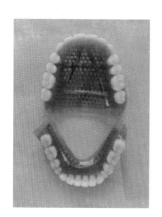

图 15-8　全口义齿

最终完成印模的制取。

（三）灌注终模型

全口义齿的终模型一般采用围模灌注法，将印模精细的边缘形态反映在模型上，以指导义齿基托边缘形态的制作。

（四）颌位关系记录与转移

颌位关系记录与转移是指将上颌、下颌及颞下颌关节三者位置关系记录、转移并固定到𬌗架上的过程。

1. 颌位关系记录 指用𬌗托来恢复并记录患者适宜的垂直和水平颌位关系。垂直颌位关系记录主要确定患者的垂直距离，也称面下 1/3 高度，其确定方法有息止颌位法、面部比例等分法、面部外形观察法等。水平颌位关系记录是确定双侧髁状突在下颌关节凹生理后位时的上下颌位置关系，即下颌后退接触位，其记录方法包括哥特式弓描记法、直接咬合法、肌监控仪法等。

2. 颌位关系转移 又称上𬌗架，是将带有颌位关系记录材料的上下颌模型用石膏固定在𬌗架上的过程。𬌗架是具备与人体咀嚼器官相当的部件和关节，能在一定程度上模拟下颌运动的仪器。𬌗架可以在口外模拟口内的情况，以便排牙和调整。

（五）排牙

人工牙是全口义齿恢复功能和美观的重要部分，排牙应达到恢复患者面部自然外观、保存剩余口腔组织结构、满足咀嚼和发音等要求。前牙要求排列成浅覆𬌗、浅覆盖，弧度与颌弓相一致，衬托出上唇的丰满度，体现患者的个性特点。后牙排列要求功能尖排在牙槽嵴顶连线上，与对颌牙形成良好的尖窝接触关系，在任何方向的水平运动时，非功能尖不能有咬合干扰。

（六）试戴

全口义齿排牙后，应在患者口内试戴，检查颌位关系是否准确、基托伸展是否适当、排牙是否正确等，若发现问题应即时调整或重新排牙。

（七）初戴与选磨

义齿试戴合适后，按顺序完成义齿制作过程，最后由医师将义齿戴入患者口内，并完成义齿的调改，是全口义齿修复的最后关键环节。选磨调改应遵循单颌、少量、多次的原则，注意保持患者的垂直距离和人工牙的𬌗面形态。

（八）戴牙指导

义齿初戴后，医生还应该对患者进行戴牙指导，以帮助患者尽快适应义齿，发挥义齿功能。戴牙指导主要内容有：鼓励患者增强使用义齿的信心；纠正患者不正确的咬合习惯；循序渐进的咀嚼食物；饭后或睡前取下义齿，用牙刷清洁口腔和义齿，保持口腔卫生；睡前将义齿浸泡于冷水或义齿清洁液中，切勿用热水、酒精、强酸或强碱溶液浸泡。

第二节　口腔种植

PPT

口腔种植学（oral implantology）又称牙种植学（implant dentistry），是研究以植入颌骨内的种植体为支持或固位的修复体，用以修复牙齿或牙列缺失的口腔临床医学学科，包含种植外科、种植修复、种植义齿加工工艺、种植材料学、种植力学、种植𬌗学及种植生物学等内容。种植义齿已发展成为牙齿缺失后的首选修复方案，被称为人类的第三副牙齿。

一、种植义齿的组成

种植义齿由种植体（implant）、基台（abutment）和上部结构组成（图 15 – 9）。

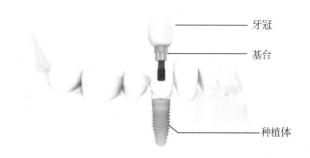

图 15 – 9 种植义齿的组成

1. 种植体 是植入骨内的部分，用以替代缺失的天然牙根，与上部结构连接后，起到支持、传递和分散殆力的作用。目前主流的种植体为有螺纹的根形粗糙表面处理的纯钛金属种植体。在种植体植入骨内时，与骨之间产生初期的机械稳定性。

2. 基台 根方与种植体连接，冠方起到连接和固定上部结构的作用。目前主流的基台固位方式为螺丝固位，通过中央固位螺丝的连接作用，使基台在与材料相适应的适宜扭力下发生与种植体之间紧密稳固的连接。

3. 上部结构 直接暴露于口腔内，发挥修复缺失牙或牙列的功能和美观的作用。上部结构依据治疗目的不同，可采用可摘或固定的修复方式。可摘式的上部结构主要通过磁性、球帽等方法辅助固位，固定式的上部结构通过粘接或螺丝固位的方法完成就位（图 15 – 10 ~ 图 15 – 12）。

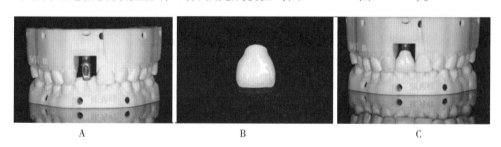

图 15 – 10 粘接固位修复体

A. 基台通过中央螺丝固位于种植体；B. 上部牙冠；C. 上部牙冠通过粘接剂与基台粘接在一起

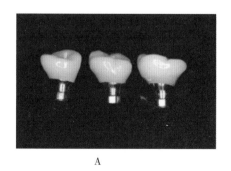
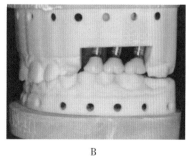

图 15 – 11 螺丝固位基台一体化修复体

A. 基台与上部修复体连接为一个整体；B. 基台一体化冠通过中央螺丝固位于种植体上

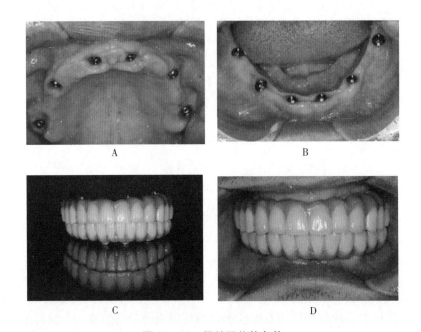

图 15 – 12　螺丝固位修复体

A. 上颌复合基台通过一级螺丝固位于种植体上；B. 下颌复合基台通过一级螺丝固位于种植体上；
C. 上部修复体；D. 上部修复体通过二级螺丝固位于复合基台上

二、现代口腔种植学的理论基础

现代口腔种植学的理论基础是由瑞典 Brånemark 教授于 1977 年提出的"骨结合（osseointegration）"理论，即有生命力的骨组织与负重的种植体的直接接触或连结，在种植体与骨组织之间没有纤维结缔组织存在。种植体植入时的初期稳定性是影响骨结合的关键因素，在初期稳定的前提下，血细胞贴附于种植体的粗糙表面并最终分化成骨，从而形成种植体表面与骨的直接结合。

三、种植治疗的禁忌证

种植治疗之前需要首先对患者的全身情况进行评估，像普通口腔颌面外科手术一样，排除绝对禁忌证后，再依据局部解剖条件制定具体的个性化治疗方案。

（一）绝对禁忌证

1. 系统性疾病如进展期的恶性肿瘤及艾滋病（AIDS）患者。

2. 心血管疾病及心脏病，对于心脏瓣膜置换术后的患者及心肌梗死发生 6 个月内的患者，应避免进行种植手术。

3. 患有血液系统疾病的患者，如血友病、血小板减少症、急性白血病和粒细胞缺乏症等表现为凝血功能不足的患者。

4. 服用抗凝药物或其他可以导致凝血功能障碍的药物的患者。

5. 存在心理/精神障碍的患者。

6. 任何感染的急性炎症期的患者。

（二）相对禁忌证

1. 糖尿病患者　1 型糖尿病是绝对禁忌证，2 型糖尿病为相对禁忌证。

2. 颌骨放疗术后的患者　颌骨放疗剂量超过 50Gy 的患者发生颌骨坏死的可能性大。

3. 化疗患者 正在化疗，尤其是同时进行放疗的患者，进行种植手术的风险较高。

4. 双膦酸盐类药物治疗患者 主要包括治疗骨质疏松为主的口服类双膦酸盐（如阿伦双膦酸盐）及治疗骨代谢疾病及恶性肿瘤骨转移的静脉注射类的双膦酸盐（如帕米双膦酸盐）。曾采用静脉给药方式双膦酸盐类药物的患者为明确的不适合种植者。

5. 皮肤/黏膜病变患者 浸润性强的黏膜扁平苔藓可能会导致种植手术失败，目前导致失败的原因和机制尚不完全清楚。网状扁平苔藓患者的种植预期良好。全身免疫异常导致的皮肤/黏膜病患者对植体成功率的影响尚无明确研究。

6. 长期应用糖皮质激素的患者 长期应用糖皮质激素可能导致骨质疏松。骨质疏松患者并非种植禁忌证，但会影响种植体周成骨。骨质疏松及长期应用糖皮质激素的患者为相对禁忌证。

四、种植治疗的局部评估

（一）可用骨量评估

为了确保种植修复后长期稳定的功能和美学效果，依据种植体周表现型的要求，需要在种植体颈部周有 2mm 以上的完整骨厚度，2mm 以上的健康角化龈宽度，2mm 以上的软组织厚度以及 3mm 以上的骨上软组织高度。因此，种植治疗前进行局部评估时，当软硬组织量不足时，需要进行相应的软硬组织增量处理。

理想的种植修复系统的受力需沿种植体长轴，因此，种植体植入的三维位置需与替代的天然牙长轴一致。种植体植入的位置不能超出天然牙根组织的边界，种植体植入的轴向与替代的天然牙长轴间的角度需控制在 15° 以内。因此，在未来种植体植入位置轴向上是否有充足的可用骨组织，需要术前拍摄 CBCT 进行评估。

（二）可用修复空间评估

种植治疗的最终目的是修复缺失的牙齿或牙列。一旦牙齿缺失之后，邻牙及对颌牙会向缺隙侧位移，造成修复空间不足及咬合曲线异常的问题。因此需要在治疗前对可用修复空间进行评估，看是否可以满足一个正常解剖牙冠的戴入，从而满足上部结构在基台上的稳定固位。可选用正畸、调磨、冠修复或牙齿拔除等方法创造修复空间。

五、种植治疗的常规流程 微课2

种植治疗主要包括种植外科手术和种植义齿修复两个阶段。

种植外科手术前经由详细检查及评估，明确缺牙区域的可用骨及解剖结构情况，避免术中损伤鼻底、上颌窦黏膜、下牙槽神经血管、颏神经等。种植手术操作程序因不同种植系统而不同，一般多采用两期手术完成。Ⅰ期手术将种植体植入骨内，并用黏骨膜瓣覆盖并严密缝合创面，待种植体与骨产生骨结合后（3~4个月），行Ⅱ期手术暴露种植体顶端，安装愈合基台。Ⅱ期手术后2周，形成穿龈袖口后，开始进行义齿修复治疗。不同种植义齿有不同的修复要求，一般包括制取印模、灌注模型、记录咬合关系、义齿加工制作、试戴和调整等主要步骤。

六、种植治疗中的常用附加技术

当患者解剖条件不满足种植体周表现型要求时，即需要在种植体植入同期进行骨增量手术，同期或择期进行软组织增量手术。

（一）骨增量技术

1. 骨引导再生技术（guided bone regeneration，GBR） 是将可吸收屏障膜置于软组织与骨缺损之间，创造一个隔离空间，允许骨原细胞优先进入骨缺损区，并同时阻止结缔组织细胞和上皮细胞进入，通过低替代率的骨移植材料形成稳定的支持作用，维持新骨形成的空间，实现骨缺损区的修复性完全骨再生。🅔微课3

2. 上颌窦底提升术（sinus floor elevation technique） 上颌窦区域牙齿缺失后，由于上颌窦气化和（或）牙槽嵴垂直向骨破坏等原因，常会存在上颌窦底可用骨高度不满足种植体长度要求的情况。临床中通过将上颌窦底黏膜抬起，植入骨增量材料的办法同期或分阶段植入种植体。包括两种技术，为侧壁开窗上颌窦底提升技术和穿牙槽嵴顶上颌窦底提升技术。

3. 外置法植骨技术（onlay bone graft） 主要指从供区切取非血管化的自体块状骨，整块或分成几块移植到受区的骨增量方法，需同时应用足量的 GBR 技术辅助维持成骨空间。口内常用的供区有下颌颏部和外斜线区域。主要用于水平向骨宽度的重建，可以在一定程度上恢复牙槽嵴骨高度。

（二）软组织增量技术

软组织增量技术主要指通过从自体供区获取覆盖角化上皮或不覆盖角化上皮的游离结缔组织，将其移植到口腔中另一个部位，用以重建软组织体积或进行角化龈增宽的技术，从而达到种植体周表现型对软组织的要求。常用的供区部位为硬腭部黏膜。

1. 角化龈增宽术 在受区制备保留骨膜的受床，将游离组织贴合在受区表面，再血管化的游离组织可以维持角化上皮的特性，从而起到角化龈增宽的目的。自体带上皮的游离结缔组织主要用于后牙区颊侧角化龈宽度不足 2mm 的情况。

2. 软组织体积增量术 通过自体去上皮的游离结缔组织移植可以有效增量种植体周软组织体积，尤其在前牙美学区种植时，同时配合美学区修复体穿龈轮廓设计和塑形，可更好地达到和谐美观的治疗效果，而且，较厚的软组织可更加有效地维持种植体周骨组织改建稳定性。

七、种植义齿修复后并发症

种植上部修复体戴入后，临床治疗过程结束，但是，在患者长期的使用过程中，种植系统承受着来自于咬合力和细菌等生物学因素的干扰，从而发生两类主要的并发症。

（一）机械力学并发症

在不承受外力的情况下，种植系统组件之间连接稳定，不会发生种植系统本身机械稳定性的崩溃。但是种植系统的主要功能为承担咬合力。在不当受力的情况下，应力在种植系统内部聚集，最终超出自身的承受范围，表现为种植系统机械稳定性的崩溃，如上部修复体松动、上部修复体脱落或崩瓷、中央螺丝松动或折断、基台松动或折断、种植体折断等，也包括做为不当受力时的主要应力集中区域种植体颈部的非感染性骨吸收（图 15-13）。

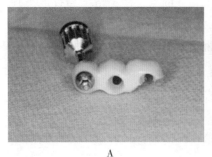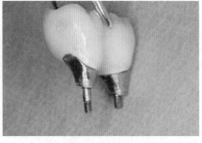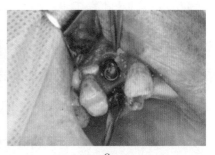

A　　　　　　　　　　B　　　　　　　　　　C

图 15-13 机械力学并发症

A. 上部修复体崩瓷；B. 基台折断；C. 种植体颈部骨吸收伴种植体折断

（二）生物学并发症

种植系统处于一个有菌但菌群相对平衡的口腔环境中，当种植系统受到不当外力存在发生不稳定的情况下，会造成菌群活跃继而失调，造成种植体周围牙龈炎继而种植体周围炎的发生，表现为种植体周软组织炎症、种植体骨吸收，最终发展为种植体无有效骨支持而脱落。当种植体周软硬组织量不足时，来自于种植体周生物学封闭和支持力即不足，更易发生种植体周生物学并发症（图15-14，图15-15）。

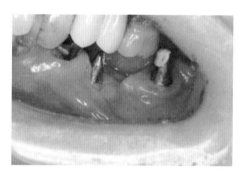

图15-14　种植体周围炎伴种植体颈部角化龈宽度不足

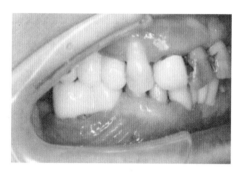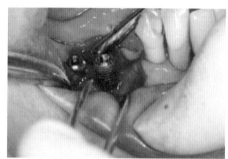

图15-15　种植体颈部角化龈宽度不足伴种植体周围炎、种植体周骨组织吸收、种植体松动脱落

八、种植治疗过程中的数字化

自20世纪90年代，随着CBCT精度的提高，计算机辅助设计（computer-aided design，CAD）和计算机辅助制作（computer-aided manufacturing，CAM）设备的开发与完善，使数字化口腔种植技术成为可能并日趋完善，促使临床中植体植入的精度更高，同时有效避免术中出现不必要的并发症。

（一）静态手术导板

医生通过三维数字化方法进行术前规划准备（如拍摄CBCT获取患者硬组织信息，放射导板辅助下获取软组织信息，用口扫设备获取牙列信息，利用面扫设备获取颜面软组织运动信息等）后，利用计算机辅助设计软件进行术前的虚拟设计确定种植体植入的位置轴向型号，利用3D打印技术进行静态手术导板的制作，在手术过程中对扩孔钻进行运动限制，以实现虚拟种植方案转移至患者口内。

静态手术导板的组成包括导板主体、固位孔、固位钉及种植体定位导向孔等。

静态手术导板不是万能的，其制作和使用精度需要临床医生掌握，一旦在数据采集及导板制作和应用过程中的误差累积会导致静态导板作用的失效（图15-16）。

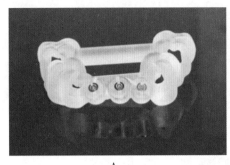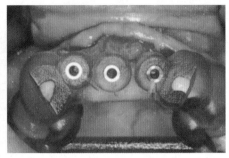

图 15 - 16　静态手术导板

A. 牙支持式静态手术导板；B. 牙支持式静态手术导板在口内应用

（二）动态实时导航

动态实时导航抛却了静态手术导板制作和使用的环节，通过医生术中直接从显示屏幕观察种植规划路径的方法，更直观和精确地控制扩孔钻的运动。但动态实时导航系统造价贵、设备繁重，流程复杂、实时精度校准耗时长，术者需要特殊训练等因素制约了其临床快速应用。提高导航精度和简化流程是动态导航发展的新方向。

⊕ 知识链接

种植牙机器人

在空军军医大学赵依民教授团队历经四年的探索研究后，全球首台具有完全知识产权的自主式种植牙机器人于 2017 年问世，并完成了世界首例自主式机器人种植体植入和缺失牙的即刻修复病例，在国际上引起巨大反响，手术的成功也标志着口腔疾病治疗迈入机器人时代。

在 2022 年中国医学发展大会上，中国医学科学院学部委员、中国工程院院士田伟说：机器人和 AI 技术一定是引领未来医学革命性改变的方向。但目前医疗机器人的整体水平还处在低智能机器人阶段，未来随着 AI 技术的发展，可能会进入高智能机器人阶段，但它同时也会带来更多社会相关的问题。在机器人升级换代的过程中，要坚持机器人和 AI 对于医学的正向帮助。机器人的作用是拓展提升人的能力，而非替代人。

目标检测

答案解析

1. 可摘局部义齿的组成部分不包括（　　）

　　A. 人工牙　　　　　　B. 基托　　　　　　　C. 固位体

　　D. 连接体　　　　　　E. 基牙

2. 固定局部义齿通过（　　）将𬌗力传递到基牙上

　　A. 桥体　　　　　　　B. 黏膜　　　　　　　C. 连接体

　　D. 基牙　　　　　　　E. 固位体

3. 牙体缺损是口腔医学的常见病和多发病，其最常见的原因是（　　）

　　A. 磨损　　　　　　　B. 外伤　　　　　　　C. 龋病

　　D. 楔状缺损　　　　　E. 酸蚀

4. 选择人工前牙的原则是 （ ）

    A. 越白越好
    B. 唇面弧度为直线形

    C. 形态为细长形
    D. 根据口内余留牙及患者面形、肤色、年龄

    E. 笑线

5. 全冠的适应证不包括 （ ）

    A. 染色或变色牙
    B. 牙齿位置或形态异常

    C. 根管治疗后的牙齿
    D. 尚未发育完全的年轻恒牙

    E. 各种类型的牙体缺损

6. 种植义齿由（ ）、基台和上部结构组成

    A. 种植体
    B. 基桩
    C. 牙根

    D. 种植牙
    E. 种植钉

7. 目前主流的种植体为有螺纹的根形粗糙表面处理的（ ）金属种植体

    A. 二氧化锆
    B. 纯钛
    C. 金合金

    D. 不锈钢
    E. 钴铬合金

8. 现代口腔种植学的理论基础，是由瑞典 Brånemark 教授于 1977 年提出的"（ ）"理论

    A. 成骨
    B. 骨融合
    C. 骨结合

    D. 骨愈合
    E. 骨接触

9. 依据种植体周表现型的要求，需要在种植体颈部周有（ ）以上的完整骨厚度，2mm 以上的健康角化龈宽度，2mm 以上的软组织厚度以及 3mm 以上的骨上软组织高度

    A. 1mm
    B. 1.5mm
    C. 2mm

    D. 3mm
    E. 2.5mm

10. 种植治疗主要包括种植外科手术和种植（ ）两个阶段

    A. 植骨
    B. 义齿修复
    C. 检查

    D. 随访
    E. 复诊

（柳云霞 朱震坤）

书网融合……

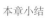

  本章小结   微课1   微课2   微课3   题库

第十六章　口腔预防保健

PPT

📖 学习目标

1. 掌握　全身系统性疾病在口腔的表现；龋病的主要危险因素；菌斑控制方法；自我口腔保健的主要措施。

2. 熟悉　口腔疾病对全身健康的影响，建立系统医学的思维；龋病风险评估；牙周病分级预防原则。

3. 了解　影响全身健康的口腔疾病的治疗方法；评价龋病、牙周病的指数；龋病的临床预防技术；口腔运动防护措施。

4. 学会水平颤动刷牙法，具备自我口腔保健的意识和能力。

⇒ 案例引导

案例：患者，男，31 岁，牙龈增生 1 年。现病史：1 年来牙龈呈进行性增长，逐渐覆盖牙冠，影响咀嚼及美观，前来就诊。既往史：该患者智力发育迟缓，长期服用抗癫痫药。检查：前牙唇侧多数牙龈弥漫性增生，增生牙龈为红色，柔软，凸凹不平的易出血结节。牙龈局部已出现纤维化改变，呈坚实粉红色。

讨论：1. 该患者的诊断是什么？

2. 需要进行哪些辅助检查？

3. 该患者鉴别诊断有那些？

4. 具体的治疗建议有哪些？

第一节　口腔疾病与全身疾病

很多疾病被认为与微生物的感染有关，微生物与宿主之间的互相作用使疾病不断发生变化和演变。口腔作为人体微生态的重要组成部分，口腔感染与全身系统性疾病的关系是几个世纪以来众多学者的重点关注领域。近年来，随着基础研究和临床试验的深入，越来越多的科学证据表明，口腔健康是维系全身健康的重要组成部分，口腔健康或疾病与全身的健康或疾病之间存在密切的相关性。同时，随着医学模式的转变，整体医学的思想深入人心。口腔疾病和部分系统性疾病有共同存在的危险因子，如遗传、年龄、吸烟、精神压力、药物、内分泌、获得性免疫缺陷等（图 16–1）。

一、口腔疾病对全身健康的影响

口腔疾病是影响人体健康的常见病、多发病，包括龋病、牙周病、错殆畸形、牙列缺损等，口腔疾病患者不仅口腔相关功能欠佳，同时又处于罹患全身疾病的危险之中，导致生命质量下降。下面以口腔最常见的两大疾病——龋病和牙周炎为例，说明口腔疾病对全身健康和生命质量带来的不良影响。

（一）龋病

龋病是导致牙齿缺失的主要原因，其对全身健康的影响如下。

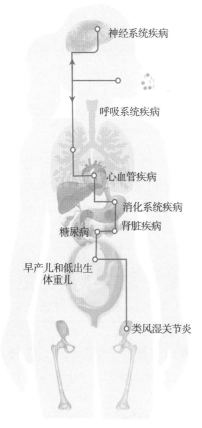

图 16 - 1 口腔微生态与全身健康的关系

1. 影响生长发育 由于龋齿疼痛以及牙齿龋坏早失，导致咀嚼功能降低，胃肠消化吸收减弱，造成机体营养不良，生长发育受到影响，还可以造成偏食和食欲不振等。

2. 导致反复感染 龋齿未经及时治疗，可以发展为慢性根尖周脓肿，牙龈出现瘘管，反复流脓，即成为一个感染病灶。口腔内局限的感染灶可以播散到邻近的组织器官，也可以引起远隔脏器和组织的疾病。如在过度疲劳、感冒等身体抵抗力降低时，可诱发视力降低、关节炎、肾炎、心肌炎、心内膜炎、呼吸道疾病、神经炎、风湿热、扁桃体炎、脓疱疮、猩红热、败血症等。

3. 造成心理障碍 口腔疾病导致的面部发育不对称、颌面部畸形、失牙、牙龈红肿等，不仅影响面部协调和美观，使人显得衰老，还可以造成自卑心理，影响社会交往。

（二）牙周炎

牙周炎是导致牙齿缺失的另一重要原因，可见于各个年龄人群，牙周炎对机体有很大危害，由于一组牙或多数牙松动脱落，除影响咀嚼功能、美观和出现咬合紊乱外，还出现全身系统性危害。

1. 心血管疾病 牙周致病菌及其产生的毒素可侵入血液，产生相关抗体、凝集素等，促进体内血栓的形成，引起或加重亚急性感染性心内膜炎、冠心病等心脏疾病。大量研究证实，牙周炎是冠心病急性发作的一个独立的危险因素，与急性发作或总的死亡率均有显著相关。牙周干预治疗有可能成为降低冠心病的有效措施之一。

2. 神经系统疾病 牙周炎也可诱发缺血性脑中风。研究证明，牙周炎作为脑卒中的危险因子大于吸烟，而且独立于其他已知的危险因子。近年来，有研究者在阿尔茨海默病死亡患者的脑组织中检测到牙周致病菌——牙龈卟啉单胞菌。研究同时发现 90% 以上的患者的脑组织中，有这种细菌产生的有害牙龈蛋白酶，且这种毒素的水平与疾病的严重程度有正相关性。

3. 呼吸系统疾病 口腔疾病与因各种原因导致的吸入性肺炎相关性较强。据有关资料统计，肺炎 80% 的诱因是吸入口腔、咽部含有细菌的分泌物，而这些分泌物大多是来自口腔。

4. 消化系统疾病 牙周炎引起的咀嚼功能降低，增加了胃肠道的负担，同时，进入胃内的致病菌会大量繁殖，研究证明慢性胃炎、胃十二指肠溃疡以及胃癌常与由幽门螺杆菌具有高度相关性，口腔是幽门螺杆菌的重要储存库，在不清洁口腔的唾液和牙菌斑中常常检出率很高，甚者高于胃内的幽门螺杆菌。药物很容易清除肠胃中的幽门螺杆菌，而牙菌斑中的幽门螺杆菌难以清除，成为细菌库，消除牙菌斑有可能预防胃溃疡或者促进胃溃疡的愈合。

5. 内分泌系统疾病 大量研究结果显示，糖尿病与牙周病发病存在共同危险因素，牙周炎和糖尿病有双向关系，且互为高危因素。研究表明，糖尿病患者常并发不同程度的口腔病变，在糖尿病人群中，牙周病的发病率高，病变损害严重且进展更迅速。同时，伴有重度牙周炎的胰岛素依赖型糖尿病患者血糖控制明显差于无牙周疾病的患者，而牙周治疗可以降低血清中 TNF - α 的水平，提高胰岛素的敏感性，有助于降低血糖和糖化血红蛋白的水平。

6. 免疫系统疾病 牙周炎未及时治疗，可以作为感染病灶诱发关节炎、肾炎、眼病等，目前已有较多文献报道。

7. 对孕产妇及胎儿影响 目前的研究已证明，牙周疾病是导致低体重婴儿出生的危险因素之一。重症牙周炎的孕妇早产和生出低体重儿的危险率为牙周正常孕妇的 7 倍，大于吸烟、饮酒对低出生体重儿的影响。

8. 影响生长发育 咀嚼功能降低，造成偏食和食欲不振等，导致胃肠消化吸收减弱，机体营养不良，生长发育受到影响。

9. 影响人际交往 牙周炎患者口腔异味重，对人际交往带来影响。

二、全身系统性疾病在口腔的表现

全身系统性疾病常累及口腔，有时口腔表现为系统性疾病的首发症状。其表现是多种多样的，不同的疾病具有不同的表现，相同的临床体征也可出现于不同的疾病，即使是相同的疾病，其临床表现也不完全一致。因此，对全身系统性疾病在口腔的多种表现，正确的诊断依赖于仔细询问病史、全面的检查（影像学检查、活检、实验室检查、特殊检查等）以及周密的鉴别诊断。

（一）传染性疾病

1. 麻疹 常发生于婴幼儿，是由麻疹病毒引起的急性呼吸道传染病。起病 2～3 天前，可见颊黏膜处 0.5～1mm 大小的细砂样灰白色小斑点，周围绕以红晕，称麻疹黏膜斑（Koplik 斑），是诊断麻疹的早期特异性体征。重症患者口腔黏膜出现瘀点或瘀斑，恢复期口腔黏膜恢复正常。

2. 猩红热 儿童多见，是由溶血性链球菌引起的急性传染病。发病前期可见咽部红肿、疼痛，有白色渗出物，累及悬雍垂和软腭。出疹期部分患者有灰白色苔膜，舌乳头肿大，称"白杨梅舌"，软腭出现红疹。

3. 白喉 是由白喉棒状杆菌引起的传染病。初期可出现扁桃体充血、红肿，迅速发展成薄膜样渗出物，逐渐形成大片白色假膜，并转为灰白或蓝绿色，不易拭去，强行剥离可引起出血。口腔腐臭味，颈淋巴结肿大。

4. 传染性单核细胞增多症 是由 EB 病毒引起的急性或亚急性单核-巨噬细胞系统增生性传染病。腭部可有瘀点，牙龈肿胀、充血、溃疡，典型者可见黏膜疹，表现为多发性针尖样淤点，常见于软硬腭交界处。

5. 念珠菌病 由白念珠菌或其他念珠菌等条件致病菌引起的疾病。典型者为"鹅口疮"，于舌、颊、软腭、口底等处出现散在的点状或融合成条片状的凝乳状白色假膜，不易剥离，刮掉假膜后，局部黏膜充血、水肿、灼痛。

6. 结核 由结核分枝杆菌引起的感染性疾病。口腔可见结核性溃疡，多见于舌、颊、唇、牙龈、腭部的口腔黏膜，初为小结节，破溃后边缘不齐，浅凹状溃疡，溃疡表面可见粟粒状结节，污秽的灰白色假膜，也可呈肉芽肿性病变。

7. 麻风 是由麻风杆菌引起的慢性传染性肉芽肿，口腔具有进行性破坏的特点，腭部、悬雍垂可出现坏死性溃疡、穿孔，纤维增生，唇肥厚，或有结节红斑，可形成溃疡、瘢痕以及张口困难。舌乳头消失，表面呈银灰色条索状隆起。

8. 梅毒 由梅毒螺旋体引起的接触性传染病。根据传染途径的不同，分为获得性（后天）梅毒和胎传（先天）梅毒。根据病程的长短（2 年），分为早期梅毒和晚期梅毒。梅毒的口腔表现如下。

（1）梅毒性树胶肿 三期梅毒最常见，主要发生于硬腭正中，亦可发生于唇、舌、软腭。初起时呈半球形膨隆，硬如橡皮，很快因坏死和骨破坏而引起腭穿孔，使口腔与鼻腔穿通，患者出现发音和吞咽功能的障碍。

（2）梅毒性溃疡 各期梅毒均可引起口腔溃疡。一期：硬性下疳，溃疡浅，边缘与基底部有硬的浸润，见于唇、舌尖、牙龈、扁桃体及腭。二期：梅毒疹，可同时发生黏膜溃疡。三期：树胶样肿，中心破溃，形成深在性溃疡。

（3）梅毒性舌炎　舌乳头萎缩，表面光滑发红，表现为萎缩性舌炎，舌部有时呈分叶状，表面光滑，伴沟裂，表现为间质性舌炎。

（4）梅毒性白斑　三期梅毒间质性舌炎可发生白斑，且容易恶变为鳞癌。

（5）牙发育异常　见于晚期胎传梅毒，上前牙切缘比牙颈部狭窄，切缘中央半月形凹陷，切牙之间有较大空隙，称为哈钦森牙。下颌第一恒磨牙颌面牙尖向中央倾斜，釉质呈多个颗粒状结节和坑窝凹陷，形似桑葚，故又称桑葚状磨牙。恒牙可有发育不良，萌出较晚，牙列不齐。

9. 艾滋病　又称获得性免疫缺陷综合征，是由人类免疫缺陷病毒（HIV）感染引起的进行性免疫功能缺陷，并继发各种机会性感染、恶性肿瘤和中枢神经系统病变。HIV 感染者发病前多无明显的全身症状，但已出现各种口腔损害，有些还是早期出现，约占 95% 的艾滋病及艾滋病相关综合征患者有口腔疾病的表现。口腔表现主要如下。

（1）口腔黏膜白念珠菌感染　最常见，四型白念珠菌感染的症状和体征均可出现，多数出现在艾滋病发病之前，常为艾滋病的先兆症状，发患者群为无任何诱因的健康年轻人或成人。临床多见于咽部、腭部及舌部黏膜，呈现片状红斑或白斑，表面有白色干酪样渗出物，吞咽困难，有疼痛及烧灼感，涂片镜检可见白念珠菌。

（2）口腔毛状黏膜白斑　好发于双侧舌缘、舌腹、舌背和口底，表现为边界不清的白色或灰白色斑块，微隆起，在舌缘呈垂直皱着外观，如过度增生则成毛茸状。

（3）口腔疱疹　为疱疹病毒或柯萨奇 A 病毒引起的感染，表现为伴有疼痛的水疱，病情严重，范围广，病程长，反复发作。

（4）口腔卡波西肉瘤　是 HIV 感染中最常见的口腔恶性肿瘤，是艾滋病的临床诊断指标之一。可单发或多发于口腔黏膜的任何部位，以硬、软腭，牙龈为最常见，表现为褐色或紫色大小不一的斑片或扁平高起的结节，扣之柔软，边界不清，易出血，临床表现类似血管瘤，有时可出现疼痛。

（5）牙龈炎、牙周炎　牙龈炎波及游离龈、龈乳头和附着龈，牙龈呈紫红色肿胀，增生肥大可覆盖牙面；游离龈界限清楚，火红色的充血带及附着龈点状红斑为 HIV 的特征性改变；早期龈乳头坏死、溃疡、疼痛；牙周附着及牙槽骨迅速破坏，并累及全口牙。

（6）面颈部淋巴结无痛性肿大　常见耳前、耳后、颈部及下颌下淋巴结肿大。

（7）唾液腺感染　腮腺多见，其次为下颌下腺。常为双侧性、弥漫性肿大，质软，有的伴口干、眼干、关节痛等类似舍格伦综合征的症状。

（二）血液系统疾病

1. 贫血　是指人体外周血红细胞容量减少，低于正常范围下限的一种常见临床症状。临床上以血红蛋白（Hb）浓度来表示。我国成年男性 Hb < 120g/L，成年女性（非妊娠）Hb < 110g/L，孕妇 Hb < 100g/L 为贫血。

（1）缺铁性贫血　口腔黏膜苍白，唇、舌、牙龈尤其明显，舌面丝状乳头及菌状乳头萎缩，舌面光滑发亮，舌尖也可见萎缩性改变，出现口角炎、舌炎、舌乳头萎缩、吞咽困难，称普文综合征，是缺铁性贫血的特征表现之一。

（2）巨幼红细胞贫血　以萎缩性舌炎最常见。急性发作期表现为疼痛性舌炎或舌的烧灼感。继之舌部出现溃疡，舌乳头萎缩，舌色亮红，呈火红样斑块，称为"牛肉舌"。急性期后丝状乳头和菌状乳头消失，舌面光滑，称为"镜面舌"。部分患者伴有味觉功能减退或消失，称亨特舌炎或莫列舌炎。

（3）再生障碍性贫血　口腔黏膜苍白，可出现紫色瘀点、瘀斑或血疱。黏膜易反复感染，严重者黏膜坏死性溃疡，咽部溃疡，或坏死性龈口炎。

2. 白血病　各型白血病皆可出现口腔表征，最易受侵犯的部位是牙龈，急性白血病尤为明显。口腔表征主要有以下方面：牙龈自发性出血，且不易止血。可见增生的龈缘上有凝血块，继发感染出现龈炎、假膜、口臭，甚至牙龈坏死。牙龈增生、肥大、水肿，外形不整，质地松软。口腔黏膜可出现瘀点、瘀斑或血肿，牙龈颜色不均匀，既苍白又紫红，有时出现不规则坏死性溃疡，溃疡不易愈合。淋巴结肿大：颈淋巴结最常见，呈双侧性、多发性肿大，肿大淋巴结质地软或中等硬度，不粘连，无痛。

3. 血小板减少性紫癜　是指外周血血小板减少，引起皮肤、黏膜甚至内脏出血的病症。牙龈自发性出血，外力刺激可加重出血，口腔黏膜易出现瘀点、瘀斑、血肿，破裂后可见边缘清楚的圆形或椭圆形糜烂面或溃疡面。

4. 血友病　是一种常见的遗传性凝血因子缺乏症，以软组织、肌肉、负重关节出血为特征。主要口腔表现为明显的出血倾向，可由刷牙、咀嚼、洁治以及口腔治疗时器械损伤引起，甚至轻微外伤、乳牙脱落及恒牙萌出等都可引起严重出血，局部止血效果不好，创伤轻微未穿破黏膜则形成黏膜下血肿，继发感染可引起感染性龈口炎。

（三）内分泌疾病

1. 肢端肥大症　由于垂体细胞腺瘤或增生，使生长激素的分泌量过多，从而导致骨骼、内脏的增生肥大及内分泌代谢紊乱。口腔表现为：头面部皮肤粗糙、多毛、变厚，口唇增厚，牙列稀疏，舌大而厚，语音模糊。

2. 垂体性侏儒症　是腺垂体生长激素缺乏而导致的生长发育障碍。口腔表现为：颌面发育迟缓，上下颌骨体积小，牙齿萌出迟缓，乳牙残存，牙列不齐，X 线显示根尖闭锁不全。

3. 甲状腺功能亢进　多种病因导致的甲状腺功能增强，分泌过多的甲状腺激素引起的临床综合征。口腔表现为：牙齿萌出提前，易患龋齿和牙周病，口有灼痛感或麻木感，伸舌出现纤细震颤。

4. 甲状腺功能减退症　多种原因引起的甲状腺激素合成，分泌或生物效应不足所致的一组内分泌疾病。口腔表现为：舌大唇厚，言语不清，声音嘶哑，牙齿发育迟缓，萌出晚，易出现错𬌗畸形和龋齿。成人患者可出现牙根异常吸收，修复再生能力差，局部治疗效果不良。

5. 甲状旁腺功能减退症　由于甲状旁腺素分泌过少而引起的一组临床综合征。儿童期可出现釉质发育不全，牙面呈线状或点状凹陷，易发生白念珠菌感染和错𬌗畸形。

6. 甲状旁腺功能亢进症　由于甲状旁腺素分泌过多而引起的综合征。口腔颌面部主要表现如下。

（1）颌骨呈多囊性瘤样病变。X 线片显示骨小梁减少，模糊不清，骨皮质变薄，骨髓部分被纤维组织所取代。

（2）复发性龈瘤、龈炎，牙周袋形成。

（3）牙槽嵴广泛吸收，牙齿松动、移位甚至脱落。牙槽骨吸收和骨囊肿形成为本病的好发病变（阳性率80%），有助于诊断。

7. 皮质醇增多症　又称库欣综合征（Cushing syndrome），是肾上腺皮质激素分泌过量所致。口腔表现为：颜面、口唇、口腔黏膜可出现棕褐色色素沉着，易发生口腔念珠菌感染。

8. 肾上腺皮质功能减退症　分为原发性和继发性，原发性又称为艾迪生病（Addison disease）。口腔表现为：唇、颊、牙龈、舌等口腔黏膜色素沉着，呈深棕色或蓝黑色，形状可为斑点状或条索状等不规则形状。

9. 卵巢功能衰退　由于遗传疾病或绝经期激素水平减低所引起的综合征。口腔表现为：口腔黏膜敏感性高，舌尖烧灼感，舌乳头萎缩，味觉功能减退，自觉口干，口苦或金属味。

（四）营养及代谢性疾病

1. 糖尿病 因胰岛分泌不足以及靶细胞对胰岛素敏感性降低所引起的临床综合征。糖尿病与口腔关系最为密切，糖尿病易引起或加重牙周疾病，而牙周感染又会加重糖尿病的病情，互为高危因素。

（1）糖尿病口腔表现 ①牙龈炎症明显，龈色暗紫色，易出血，龈缘呈肉芽组织样，易反复出现牙周脓肿，牙槽骨吸收迅速，牙齿可在短期内松动脱落；②舌色深红，舌体肿大，有牙痕，丝状乳头萎缩并可发生沟裂及刺痛；③口腔黏膜充血发红、干燥、灼痛及味觉异常，常有甜味或烂苹果味；④龋齿、牙髓炎、根尖周炎的患病率增高，创口愈合延迟。

（2）糖尿病患者在口腔治疗时的注意事项 ①需行手术的患者，应全面检查患者健康状况，控制血糖后再进行手术；②由于患者对感染的抵抗力低，故拔牙、深部刮治或其他手术时，术前应给予抗生素和维生素；术中操作轻柔，减少损伤；术后保持口腔卫生，防止感染。

③手术最好在晨间进行，并严格无菌操作。

2. 维生素缺乏症 是由食物供给不足或疾病引起的，维生素供给不能满足机体维持正常生理功能需要的综合征。

（1）维生素 A 缺乏症 口腔表现为龈炎、黏膜过度角化，白斑，牙龈增生肥大以及牙周疾病，严重缺乏可出现釉质及牙本质发育不全。由于骨化过程的迟缓，可使颌骨发育不良，恒牙牙列萌出迟缓及牙列不齐，下颌骨表现较明显。

（2）维生素 B_1 缺乏症 口腔黏膜水肿，感觉过敏，舌肥大，呈暗红色菌状乳头增大，易感染口腔疱疹。

（3）维生素 B_2 缺乏症 维生素 B_2 又名核黄素，缺乏后的口腔表现如下。

1）口角炎 双侧对称性口角区皮肤湿白糜烂，出现皲裂、上覆黄色结痂。

2）唇炎 以上唇多见，唇黏膜鲜红、火红，剥脱糜烂，唇部纵裂增多、加深，或唇肿胀、干燥脱屑，有灼热感。

3）舌炎 舌黏膜发红，丝状乳头萎缩，菌状乳头充血增大，自觉疼痛，尤其在进食刺激性食物和热饮食时明显。病程长者表现为萎缩性舌炎，舌面光滑发亮，呈地图状舌，严重者舌体肿胀，舌背形成纵裂，舌缘常出现牙痕。饮食改进及维持消化功能正常，症状可很快消退。

（4）叶酸缺乏症 口腔表现主要为严重的舌炎、广泛的口炎及龈炎。舌尖和舌缘充血、水肿，丝状乳头萎缩甚至消失，舌呈火红色，舌缘、舌背可出现表浅性溃疡，舌疼痛明显。病程较长者，口腔黏膜和牙龈发炎、红肿，上皮脱落，有烧灼感，浅表性糜烂或出现小溃疡，唾液分泌增加，吞咽困难，若伴有多种 B 族维生素缺乏则症状加重。

（5）维生素 C 缺乏症 又称坏血病，轻度的维生素 C 缺乏时其口腔症状不明显，严重者表现为牙龈炎、牙龈出血及骨的发育障碍。牙龈充血水肿、质地松软，龈乳头处最为明显。牙龈呈紫红色，有时肿大的牙龈可覆盖牙冠，触之易出血，也可自发性出血。牙龈可有糜烂、溃疡，伴血腥样口臭。局部刺激或口腔卫生不良可使症状加重，合并牙周炎患者短期内牙齿松动脱落。

（6）维生素 D 缺乏症 维生素 D 缺乏的幼儿可出现牙萌出迟缓、牙槽骨钙化不良，易出现错𬌗畸形和牙发育不良。

（五）重金属中毒

1. 铅中毒 急性中毒口腔表现为口内金属味、刺痛、灼热感、吞咽困难，口腔黏膜变白。慢性中毒口腔表现为牙龈可出现特征性铅线，常位于尖牙至第一磨牙后颊侧牙龈，由距离龈缘 1mm 处的灰蓝色微粒组成，牙齿表面可有棕黑色或墨绿色色素沉着，口腔黏膜可有灰蓝色斑块状色素沉着。

2. 汞中毒 急性中毒口腔表现为自觉口内金属味，口干、多饮。口腔出现汞毒性龈口炎，黏膜灼痛、刺痛、充血明显，可有溃疡及假膜。继发感染可发生坏疽性口炎，牙龈坏死、剥脱。也可出现牙松动、脱落等；慢性中毒口腔表现为流涎、口干，黏膜呈棕红色，牙龈瘀血、出血。牙槽骨萎缩，牙齿松动，部分患者附着龈有棕黑色或蓝黑色汞线。

3. 铋中毒　早期中毒前牙唇舌侧牙龈出现黑色金属盐色素沉着，称铋线。唇、舌、颊可出现灰黑色晕斑。铋线附近的牙龈疼痛、充血、肥大、乳头痛处有溃疡及脓性渗出物，称铋中毒性牙龈炎，常伴有口腔灼痛、唾液增多、淋巴结肿痛。

4. 砷中毒　口腔葱臭味明显，龈乳头充血、水肿、糜烂、溃疡，损害累及牙周，龈缘可见类铅线样色素沉着。

5. 磷中毒　急性中毒口腔表现为口腔有特殊蒜味，牙龈及咽部红肿，充血，糜烂；慢性中毒口腔表现为口内有蒜样臭味，可引起慢性磷毒性口炎，牙龈充血、肿胀。牙齿松动、牙痛、拔牙后窦道迁延不愈。颌骨易坏死、化脓，形成瘘管，并常可检查到小的死骨。

（六）结缔组织病

结缔组织病包括系统性红斑狼疮、慢性盘状红斑狼疮、系统性硬化病、特发性炎症性肌病、韦格纳肉芽肿、干燥综合征、白塞病以及多种皮肤黏膜病等。

1. 系统性红斑狼疮　是累及全身多个系统的自身免疫病。口腔表现为：唇、颊、硬腭、牙龈、舌可有毛细血管扩张、红斑，其上可有点状出血、糜烂，少有水疱和溃疡等。颈部淋巴结可有肿大。

2. 慢性盘状红斑狼疮　是一种常见的结缔组织病，以皮肤黏膜损害为主，约5%的患者可转变成系统性红斑狼疮。口腔病损以下唇多见，其次为颊黏膜、舌、牙龈和腭。病损特点为圆形或椭圆形红斑，红斑凹下似盘状，边缘稍隆，周围有红晕或可见毛细血管扩张，红晕外围有呈放射状排列的细短白纹。病损向皮肤蔓延，黏膜—皮肤界限模糊。陈旧性病损呈萎缩、瘢痕、角化性病变，出现白色放射状条纹，黏膜脱色或色素沉着。

3. 系统性硬化症　是以胶原增生、炎症细胞浸润、血管阻塞、缺血性萎缩、免疫异常为特点的全身性结缔组织病。口腔表现为口唇黏膜出现白色条纹或斑块样损害。①水肿期：唇舌可呈非凹陷型水肿，皮温低，出现雷诺现象。②硬化期：面部皮肤呈皮革样硬化，表情固定，开闭口困难，面部皮肤和唇部可有脱色斑或色素沉着。萎缩期黏膜菲薄，呈暗红色或灰白色，牙龈、软腭、舌系带萎缩，皮下组织及肌肉易发生萎缩和硬化，张口受限。

4. 特发性炎症性肌病　一组病因不明确的炎症性横纹肌病，表现为颈、咽部、肩周肌群进行性无力。口腔表现为"石膏脸"样面容，面部及眶部可见玉石样浮肿性红斑，上唇水肿，可出现口角炎。颊黏膜红斑，牙龈及舌肿胀，发音吞咽困难。

5. 韦格纳（Wegner）肉芽肿　病因不明，表现为小动脉，小静脉及毛细血管的肉芽肿性炎症及坏死。口腔表现为口腔黏膜紫癜、水疱、血疱、浸润性斑块、溃疡、坏死及肉芽肿。溃疡疼痛影响吞咽，可出现多发性牙龈脓肿、牙槽骨破坏、牙齿松动等。

6. 干燥综合征　是以侵犯外分泌腺为主的，以口干、眼干为表现的一种结缔组织病。口腔表现为：唾液量少，舌红、干裂或溃疡，活动不便，咀嚼吞咽困难，牙齿呈粉末状或小块破碎，口角干燥皲裂，口臭明显，腮腺反复肿大，呈松鼠样脸。龋齿和牙龈炎高发。

7. 白塞病　病因不明，典型表现为复发性口腔溃疡、阴部溃疡和眼色素膜炎，可累及全身多个部位。口腔表现为：在唇、舌尖、舌缘、牙龈、上下唇内侧、颊黏膜等处，单发或成批出现小结节，可发展为溃疡，单个或多个融合，有反复发作和自愈性的特点。

（七）消化系统疾病

消化系统疾病包括慢性胃炎、克罗恩病、胃肠道息肉综合征、肝脏疾病等。

1. 慢性胃炎 因营养缺乏贫血时可出现萎缩性舌炎表现，亦可见复发性阿弗他溃疡、牙龈炎、唇炎等。

2. 克罗恩病（Crohn disease） 特征性表现为颊沟顽固不愈的线性溃疡、小结节和牙龈颗粒状增生。

3. 色素沉着－肠息肉综合征（Peutz－Jegher 综合征） 口腔表现为口周颊面部、唇颊黏膜、牙龈、舌体可见黑、棕褐、灰、蓝色等色素沉着，似雀斑。

4. 肝脏疾病 因病种和肝损伤程度不同而有变化，可表现为口腔黏膜黄染，舌炎、牙龈炎，出血，腮腺肿大，口腔黏膜自发性或继发性出血。

（八）泌尿系统系统疾病

慢性肾功能衰竭时，口腔黏膜可表现为颜色苍白、萎缩，晚期可出现尿素霜、水肿、糜烂、瘀血点、渗血及龈口炎。

（九）皮肤黏膜病

药物过敏性口炎是药物通过口服、注射、吸入、敷贴或局部涂搽、含漱等不同途径进入机体内，使过敏体质者发生变态反应而引起的黏膜及皮肤的超敏反应性疾病。

口腔病损可发生于口腔任何部位，以口腔前部多见，如唇及颊、舌的前 2/3 部分，上腭亦常发生病变，口腔病损可先于皮肤损害出现。黏膜灼热发胀、充血，继之出现红斑、水疱，水疱大小不等，多为大疱。疱破后局部糜烂，疼痛明显，渗出多，可见残余疱壁，表面形成灰黄或灰白色假膜。口腔中唾液增多，唾液中常混有血液。多伴有相应淋巴结肿大压痛，陈旧性损害可遗留黑褐色色素沉着。

皮肤病损表现为大小不等的多形红斑、丘疹、水疱。疱为表皮内疱。红斑呈彩虹状，红斑中央出现水疱，状似虹膜。好发于口唇周围、四肢下部、手足的掌背两面，以及躯干等部位，生殖器、肛门、眼等孔窍部位也是好发部位。

重型药物超敏反应可发生全身广泛性大疱，伴有较重的全身症状，如高热、咽峡炎、头痛、肌肉痛、关节痛等。除口腔及皮肤外，身体其他腔孔的黏膜，如眼睛、鼻腔、阴道、尿道、肛门等均可出现病损，发生炎症及糜烂等。严重者气管、食道黏膜均可糜烂脱落，甚至内脏受累而危及生命。

对于药物过敏性口炎，首先应查清致敏药物，并立即停用，以后避免再次接触或使用。对可疑致敏物质，亦应停止使用。全身可用抗组胺药物、皮质激素、维生素 C，重症者给予肾上腺素和全身支持治疗。局部可用抗炎、止痛、收敛、防腐、生肌药物，预防继发性感染。

其他相关黏膜疾病参考口腔黏膜病相关章节。

总之，口腔疾病与全身疾病有时可互为因果，息息相关，在诊断时要注意判断所见到的口腔疾病，是单纯的口腔疾病，还是与全身疾病有关的、或者是全身的疾病在口腔的一种表现，同时还要考虑到口腔疾病对全身产生的影响。在治疗过程中，要特别注意局部与全身的关系，要有整体观念，不能只见树木不见森林。

第二节　口腔预防医学

根据我国第四次口腔健康流行病学调查，我国 3~5 岁儿童乳牙患龋率62.5%，12~15 岁青少年年轻恒牙患龋率41.9%，35~44 岁人群、55~64 岁人群以及65~74 岁人群恒牙患龋率分别是89.0%、95.6%和98.0%。在牙周疾病方面，12 岁青少年牙龈出血检出率为58.4%，牙结石检出率为61.3%；15 岁青少年牙龈出血检出率为64.7%，牙结石检出率为73.6%；35~44 岁人群牙周健康率9.1%，

65~74 岁老年人牙周健康率为 9.3%。仅从龋病和牙周疾病可以看出我国口腔疾病发病率高、影响广泛。口腔健康是全身健康的一部分，口腔疾病也与全身疾病密切相关，预防口腔疾病是维护全身心健康的重要一环。

一、口腔常见病流行病学

（一）龋病

龋病是常见的口腔疾病，在不同地区、人群中分布有其特点。

1. 评价龋病的常用指数

（1）龋失补指数（decayed、missing、filled teeth） "龋" 指存在龋病但尚未充填治疗的牙，"失" 指因龋病丧失的牙，"补" 指因龋病已经做充填治疗的牙。龋失补指数就是对 "龋" "失" 和 "补" 的牙进行计数，该指数包括恒牙龋失补指数（DMFT）和乳牙龋失补指数（dmft）。

（2）龋均（mean DMFT） 指人群平均龋失补牙数。

$$龋均 = \frac{龋失补牙数}{受检人数}$$

（3）患龋率（caries prevalence rate） 指某时段人群患龋的频率，主要用于评价龋病流行情况。

$$患龋率 = \frac{患龋人数}{受检人数} \times 100\%$$

（4）其他指数 还包括龋面充填构成比、龋病发病率等。

2. 龋病流行特征和影响因素 龋病在世界各地的地区分布、各历史时期的时间分布、各类人群中的分布均有一定的特点。地区上来讲，世界各国龋病患龋率差别较为悬殊，发达国家目前龋均普遍处于中下水平，而发展中国家龋均水平差异较大，与口腔保健重视程度相关。2014 年世界卫生组织数据显示，全球 12 岁儿童平均 DMFT 为 1.86，美国为 1.2，日本为 1.4，英国为 0.8，德国为 0.5，我国为 0.86。时间上来讲，发达国家在经历过 60 年代的患龋高峰后，由于口腔预防保健工作的成功，患龋率已降至较低水平。而发展中国家由于生活水平逐渐提高，糖摄入增加，但口腔预防保健水平未跟上，患龋率近年来有上升态势。

影响龋病流行的因素很多，社会经济因素、氟摄入量、饮食习惯、家族影响均可影响龋病的流行。其中糖摄入量、氟摄入量、口腔卫生保健服务的利用是影响个体患龋的直接因素。社会经济状况、家族影响可能通过对这些因素的效应间接影响个体和群体的患龋率。

（二）牙周病

牙周病是另一类常见口腔疾病，严重影响人类口腔健康，是中老年人失牙的主要原因。

1. 评价牙周健康的常用指数

（1）简化口腔卫生指数（oral hygiene index – simplified，OHI – S） 包括简化软垢指数（debris index – simplified，DI – S）和简化牙石指数（calculus index – simplified，CI – S）。

检查软垢以视诊检查为主，根据牙面上软垢的面积对照标准计分，记为 0~3 分四个等级。0 分为牙面无软垢，3 分为软垢覆盖牙面 2/3 以上。检查牙石需将探针插入龈沟内探查牙颈部牙石量，对照标准计分。0 分为龈上、龈下无牙石，3 分为龈上牙石覆盖牙面 2/3 以上或牙颈部有连续而厚的龈下牙石。

（2）牙龈指数（gingival index，GI） 检查全口牙或 6 颗指数牙（16、12、24、32、36、44），观察牙龈的颜色和质地，并用牙周探针探诊出血情况，每颗牙检查唇侧近中、正中、远中和舌侧正中四个位点，每颗牙计分为四个位点平均值，每人计分为全部受检牙计分的平均值。分值 0~3 分，0 分为正常牙龈；1 分为牙龈轻度炎症，牙龈颜色轻度改变、轻度水肿，探诊不出血；
2 分为牙龈中度炎症，色红，水肿光亮，探诊出血；3 分为牙龈重度炎症，
明显红肿或溃疡，有自发出血倾向。

（3）附着丧失　指通过采用 CPI 牙周探针（图 16 - 2）测量指数牙的
龈沟底与釉牙骨质界（CEJ）距离，对照标准评分。附着丧失是反映牙周
组织破坏程度的重要指标之一。未满 15 岁不做该项检查。

（4）其他指标　包括菌斑指数、牙龈出血指数、龈沟出血指数和改
良社区牙周指数等。

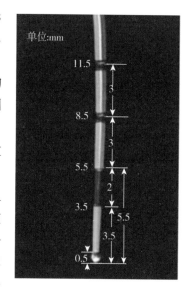

图 16 - 2　CPI 探针

2. 牙周病流行特征和影响因素　牙周病在地区分布、时间分布和人
群分布上有一定的流行特征。通常认为社会经济状况落后的地区人群口腔
卫生水平较差，龈炎患病率较高，但牙周炎在发展中国家和发达国家的分
布无明显差异。时间上来讲，牙周病的流行病学研究始于 20 世纪 50 年
代，50 ~ 70 年代牙周病分布广泛，到 80 ~ 90 年代有所好转，全球重度牙
周炎患病率在 5% ~ 15%，21 世纪的调查数据为 10% ~ 15%。人群分布上
来讲，牙周病的患病率随年龄增长而增高，男性患病率和严重程度高于
女性。

直接影响牙周病的因素有口腔卫生、吸烟、营养和全身性疾病等。其中口腔卫生状况与牙周病有直
接关系，吸烟也是牙周病的高危因素之一。另外营养缺乏、全身性疾病如糖尿病等，都使得牙周组织的
愈合能力降低。

（三）其他口腔疾病

1. 氟牙症（dental fluorosis）　牙发育期间长期摄入过量氟造成成釉细胞损伤，从而引起牙釉质发
育不全。氟牙症的严重程度通常采用 Dean 分类法来描述，根据牙釉质颜色、光泽和缺损面积分别记为
0 ~ 4 分，0 分为正常，4 分为重度。氟牙症的流行有明显的地区特征，其发病与当地水、土壤、空气、
食物中的氟含量过高密切相关。我国西北、华北、东北的一些地区以及一些高氟煤矿区，都有氟牙症的
分布。

2. 牙外伤　是指在外力作用下牙体硬组织、牙髓和牙周支持组织发生的急性损伤，最常见于上前
牙。评价牙外伤的方法较多，临床上缺乏统一标准，其常见分类方式可参考第四章第四节。牙外伤的流
行有显著的年龄和性别特征，儿童和青少年是牙外伤的高发人群，恒牙外伤男性发病率高于女性，乳牙
外伤没有明显的性别差异。

3. 错𬌗畸形　指各种因素引起的牙列不齐、咬合关系紊乱等情况。其临床分类标准较多，缺乏统
一性（详见第十四章）。由于诊断标准不同，世界各国各地区报道的患病率不等（28% ~ 90%）。根据
2000 年的数据，错𬌗畸形在我国的患病率达到 67.82%，从乳牙期到恒牙期，其患病率随年龄增长而升
高。近年来文献显示，在我国错𬌗畸形患病率呈上升趋势。

4. 口腔黏膜疾病　第四次全国口腔健康流行病学调查显示，35 ~ 44 岁人群口腔黏膜异常为 4.2%，
65 ~ 74 岁老年人口腔黏膜异常 6.45%，农村高于城市。

5. 口腔癌　狭义的口腔癌指口腔鳞状细胞癌，发生于口腔软组织，包括舌、颊、口底、腭部、牙
龈等位置。口腔癌的发生与不良习惯、环境因素和生物因素有关。2016 年国家癌症中心数据显示我国
发病率男性为 5.11/10 万、女性为 2.38/10 万。世界范围内，东南亚发病率最高，这与当地人咀嚼演烟
草和槟榔的习惯有关。

二、龋病的预防

(一)龋病的危险因素

直接影响龋病发生发展的因素包括宿主、细菌、食物、时间，即龋病病因的四联因素学说。宿主因素指个体对龋病的易感程度，包括全身状况，牙和牙列的解剖形态，唾液成分、流速、缓冲容量等。细菌是龋病发生的重要危险因素，牙菌斑生物膜是细菌引起龋病的微生态环境。食物中精细碳水化合物摄入频率的增加使致龋菌持续产酸，菌斑 pH 降低。随时间推移，以上因素综合起来导致龋病发生。

四联因素以外，个人行为因素、受教育程度、社会经济状况等也与龋病的发生密切相关。例如不良的饮食习惯、喂养方式，较差的口腔卫生状况都会增加患龋风险。接受口腔保健服务，如窝沟封闭、氟化物的应用等，可降低患龋风险。

(二)龋病风险评估

龋病风险评估是指对特定患者龋病发生的可能性进行评估，目的在于为特定个体或人群提供有针对性的预防和治疗措施，以阻止龋病的发生和发展。龋风险指标包括三类：一是与龋病直接相关的风险因素，如菌斑、糖类的摄入、唾液流率、唾液 pH、唾液缓冲能力等；二是已被证明对预测龋病有一定价值的其他因素，如社会经济状况等；三是对龋病的保护性因素，如氟化物的暴露等。

目前应用最广泛的龋病风险评估系统是美国牙科协会（ADA）2004 年提出的龋病风险评估表，它按年龄分为 0~6 岁和 6 岁以上两个表。ADA 龋病风险评估表主要包括促进因素、一般健康情况和临床情况三方面。促进因素是指可以影响龋病发生和发展的外来因素，包括糖摄入、氟暴露情况、家人患龋情况等；一般健康情况是指患者的全身健康状况，包括药物使用，相关全身性疾病等；临床情况需要口腔医师通过对患者口内情况的检查来获得，它是指当前患者的患龋情况、菌斑控制情况、是否有矫治器等，有患龋经历和现在病损活跃性是最强的风险指征。

除了 ADA 龋病风险评估系统之外，常用的龋病风险评估系统还有美国儿童牙科学会提出的 CAT 龋病风险评估系统（caries - risk assessment tool），加利福尼亚牙科协会提出的 CAMBRA 龋病风险评估系统（caries management by risk assessment），瑞典学者 Petersson 等研发的 Cariogram 龋病风险评估系统等。

另外以致龋菌及酸性产物为指标，检测龋发生危险因素的实验室检查也可用于龋病风险评估，称为龋活性试验（caries activity test，CAT）。常用的检测方法有 Cariostat 试验、Dentocult SM 试验、Dentocult LB 试验、Dentobuff Strip 试验等。

(三)早期龋诊断

早期龋是指龋形成过程中，由于表层下牙釉质矿化程度不及外层，致龋菌产生的酸导致表层下牙釉质脱矿，临床表现为白斑。若表层下牙釉质继续脱矿，将导致牙釉质表层崩塌，形成明显的龋损。早期龋具有可逆性，治疗得当可完全恢复健康状态，因此早期龋的诊断和发现尤为重要。

早期龋的诊断方法包括常规临床检查（视诊、探诊），X 线片检查和特殊仪器检查。吹干牙面唾液，观察到的白垩色斑，探诊粗糙感，均可提示早期龋的存在。X 线片诊断邻面早期龋有重要价值，常用咬翼片或根尖片。此外，一些新的检测技术应用于临床，对于早期龋的诊断也有一定意义，例如激光荧光龋检测仪、定量光导荧光法、光纤透照技术等。

(四)龋病的预防方法

龋病的一级预防措施主要包括口腔健康教育和控制及消除危险因素两方面。覆盖各年龄段尤其是儿童青少年的口腔健康教育有重要意义，使其养成良好的口腔卫生习惯，掌握刷牙、牙线使用等菌斑控制方法，主动控制糖的摄入。另外进行定期口腔检查，合理使用各种防龋手段，例如氟化物的应用、窝沟封闭等。

龋病的二级预防和三级预防即尽早发现并治疗龋病，防止其进一步发展甚至引起其他并发症，并恢复牙体缺损导致的功能缺损。

（五）氟化物与龋病预防

氟是人体必须的微量元素之一，具有维护机体正常生理机能的作用，但摄入过量氟会导致急性或慢性氟中毒甚至死亡。氟化物防龋的机制是氟离子可与牙釉质形成氟磷灰石，其对酸的抵抗能力高于牙釉质中的羟基磷灰石，因此氟化物的应用是龋病预防的重要手段。局部用氟的途径包括个人自我保健可用的含氟牙膏、含氟漱口液，以及需专业人员应用的含氟凝胶、含氟泡沫、含氟涂料等。此外，全身用氟措施也被证明对于龋病的预防有效，例如饮水氟化、食盐氟化等措施通常作为公共卫生手段在不同国家和地区被应用。

（六）临床口腔预防技术

1. 窝沟封闭 牙面的点隙窝沟处容易存留菌斑，自我口腔保健措施难以清洁，从而易发生窝沟龋，在儿童青少年中患病率较高。窝沟封闭是采用树脂、玻璃离子等流动性高分子材料涂布在牙面的点隙窝沟处，固化后封闭窝沟，从而达到预防龋病的目的。

窝沟封闭的最佳时机是牙齿完全萌出，而龋病尚未发生时，适应证取决于牙齿解剖情况、龋活跃性、患龋风险以及儿童合作情况。"六龄齿"是最常规的窝沟封闭目标牙。

窝沟封闭的步骤包括清洁牙面、酸蚀、冲洗和干燥、涂布封闭剂、固化、检查等六个步骤。

2. 预防性树脂充填 指仅去除窝沟处的龋坏牙釉质或牙本质，不进行传统龋病治疗常采用的预防性扩展，从而在保留更多健康牙体组织的同时阻止了早期龋的进展。预防性树脂充填主要用于有患龋倾向的深窝沟点隙，或已发生早期龋的沟裂。

3. 非创伤性修复治疗（atraumatic restorative treatment，ART） 指使用手用器械去除龋损组织，然后采用玻璃离子材料充填龋洞的技术。ART不需采用电动牙科设备，术者操作容易，患者易于接受，适于在偏远欠发达地区或儿童中使用。玻璃离子材料会长期释放氟离子，可阻止龋的进展，兼具治疗和预防的效果。

4. 树脂渗透术 主要用于早期龋病的治疗，是指采用低黏度、高渗透性的流动树脂渗透到脱矿牙体组织中，起到充填微孔、阻断龋病进展并阻止牙釉质表层塌陷及龋洞形成的作用。树脂渗透术仅适用于未形成龋洞的光滑面早期龋，不适用于窝沟龋。

三、牙周病的预防

（一）牙周病的分级预防

牙周病的一级预防主要包括去除炎症始动因子和局部危险因素，例如个人持续的菌斑控制、定期接受专业人员实施的预防性清洁术、修复牙周及牙体组织解剖异常、修整不良修复体等。

牙周病的二级和三级预防是指尽早发现诊断并治疗牙周病，包括各种非手术及手术治疗措施以及修复重建牙列功能的治疗。二级、三级预防的效果建立在一级预防的基础上，与患者能否长期坚持各种预防措施密切相关。

（二）菌斑控制

牙菌斑生物膜是牙周病的主要致病因素，菌斑是黏附在牙面的细菌性斑块，不能被水冲掉，是口腔细菌生存、代谢和致病的基础。彻底清洁的牙面上，数分钟到数小时内即可形成菌斑，菌斑控制需要长期坚持、终生实施，才能有效预防口腔疾病。菌斑控制包括自我口腔保健菌斑控制和口腔医疗专业人员进行菌斑控制。

自我口腔保健控制菌斑的方法主要包括刷牙和牙线、牙间隙刷等邻面清洁措施，详见本节第五部分。

由于个人自我清洁措施难以清洁到部分牙齿表面，每 6 ~ 12 个月由口腔专业人员实施的预防性清洁术或龈上洁治术对于彻底去除牙石和菌斑也非常必要。

（三）控制局部相关危险因素

口腔局部与牙周病相关的危险因素包括食物嵌塞、咬合创伤、吸烟、磨牙症、错𬌗畸形、不良修复体等，积极治疗和去除相关危险因素是预防和控制牙周病必不可少的措施。

（四）提高宿主抵抗力

全身因素关系到牙周组织对局部刺激的反应，影响牙周组织的修复能力，因此积极治疗和控制与牙周病有关的全身性疾病在牙周病的治疗中也非常重要，如内分泌紊乱、糖尿病及遗传性疾病等。

四、其他口腔疾病预防

（一）口腔癌的预防

口腔癌是常见的恶性肿瘤，发生于舌、口底、腭、牙龈、颊和牙槽黏膜等部位，以鳞状细胞癌多见。

吸烟、饮酒、咀嚼槟榔是口腔癌的重要危险因素。吸烟量、吸烟时长与口腔癌的危险度正相关，咀嚼槟榔与口腔黏膜纤维性变的发生呈正相关，是口腔癌的危险因素之一，嚼槟榔者最常发生口腔癌的部位是颊部。另外物理化学刺激、特定病毒、细菌感染、尖锐牙尖或不良修复体的慢性刺激都被认为是口腔癌的危险因素。人乳头瘤病毒（human papilloma virus，HPV）是一种可通过性传播的病毒，约有 200 种亚类，其中 HPV 16 与口腔癌的发生有关。

口腔癌的一级预防主要指消除和减少可能致癌的因素，包括戒烟限酒、戒除咀嚼槟榔等不良嗜好，避免环境中过量的光辐射，去除口内尖锐牙尖或不良修复体等慢性刺激，保持良好口腔卫生等。

二级预防主要指口腔癌的早发现、早诊断、早治疗，防止其进展。定期行口腔检查，以及对于相关体征的自我警惕，有利于早期发现口腔癌，包括口腔内有 2 周以上未愈合的溃疡，口腔黏膜有白色或红色的斑纹，口腔及颈部有包块或不明原因的淋巴结肿大，口腔内不明原因的反复出血，口腔颌面部不明原因的麻木和疼痛等。

三级预防主要指口腔癌的规范治疗，提高生存率，以及治疗后的功能和美观的修复。

（二）牙外伤的预防与运动防护

在运动损伤中，牙颌面部损伤的总患病率达到近 30%，最常见的是牙外伤，约占颌面损伤的 50%。11 ~ 13 岁的儿童中有 20% ~ 25% 有牙外伤的病史，体育运动是主要的发病原因。牙外伤不仅指牙体组织的破坏，还常伴有不同程度的牙周支持组织改变，其具体类型及常规治疗措施详见第四章。牙外伤在运动参与者中的发病率主要取决于运动类型，拳击、篮球等接触性对抗运动以及滑板等受伤风险较高的运动导致牙外伤的可能性更高，国外统计各球类运动项目牙外伤发生率：橄榄球近 40%，篮球 27.26%，手球 24.59%，曲棍球 19.07%，且在比赛时的受伤风险远高于训练。

鉴于牙外伤的高发病率，头盔、面盾、护目镜、护齿套等护具被推荐作为运动时的常规。护齿套最早于 19 世纪被用于拳击运动员的口腔防护，现被证明能够有效预防口腔运动创伤，统计显示使用护齿套时牙外伤的发生率为 7.5% ~ 7.75%，而非使用者发病率为 48.31% ~ 59.98%。其主要原理是吸收或分解牙齿受到的冲击应力，预防牙齿折裂或脱位，防止创伤性的咬合接触，保护对颌牙，分隔牙齿和口腔软组织，防止唇、舌、牙龈等软组织撕裂，为下颌骨提供弹性支撑，吸收可能导致下颌骨骨折的冲击应力。护齿套主要分为成品护齿套、咬合成型式护齿套和定制式护齿套三种，定制护齿套由口腔医生针对每个人的口腔状况进行设计，其防护性能和舒适性优于前者（图16-3）。

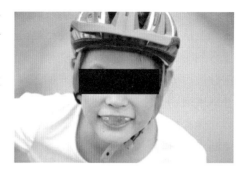

图16-3　护齿套

五、自我口腔保健

自我口腔保健是口腔预防重要的手段，是医生无法代替的。自我保健意识好、质量高，口腔健康程度高。自我口腔保健的方法包括刷牙、漱口、牙间隙清洁等。

（一）刷牙

刷牙是最重要的自我口腔保健方法。刷牙的目的是去除附着在牙齿表面的菌斑、软垢和食物碎屑，减少口腔细菌和其他有害物质，防止牙石形成。刷牙对龋病、牙周病等口腔常见病多发病的预防有非常重要的意义，应该大力宣传和推广。第四次全国口腔健康流行病学调查显示，"5岁和12岁儿童每天两次刷牙率分别为24.1%、31.9%，含氟牙膏使用率分别为42.1%、55%。成人每天两次刷牙率为36.1%，含氟牙膏使用率为61.0%。"医务人员应该把刷牙作为重要的个人保健内容进行宣教。

⊕ 知识链接

920全国爱牙日

1989年由国家卫生部、全国爱卫会、国家教委、文化部、广电部、全国总工会、全国妇联、共青团中央、全国老龄委九个部委联合签署，确定每年9月20日为"全国爱牙日"。其宗旨是通过"全国爱牙日"活动，动员社会各界力量参与支持口腔预防保健工作，广泛开展群众性口腔卫生知识的普及教育，增强自我口腔保健的意识和能力，提高全国人民口腔健康水平。2021年全国爱牙日的主题为"口腔健康，全身健康"，副主题是"从小养成刷牙习惯——一生乐享健康生活"。

1. 牙刷　是刷牙的必备工具，无论手动牙刷还是电动牙刷，都是通过刷毛对牙齿表面的摩擦起作用。牙刷的选择是以能去除牙菌斑而又不损伤口腔其他组织为基本原则，可以根据口腔医生指导，结合个人喜好选择。一般来讲要求刷头大小合适、刷毛中软度、刷柄把握稳固、操作便利性好，儿童各年龄段有不同尺寸的牙刷。还有一些特殊的牙刷，比如对正在接受固定正畸的患者，建议使用正畸专用牙刷。牙刷使用后冲洗干净，甩干后，刷毛向上放置。牙刷一般使用3个月后更换。

2. 刷牙的方法　方法不只一种，好的刷牙方法判断标准应该是去除菌斑效果好、不损伤牙齿及口腔其他组织、简单易学。比较常用的方法有水平颤动法和圆弧刷牙法。

（1）水平颤动法　又称改良Bass刷牙法，对牙面和龈沟内的菌斑清除效果较好，适合成年人和能够掌握此法的青少年使用。操作要领为：手握刷柄，刷头放置于牙齿的颈部，刷毛朝向牙根方向（上颌牙向上，下颌牙则向下）与牙长轴呈45°，略微施压使部分刷毛进入龈沟内。从一侧后牙颊侧开始刷牙，每2~3颗牙为一组，以短距离水平颤动的动作往返数次，然后向牙冠方向转动拂刷，完成一个部位。然后移动至下一组牙齿，重复该动作，两个部位要有重叠。同样的方法刷后牙的舌（腭）侧。刷上颌前牙舌侧时，可以将牙刷竖起来，上下拂刷；刷下颌前牙舌侧时，则自下而上拂刷。刷牙齿咬合面时，稍用力，短距离来回刷。📱微课2

（2）圆弧刷牙法　比较适合儿童，操作要领为：刷后牙颊侧，上下牙轻咬合，用连续圆弧的动作，使刷毛从上颌最后牙颊侧牙龈开始刷至下颌牙龈，再从下颌牙龈刷至上颌牙龈，逐渐移动到前牙。刷前牙唇侧时，上下颌前牙切端相对，做同样的连续圆弧动作刷洗。刷后牙舌（腭）侧时，刷头水平放置接触最后磨牙舌（腭）侧，来回颤动刷洗，逐渐移动到前牙。刷前牙舌（腭）侧时，将牙刷竖起来，上下来回刷。刷牙齿咬合面时，稍用力，短距离来回刷。

无论采用哪种方法，建议按照一定顺序刷牙，而且一个部位与下一个部位之间应有重叠，以免遗漏。

3. 刷牙的次数和时间　刷牙是最有效的自我牙齿清洁方法，每天至少早晚都应刷牙，晚上睡前刷牙更重要，睡前刷牙后就不要再进食或喝饮料了。为保证刷牙的质量，每次刷牙时间应该不少于2min。

4. 牙膏　最主要的功能是可以增强刷毛对牙齿的摩擦力，对刷牙起到辅助作用。在牙膏中添加氟化物、抗敏感等材料，可以起到防龋和脱敏的作用，牙膏的口味也能增强对刷牙的兴趣。3岁以下儿童牙膏用量一般为米粒大小，也可以不使用牙膏，3~6岁可以黄豆大小，6岁以上可以适量增加牙膏用量。

5. 帮助儿童刷牙　儿童长牙就可以刷牙了，尽早建立刷牙习惯非常重要。但6~8岁以下儿童手部灵活性不够好，难以彻底清洁所有牙齿，成年人应该帮助儿童刷牙。

家长帮助儿童刷牙时，应站在儿童背后而不是对面，儿童头后仰，家长俯身操作牙刷，一只手轻轻托住儿童的下颌，另一只手刷牙。这样操作顺手，和自己刷牙相仿，刷牙质量高。如果是更小的儿童，可以采用卧位。家长可以坐在椅子上，两腿靠拢，儿童平躺在两腿之上，保持稳定，头朝向家长，顶住家长的肚子，家长俯身操作牙刷，一只手轻轻托住儿童的下颌，另一只手刷牙。如果儿童身体比较长，可以把腿脚放在家长对面的凳子上，或两个家长配合操作。虽然家长要帮助儿童刷牙，仍然应鼓励儿童自己刷牙，培养良好习惯，家长帮助刷牙可以在儿童刷牙完成后进行。帮助儿童刷牙要多用表扬，减少批评，积极鼓励，正面强化。

（二）漱口

通过鼓漱的方法，使液体在口腔里来回冲刷牙齿。通过漱口可以去除口腔内的大部分食物碎屑和部分软垢。但漱口不能代替刷牙，只是口腔清洁的辅助手段。

（三）牙间隙清洁

牙齿与牙齿之间是有缝隙的，也会有软垢和菌斑附着。牙龈萎缩可造成牙齿间隙增大，更容易滞留食物碎屑、软垢和细菌，纤维食物可能嵌塞进牙齿间隙造成局部炎症。传统牙刷无法刷洗牙齿之间的间隙，需要采取其他工具和方法。

（1）牙签　比较容易获取，常被用来剔除嵌塞在牙间隙的食物纤维等。但由于牙签比较粗且易折断，只适合用于牙龈萎缩、牙间隙较大的情况，操作不当还可能造成局部损伤和炎症。

（2）牙线　是清理牙间隙非常好的工具，形态扁薄、材质韧性好，可以进入接触紧密的牙间隙，不仅能有效去除嵌塞的食物纤维，还可通过对牙齿表面摩擦，清理牙齿邻面的软垢与菌斑。儿童可以在家长的帮助下使用牙线，使用牙线也是值得大力提倡的牙齿清洁方法。

（3）牙间隙刷　又称缝隙牙刷，像一个微型的试管刷，对于出现牙龈萎缩、牙齿间存在明显缝隙的情况特别适用。牙间隙刷采用穿通式的刷洗方式，穿过牙齿之间的间隙，来回刷洗，清理食物碎屑、软垢和菌斑。牙间隙刷有不同粗细，可以根据牙齿间隙大小选择。

（4）冲牙器　通过微型电机泵将水加压，通过水嘴喷出，冲洗牙齿表面和间隙，是对常规刷牙的补充，尤其适用于牙龈萎缩、易食物嵌塞、佩戴固定矫治器、佩戴固定义齿等情况。推荐在睡前刷牙后再增加一个冲牙的口腔清洁程序。

答案解析

目标检测

1. 下列关于窝沟封闭的说法，正确的是（　　）

   A. 认真实施自我口腔保健措施，就能预防龋齿，不需要窝沟封闭

   B. 窝沟封闭操作的第一步骤是磨除牙体组织

   C. 窝沟封闭的最佳时机是牙齿完全萌出，而龋病尚未发生时

   D. 乳磨牙以后会换牙，不需要窝沟封闭

   E. 第一恒磨牙也通常叫"六龄齿"，最适宜进行窝沟封闭的年龄为 11～13 岁

2. 牙齿与牙齿之间是有缝隙的，也会有软垢和菌斑附着，纤维食物可能嵌塞进牙齿间隙造成局部炎症。下列工具不是专门针对清洁牙齿间隙的是（　　）

   A. 牙线　　　　　　　　 B. 电动牙刷　　　　　　　 C. 牙间隙刷

   D. 牙签　　　　　　　　 E. 冲牙器

3. 牙周病的一级预防主要包括去除炎症始动因子和局部危险因素。以下不属于牙周病预防的措施有（　　）

   A. 预防性洁牙　　　　　 B. 戒烟　　　　　　　　　 C. 矫正错𬌗畸形

   D. 嚼硬物磨牙齿　　　　 E. 积极治疗糖尿病

4. 口腔癌是常见的恶性肿瘤，发生于舌、口底、腭、牙龈、颊和牙槽黏膜等部位，以鳞状细胞癌多见。口腔癌的重要危险因素不包括（　　）

   A. 吸烟　　　　　　　　 B. 饮酒　　　　　　　　　 C. 咀嚼槟榔

   D. 高糖饮食　　　　　　 E. 不良修复体慢性刺激

5. 直接影响龋病发生发展的因素不包括（　　）

   A. 宿主　　　　　　　　 B. 细菌　　　　　　　　　 C. 食物

   D. 时间　　　　　　　　 E. 内分泌疾病

6. 控制菌斑的方法不包括（　　）

   A. 刷牙　　　　　　　　 B. 减少进食含糖食物　　　 C. 使用牙线

   D. 使用牙间隙刷　　　　 E. 定期进行预防性清洁术

7. 艾滋病患者发生在口腔与感染有关的病损包括（　　）

   A. 口腔毛状黏膜白斑　　　　　　　　　　　 B. 卡波西肉瘤

   C. 与艾滋病相关的牙周炎　　　　　　　　　 D. 念珠菌感染

   E. 以上都是

8. 白血病的口腔临床表现不包括（　　）

   A. 牙龈增生肿大　　　　　　　　　　　　　 B. 牙龈及口腔黏膜出血

   C. 牙龈坏死　　　　　　　　　　　　　　　 D. 舌黏膜烧灼感

   E. 黏膜瘀点、瘀斑

9. 可累及口腔的结缔组织病包括（　　）

   A. 系统性红斑狼疮　　　　　　　　　　　　 B. 系统性硬化症

   C. 特发性炎症性肌病　　　　　　　　　　　 D. 干燥综合征

   E. 以上都是

10. 可引起口腔黏膜出血的系统性疾病包括（ ）

    A. 白血病   B. 血小板减少性紫癜

    C. 血友病   D. 系统性红斑狼疮

    E. 以上都是

（王 媛 杨 征）

书网融合……

本章小结   微课1   微课2   题库

第十七章　口腔颌面医学影像检查

PPT

📖 学习目标

1. **掌握**　口腔常用影像检查的目的；口腔常用影像检查的类型。
2. **熟悉**　口腔常用影像设备名称；口内片及曲面体层片的成像特征。
3. **了解**　口腔锥形束 CT 的成像特征；影像检查适应证的选择；基本影像诊断方法。
4. 学会口腔常用影像检查方法，具备依据影像诊断口腔颌面常见疾病的能力。

一、概述

1896 年 1 月 12 日，一位名叫 Otto Walkhoff 的德国牙医将 X 线用于拍摄牙科 X 线片，获得了世界上首张牙科放射片，此时距离伦琴宣布发现 X 射线仅 2 个月。虽然距今 100 多年前 X 射线就被首次应用于口腔领域，但实际上近 50 年口腔影像学才得以迅速发展，并且由单纯的牙科放射学发展成为口腔颌面影像学。1968 年召开了第一届国际牙颌面放射学会议，并成立了国际牙颌面放射学会。我国的第一届口腔放射学会议是 1987 年召开的，并在中华口腔医学会下成立了口腔放射学组。2000 年成立中华口腔医学会口腔颌面放射专业委员会。

口腔影像最早仅限于对牙、根尖、牙周和颌骨组织进行放射成像和疾病的辅助诊断。随着医学和技术的进步，逐渐发展成应用多种 X 线成像技术对口腔颌面疾病进行更加全面的诊断，包括感染、外伤、畸形、肿瘤等，并随着数字化的进步，通过放射影像数据进行口腔颌面组织结构和疾病的三维重建与手术设计。

二、口腔颌面医学影像检查方法

在口腔诊疗过程中，高质量的口腔 X 线摄片与正确的影像诊断对临床规范化诊疗具有重要的意义，也为医学同行交流、病例展示提供必需的影像资料。目前口腔医疗机构常用的影像学检查方法包括口内片、曲面体层片、头影测量片以及口腔锥形束 CT 检查等。

（一）口内片检查

口内片是指将胶片或者影像接收板放置在患者口内，获取局部牙及牙周组织、局部牙槽骨解剖图像的成像方式。常用的口内片检查包括根尖片、𬌗翼片以及𬌗片。

1. 根尖片　显示被检查牙整个牙体、牙周支持组织及邻近解剖结构的影像，对根尖及周围骨质的影像学改变显示清晰，是最常用的口腔 X 线检查方法之一。可用于龋病、牙周病、牙髓病、根尖周病和牙外伤等疾病诊断以及治疗过程和结果的检查（图 17-1，图 17-2）。投照方法分为分角线投照和平行投照，后者能获得更好的成像效果。根尖片的胶片或者影像接收板有不同尺寸，一般根据患者口腔大小或被照部位的条件进行选择，常见尺寸有 2 号、1 号及 0 号片，其中 2 号片最常用，大小约 3cm×4cm，0 号片多用于儿童乳磨牙，大小约 2cm×3cm，1 号片多用于下颌前牙等窄牙弓区，大小约 2cm×4cm。

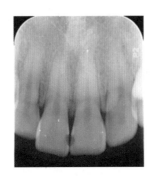

图 17 - 1　前牙根尖片

可见上中切牙邻面龋

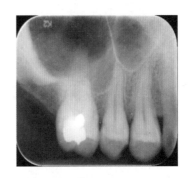

图 17 - 2　右上颌后牙根尖片

可见上颌第一磨牙有充填物

2. 𬌗翼片　可同时显示上下牙的牙冠部、牙颈部、牙根上部以及周围牙槽嵴顶。常用于检查后牙区的邻面龋、髓石、牙髓腔的大小、充填物悬突以及充填物密合程度等（图 17 - 3，图 17 - 4）。𬌗翼片采用的胶片或者影像接收板与根尖片是一致的，只是放置方式不同。

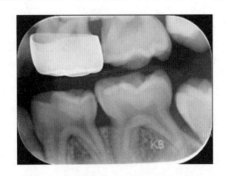

图 17 - 3　儿童𬌗翼片

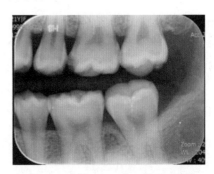

图 17 - 4　成人𬌗翼片

3. 𬌗片　当上下颌牙根尖或者周围骨质病变比较大时，普通根尖片通常无法完全显示整个病变区域，采用 6cm×8cm 大小的𬌗片可以扩大被照颌骨范围（图 17 - 5，图 17 - 6）。根据拍摄部位的不同，𬌗片可以分为上颌前部、上颌后部、下颌前部以及下颌后部𬌗片。

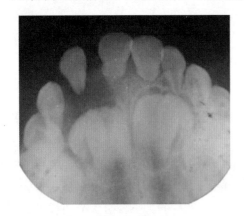

图 17 - 5　上颌𬌗片

可见上颌乳前牙牙根吸收及根方恒牙胚

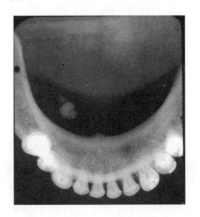

图 17 - 6　下颌𬌗片

可见右侧颌下腺导管结石

（二）曲面体层摄影检查

曲面体层摄影检查又称曲面断层片、全景片检查，是一种结合体层摄影和狭缝摄影原理，应用于曲面物体的体层摄影技术。曲面体层片一次曝光时间较长，可显示全口牙齿、颌骨、鼻腔、上颌窦以及颞下颌关节等解剖结构的影像，显示范围广，信息量大（图17-7，图17-8）。该检查适用于全口牙疾病的筛查、范围较大的颌骨病变、多发病变、双侧颌骨的对比等，常用于观察牙槽骨吸收、上下颌骨肿瘤、外伤、炎症、畸形等病变及其与周围组织的关系。曲面体层摄影检查在口腔临床诊疗中应用广泛。

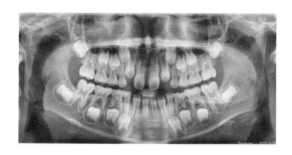

图 17-7　曲面体层片（混合牙列）

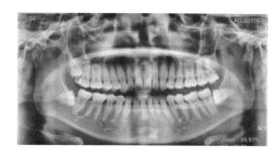

图 17-8　曲面体层片（恒牙列）

（三）头影测量片检查

头影测量片是通过头颅定位装置在标准头位拍摄头颅的侧位片及正位片，所获得的影像主要用于X线头影测量分析，其中头影测量侧位片的分析对于错𬌗畸形的诊断最具意义。通过牙、颌及颅面的标志点描绘出相应的线、角并进行测量，研究分析正常及错𬌗畸形牙、颌、面形态结构（图17-9，图17-10）。为了保证测量的准确性、可比性以及可重复性，头影测量片需要在头颅定位装置的严格定位下投照，排除因头位不正造成的误差。因为头影测量片可以显示气道，也常用于阻塞型睡眠呼吸暂停综合征（OSAS）的气道分析。

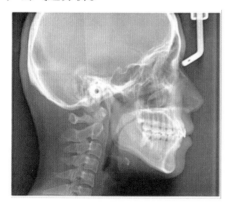

图 17-9　头影测量侧位片

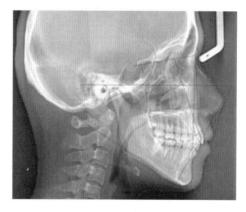

图 17-10　头影测量分析

（四）口腔锥形束 CT 检查

锥形束 CT 简称 CBCT，其原理是 X 线发生器形成锥形 X 线束，围绕投照体旋转 360°投照，获得容积重建所需数据，然后在计算机中重组后进而获得三维图像。CBCT 辐射剂量小，但空间分辨率高，对硬组织结构显示清晰，牙齿、牙槽骨和颌骨成像质量好，在口腔颌面的应用上具有显著的优势，而且对于高分辨率区域，如根管、下颌神经管、颞下颌关节等解剖结构，细节显示精确，其三维成像和各向同性的成像特点有助于对口腔颌面部疾病的仔细观察（图17-11，图17-12）。所以 CBCT 在牙体、牙髓、牙周、牙槽、颞下颌关节疾病的诊治以及口腔颌面炎症、肿瘤、外伤、颌下腺结石的诊疗，还有口腔种植、正畸、正颌外科等领域运用越来越广泛，已

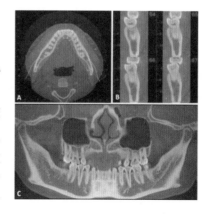

图 17-11　CBCT 检查

A. 横断面；B. 垂直颌骨长轴切片图像；C. 重建曲面体层图像

经成为口腔临床非常重要而且精准的检查方法。相较于CT，CBCT对软组织的成像较差。

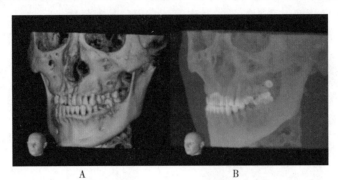

图 17-12   CBCT 三维重建影像

A. 容积再现；B. 最大密度投影

（五）其他影像学检查

1. CT检查   因为口腔CBCT对软组织和间隙成像较差，CT检查仍是口腔颌面影像学检查的方法之一，尤其是对肿瘤、炎症、涎腺疾病等诊治意义较大。

2. 造影检查   口腔颌面部造影检查常用于腮腺与颌下腺检查，将造影剂通过注射器缓慢推入导管，可采用平片、侧位片或CT成像。除了腮腺和颌下腺，造影检查也可用于颞下颌关节、口腔颌面部瘤腔、瘘道瘘管等检查。

3. 磁共振检查   口腔颌面部磁共振主要用于对口腔颌面部肿瘤以及颞下颌关节疾病的检查。

4. 超声检查   可用于检查口腔颌面部皮下和黏膜下组织，包括软组织囊肿、血管瘤、血管畸形等；也可用于唾液腺检查，包括腮腺、颌下腺和舌下腺；彩色多普勒血流显像能检出内径小于1mm的血管血流，也常用于面颈部血管检查、皮瓣血管检查，还可用于较粗大的神经和淋巴结检查。

5. 放射性核素检查   口腔颌面部放射核素检查可用于唾液腺检查和颌面部骨肿瘤检查。唾液腺检查的适应证为怀疑腺淋巴瘤的腮腺肿物、唾液腺先天性缺失或变异、唾液腺功能检查、唾液腺造影困难的情况等。显影剂使用高锝酸盐离子（$^{99m}TcO_4$）。对于颌面部骨肿瘤检查，适应证为X线检查无阳性结果但不明原因颌面部骨痛、恶性肿瘤怀疑颌面部骨受累或转移、颌面部骨肿瘤病变范围不明确、观察移植骨成骨活性。显影剂采用^{99m}Tc标记的膦酸盐。

三、口腔常用影像设备

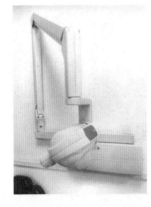

图 17-13   口腔 X 线机

（不含计算机及成像板）

（一）口腔X线机

口腔X线机又称X线牙片机，是口腔医学最常用、最基本的X线影像设备，主要用于口内片检查。口腔X线机结构简单，主要由控制面板、X线球管和可移动臂组成（图17-13）。由于不同牙齿的位置和角度不同，在拍摄口内片时需要通过调节可移动臂和X线球管角度，对拍摄者有一定的技术要求。

（二）曲面体层X线机

曲面体层X线机又称曲面断层X线机、全景机，实际应用中使用全景机称呼更多。全景机用于曲面体层片检查，目前大多数的全景机都增加了头颅定位装置，还可用于X线头影测量片检查，所以全景机一般都是二合一功能（图17-14）。该设备相对口腔X线机复杂，但因为更加程序化和标准化，操作更为简单。

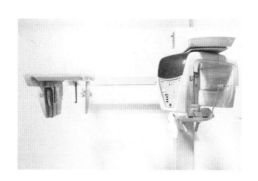

图 17-14　口腔数字化曲面体层 X 线机（含头影测量拍摄装置）

🌐 知识链接

曲面体层片的拍摄原理

　　曲面体层检查技术诞生于 1920 年代，应用成像板窄缝限束以及圆弧轨道旋转体层摄影原理，通过一次成像，在成像板上获得摄有全部牙、上下颌骨及周围邻近组织的影像，因此也被称为全景片。该技术通过拍摄过程中不断改变的动态旋转中心，形成类似颌骨形态的马蹄形焦点槽（focal trough），受检者牙位及头位通过咬合杆以及头夹固定，然后调整焦点槽前后位置，使焦点槽与被照颌骨及牙列重叠，获得被照颌骨及牙列的清晰图像。根据患者颌骨及牙列形态的不同，设备通常提供不同牙弓成像模式，可以调整焦点槽的形态以适应个性化的曲面体层成像，获得更加优质的图像。

（三）口腔锥形束 CT 机

　　口腔锥形束 CT 机又称 CBCT 机，用于口腔锥形束 CT 检查。可以为独立的 CBCT 专机，也可以为集成曲面体层、头影测量检查的三合一设备。CBCT 专机有卧式或坐式（图 17-15），三合一设备一般为站式。

四、口腔 X 线检查的放射防护

　　设备和投照方法不同，患者接受的有效 X 线辐射剂量不同。一般来讲，一次根尖片曝光的辐射剂量约为 $5\mu Sv$，曲面体层检查和 CBCT 检查的辐射剂量稍高，在几十到几百微西弗不等，其中 CBCT 的视野越大、精度选择越高，其辐射剂量越大。

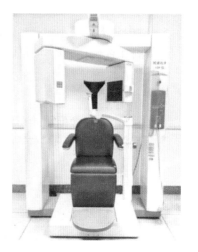

图 17-15　坐式 CBCT 专机

　　总的来说，口腔 X 线检查剂量低。但在进行检查时仍然应遵守我国放射防护条例的规定，做好相应的放射防护。放射防护有三个基本原则：第一，实践的正当性，确认放射检查正当理由，防止不必要的照射，进行复杂疾病的诊断时还需要注意患者接收的累积剂量；第二，放射防护的最优化，在满足临床诊断治疗的前提下，尽可能减少剂量，这一原则对于儿童患者尤为重要；第三，个人剂量的限制，该原则一般适用于放射工作人员，对个人所受的照射进行限制。

　　在符合放射防护三原则的基础上，结合口腔颌面 X 线检查的特点，应特别注意在保障图片质量的基础上，通过减少照射时间、屏蔽防护、距离防护和减少无效 X 线射线等进行防护。在拍摄口内片时，对患者使用甲状腺铅领是十分必要的，特别是对 X 线敏感的儿童。在拍摄全景片、CBCT 和其他头颅片时需要使用铅衣或铅裙保护受检者其他身体部位，包括胸部、骨盆、长骨、性腺等。注意，在穿戴防护用品时，不应阻挡或过于靠近被照部位，以免遮挡目标影像或形成伪影，影响诊断。

目标检测

答案解析

1. 放射防护的原则不包括（   ）
   A. 实践的正当性
   B. 放射防护的最优化
   C. 个人剂量的限制
   D. 口内片检查放射剂量极小，一般可不做个人防护
   E. 满足临床诊断治疗的前提下，尽量减少剂量

2. 一次牙片拍摄的辐射剂量大约是（   ）
   A. 5 μSv   B. 50 μSv   C. 500 μSv
   D. 5 mSv   E. 50 mSv

3. 曲面体层片检查显示的结构不包括（   ）
   A. 牙列   B. 上颌窦   C. 颞下颌关节
   D. 锁骨   E. 下颌骨

4. CBCT 的成像优势不包括（   ）
   A. 清晰的牙体成像   B. 清晰的颞下颌关节盘成像
   C. 清晰的牙槽骨成像   D. 清晰的埋伏牙成像
   E. 清晰的下颌骨成像

5. 口内片的类型不包括（   ）
   A. 分角线投照根尖片   B. 平行投照根尖片
   C. 殆翼片   D. 殆片
   E. 头侧位片

6. 三维重建影像使用的影像检查是（   ）
   A. 根尖片检查   B. 曲面体层检查
   C. 殆片检查   D. CBCT 检查
   E. 头侧位片检查

7. X 线辐射剂量最小的检查是（   ）
   A. 根尖片检查   B. 全景片检查   C. 头侧位检查
   D. CT 检查   E. CBCT 检查

8. 下列说法错误的是（   ）
   A. 曲面体层片检查显示范围广，信息量大
   B. 头影测量检查对错殆畸形的诊断最具意义
   C. 根尖片可以显示被检查牙的整个牙体和牙周支持组织影像
   D. 口腔颌面部造影检查常用于腮腺与颌下腺检查
   E. CBCT 检查空间分辨率高，完全可以代替 CT 检查

9. 下列说法错误的是 （　　）

　　A. X 线牙片机是口腔医疗最常用、最基本的 X 线影像设备

　　B. 根尖片曝光的辐射剂量非常小，可以不用防护

　　C. 大多数的全景机都增加了头颅定位装置，还可用于头影测量片检查

　　D. 相对 CT 而言，CBCT 对软组织的成像较差

　　E. 超声检查可用于检查口腔颌面部皮下和黏膜下组织

10. 下列说法错误的是 （　　）

　　A. 口内片检查需要将胶片放置在患者口内相应的位置

　　B. 根尖片检查可以显示被检查牙的整个牙体影像

　　C. 曲面体层片可显示全口牙齿

　　D. 头影测量侧位片颌面部肿瘤的诊断有重要意义

　　E. 口腔锥形束 CT 检查对牙齿成像质量好

（杨　征）

书网融合……

本章小结

题库

参考文献

［1］周大成．中国口腔医学史考［M］．北京：人民卫生出版社，1991．

［2］王松灵．口腔医学［M］．4版．北京：北京大学医学出版社，2019．

［3］张志愿．口腔科学［M］．9版．北京：人民卫生出版社，2018．

［4］周学东，叶玲．中国口腔医学教育史［M］．北京：高等教育出版社，2015．

［5］何三纲．口腔解剖生理学［M］．8版．北京：人民卫生出版社，2020．

［6］张志愿．口腔颌面外科学［M］．8版．北京：人民卫生出版社，2020．

［7］张震康，俞光岩．口腔颌面外科学［M］．北京：北京大学医学出版社，2015．

［8］葛立宏．儿童口腔医学［M］．8版．北京：人民卫生出版社，2020．

［9］王美青．𬌗学［M］．4版．北京：人民卫生出版，2020．

［10］周学东．牙体牙髓病学［M］．5版．北京：人民卫生出版社，2020．

［11］赵铱民．口腔修复学［M］．8版．北京：人民卫生出版社，2020．

［12］王兴．第四次全国口腔健康流行病学调查报告［M］．北京：人民卫生出版社，2018．

［13］孟焕新．牙周病学［M］．5版．北京：人民卫生出版社，2020．

［14］陈谦明．口腔黏膜病学［M］．5版．北京：人民卫生出版社，2020．

［15］赵志河．口腔正畸学［M］．7版．北京：人民卫生出版社，2020．

［16］林野．口腔种植学［M］．北京：北京大学医学出版社，2014．

［17］冯希平．口腔预防医学［M］．7版．北京：人民卫生出版社，2020．

［18］张祖燕．口腔颌面医学影像诊断学［M］．7版．北京：人民卫生出版社，2020．

［19］郑家伟．口腔颌面外科学精要［M］．上海：上海科学技术出版社，2014．